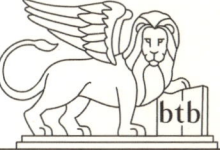

Aus Freude am Lesen

Millionen Menschen in Deutschland werden falsch behandelt. Und zwar systematisch. Besonders auf dem Gebiet der Präventivmedizin und der großen Erkrankungen, von Herz-Kreislauf über Diabetes und sogar bei Krebs, setzen sich immer mehr nutzlose Medikamente und Therapien durch, die durch ihre Nebenwirkungen in erster Linie erheblich schaden.
Der Heidelberger Arzt Gunter Frank zeigt, wie an den verschiedenen Stellen des Medizinbetriebs Gier, Ideologien und Inkompetenz die Regeln guter Medizin verdrängen. Die Rechnung bezahlt der Patient – mit Schmerz, Leid und viel zu oft mit seinem Leben.

Gunter Frank, geboren 1963, ist seit zwanzig Jahren Allgemeinarzt mit eigener Praxis in Heidelberg und Autor mehrerer sehr erfolgreicher Bücher.

Dr. med. Gunter Frank

Schlechte Medizin

Ein Wutbuch

btb

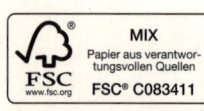

Verlagsgruppe Random House FSC® N001967
Das für dieses Buch verwendete FSC®-zertifizierte
Papier *Lux Cream* liefert Stora Enso, Finnland.

1. Auflage
Genehmigte Taschenbuchausgabe Mai 2013,
btb Verlag in der Verlagsgruppe Random House GmbH, München
Copyright © der Originalausgabe 2012 beim Albrecht Knaus Verlag,
München, in der Verlagsgruppe Random House GmbH
Umschlaggestaltung: © semper smile, München, nach einem Umschlagentwurf von bürosüd°
Druck und Einband: CPI – Clausen & Bosse, Leck
LW · Herstellung: sc
Printed in Germany
ISBN 978-3-442-74584-5

www.btb-verlag.de
www.facebook.com/btbverlag
Besuchen Sie auch unseren LiteraturBlog www.transatlantik.de

Inhalt

Vorwort zur Taschenbuchausgabe...... 7
Vorwort 11

Teil I – Schlechte Medizin in der täglichen Behandlung 15
Millionenfache Fehlbehandlungen:
   Alltag in deutschen Arztpraxen und Krankenhäusern 17
Gute Medizin: Klare Regeln sind nicht verhandelbar 47
Schlechte Medizin: Der Regelbruch wird zum Standard 72
Zum Wohle des Patienten? Wem die Lehrmeinung in
   Wahrheit dient 106

Teil II – Die Ursachen schlechter Medizin 137
Geld regiert die Welt: Wie gekaufte Meinungsführer den
   medizinischen Alltag diktieren 139
Der Gott in Weiß: Die Hybris der ärztlichen Omnipotenz 164
Ideologie verdrängt Wissenschaft: Wie Irrtümer
   zementiert werden 169

**Teil III – Die gesellschaftlichen Auswirkungen
schlechter Medizin** 187
Das Geschäft mit der Angst: Wie schlechte Medizin
   uns seelisch krank und manipulierbar macht 189
Auf dem Weg in die Gesundheitsdiktatur: Wie mit
   Gesundheitsmoral Menschen diskriminiert werden 220
Das gesellschaftliche Versagen der medizinischen
   Hochschulen: Wie die Abschaffung der Wissenschaft
   unsere Freiheit bedroht 248

Fazit 266
Quellennachweis 272
Weiterführende Informationen 286
Dank 288

Vorwort zur Taschenbuchausgabe

Ein Mutbuch

Seit dem Erscheinen der ersten Ausgabe von *Schlechte Medizin* im April 2012 habe ich über fünfhundert Zuschriften erhalten. Was Patienten, Krankenschwestern, Pfleger, ehemalige Pharmareferenten und zahlreiche Arztkollegen mir in ihren Briefen und Mails berichten, bestätigt noch die von mir in diesem Buch geschilderten Missstände auf erschütternde Weise: Fehlinformation, Angst und Einschüchterung der Patienten sind in unserem Gesundheitssystem leider an der Tagesordnung.

So schreibt zum Beispiel eine Patientin, dass Pharmareferenten im Krankenhaus an ihr Bett kamen, um sie in der Handhaung einer Osteoporosespritze zu unterweisen. Die Stationsärztin hatte das erlaubt. Als die Patientin um eine schriftliche Auflistung der Nebenwirkungen bat, wurde ihr dies mit dem Hinweis verweigert, das Gesetz würde es verbieten, den Patienten direkt zu informieren. Das ist natürlich Unsinn, aber man meint wohl, bettlägerige Patienten besonders leicht täuschen zu können. Oder: Mehrere Krebspatienten haben mir geschrieben, dass sie von Ärzten zu bestimmten Therapien gedrängt wurden. Als sie diese jedoch in eigener Verantwortung ablehnten, gestanden dieselben Ärzte unter vier Augen, dass sie sich persönlich an Stelle des Patienten auch gegen die Therapie entschieden hätten. Sie seien aber verpflichtet, den Leitlinien entsprechend zu empfehlen.

Viele Leser können sich auch in dem am Anfang des Buches beschriebenen Patienten wiedererkennen. So schildert ein

Mann, wie eine leitliniengemäße Medikation aus seinem zuvor geistig regen und aktiven Bruder einen hilflos wirkenden, alten Menschen gemacht hat. Am Anfang der Behandlung standen zwei Medikamente gegen den vermeintlich zu hohen Blutdruck und der übliche Cholesterinsenker. Es folgte ein Mittel gegen den dadurch bedingten Harnsäureanstieg. Gegen die Nebenwirkung, eine depressive Verstimmung, wurde ein Antidepressivum verordnet. Die daraus resultierende Schlaflosigkeit behandelte man dann mit einem Schlafmittel. Ein beispielhafter Fall von fachärztlich verordneter Übertherapie.

Doch nicht nur Patienten berichten von Missständen: Ein Professor der Kardiologie im Ruhestand kann die Auflistung unnützer bis gefährlicher Therapien »massiv ergänzen«: die üblichen Kontroll-Herzkatheter nach jedem Eingriff, nachweislich schädlich für den Patienten, die aber die Kassen des Chefarztes füllen; zu viele Herzschrittmacher; der unkontrollierte Einsatz ungeprüfter, technischer Methoden; die massenhafte Verschreibung unnützer und zum Teil gefährlicher Medikamente und noch vieles mehr.

Ähnliches berichten viele erfahrene Krankenschwestern, Intensivpfleger und Arzthelferinnen. Besonders berührt hat mich der Brief einer Kollegin, die ihr medizinisches Staatsexamen 1956 absolviert hat. Sie konnte und musste damit über einen langen Zeitraum beobachten, wie Normwerte zum Schaden ihrer Patienten weiter und weiter abgesenkt und auf diese Weise gesunde Menschen zu Kranken gemacht wurden.

Viele Leser schildern außerdem die massive Einflussnahme der Pharmaunternehmen auf die Wissenschaft. Eine Leserin, seit zwanzig Jahren Wissenschaftsjournalistin, zuletzt Chefredakteurin eines medizinischen Fachmagazins, bestätigt die Verflechtungen, die ich in Teil II und III beschreibe. Sie waren für sie der Grund gewesen, auszusteigen. Auch von einem großen Verleger für medizinische Fachzeitschriften, der die Hochschulszene in- und auswendig kennt, erntete ich nur Zustimmung. Leider, muss man sagen.

Ein Hochschullehrer kritisierte in deutlichen Worten die mangelnde wissenschaftliche Ausbildung des ärztlichen Nachwuchses. So wurde das Fach Pharmakologie in der Medizinerausbildung erheblich zurückgefahren. Späteren Ärzten fehlt dadurch die Fähigkeit, die Wirkung von Medikamenten selbst einzuschätzen. Sie müssen sich daher immer stärker auf die Angaben der Hersteller verlassen. Auch das Aufblühen eines wissenschaftlichen Zeitschriftenmarktes wird beklagt, »dessen Meinungsbild von der Pharmaindustrie über wenige akademische Promotoren kontrolliert werden kann.«

»Zu guter Letzt« schrieb mir auch ein Pathologe, der die Probleme sozusagen »rückblickend« betrachtet und daher sprichwörtlich zu spät kommt. Er schildert, dass ihm häufig die Untersuchung verstorbener Patienten verweigert wird, weil er als Pathologe dafür bekannt ist, die Folgen medikamentöser Nebenwirkungen besonders gut zu erkennen. Sein Fazit: »Man könnte verzweifeln, wenn man begreift, wie viele Menschen infolge der Ignoranz der Ärzte sterben müssen!«

Wenn ich mit Politikern, Ärzten- und Kassenfunktionären, Hochschullehrern und Wissenschaftsjournalisten zusammentreffe, sehe ich meist, dass die wenigsten sich der Dimensionen des Problems auch nur annähernd bewusst sind. Die meisten verstehen sich als Teil des Systems und profitieren persönlich davon. Doch nach Lage der Dinge ist es höchste Zeit, aufzuwachen und schlechte Medizin endlich wirkungsvoll zu bekämpfen.

Viele Leser schreiben mir, dass sie mein Buch ausdrücklich als »Mutbuch« gelesen haben, weil endlich jemand die Wahrheit ausspricht. Die Berichte meiner Leser machen mir wiederum Mut, auf diesem Weg weiterzugehen. Dafür ein herzliches Dankeschön.

Gunter Frank,
im Frühjahr 2013

Vorwort

Liebe Leser,

ich habe lange gezögert, dieses Buch zu schreiben. Denn womöglich werden Sie, nachdem Sie es gelesen haben, bei Ihrem nächsten Arztbesuch oder Krankenhausaufenthalt deutlich skeptischer sein, ob Sie auch richtig behandelt werden. Dies wird womöglich Kolleginnen und Kollegen treffen, die zu Tausenden täglich als Notärzte, im Operationssaal, am Krankenbett viel mehr als ihre Pflicht tun, um für ihre Patienten da zu sein, die sorgfältig die beste Therapie wählen und dabei nicht ihre Karriere und das eigene Konto im Blick haben. In unserem Gesundheitssystem arbeiten sehr viele, sehr motivierte Menschen als Krankenschwestern und Pfleger, als Hebammen, Ärzte und Ärztinnen, die helfen, auch schwerste Erkrankungen durch sehr gute neue Verfahren erfolgreich zu behandeln, im besten Fall sogar zu heilen. Bei meinen Patienten und auch in der eigenen Familie habe ich das erleben dürfen. Auch Sie haben sicher solche guten Erfahrungen mit Medizin machen können, vielleicht sogar am eigenen Leib. Viele dieser segensreichen Therapien werden in Deutschland täglich durchgeführt, vor allem in der Akutmedizin. Wir reden dabei von guter Medizin und wir müssen auch weiterhin alles dafür tun, dass sie gefördert wird und uns auch weiterhin zur Verfügung steht.

Doch in vielen Bereichen, bei Herz-Kreislauf-Erkrankungen, Diabetes, Krebs und vielen chronischen Leiden, hat gute Medizin es immer schwerer, das ist leider die tägliche Erfahrung in meiner Praxis. Und das ist keine Frage des Geldes oder von privat oder gesetzlich krankenversichert, das Gesundheitssystem ist derzeit ausreichend finanziert. Das Problem ist, dass schlechte Medizin sich immer größere Stücke von diesem Kuchen abschneidet. Während Sie dieses Buch lesen, nehmen Millionen Menschen verschiedenste Medikamente ein, die sie nicht benötigen, die aber schwere Nebenwirkungen haben, in nicht seltenen Fällen sogar tödliche. So leidet laut Robert-Koch-Institut die Hälfte der Bundesbürger an zu hohem Gewicht, ein Viertel an zu hohem Blutdruck, ein Fünftel an zu hohen Blutfettwerten und ein knappes Sechstel an Fettleibigkeit. Von den Deutschen über 65 Jahre gilt jeder fünfte als zuckerkrank. Die allermeisten dieser Menschen sind jedoch gar nicht krank, sondern werden durch die Absenkung von Normwerten buchstäblich für krank erklärt. Sie haben kein erhöhtes Risiko, werden aber trotzdem therapiert. Medikamentenverordnungen beanspruchen deshalb einen immer höheren Anteil der Gesamtausgaben und stehen heute nach den Krankenhauskosten an zweiter Stelle. Doch der Patient profitiert davon nicht. So stuft das *arznei-telegramm* von den 15 umsatzstärksten Medikamenten nur 4 als positiv ein, das heißt, nur hier hat der Patient einen echten Nutzen zu erwarten, der die schädlichen, oft quälenden Nebenwirkungen deutlich übersteigt.

Als praktischer Arzt weiß ich, wie wichtig Vertrauen in der Medizin ist. Die Arzt-Patienten-Beziehung lebt davon, und man sollte deshalb Vertrauen nicht leichtfertig infrage stellen. Das ist mir nur zu bewusst, aber das systematische Fehlverhalten und die Missstände in unserem Gesundheitssystem haben Ausmaße angenommen, zu denen man nicht mehr schweigen darf. Vertrauen in der Medizin muss auf einem soliden Fundament stehen, dieses Fundament sind die medizinischen Leitlinien und Lehrbücher, sie bilden die Grundlage der täglichen Arbeit in Praxen und Krankenhäusern und haben deshalb immensen Einfluss auf die Patientenbehandlung. Und dieses Fundament ist morsch und brüchig.

Jeden Tag werden in Deutschland unzählige Patienten falsch behandelt. Wie ich zeigen werde, passiert all dies unter Billigung und teils sogar aktiver Mithilfe von Hochschulprofessoren, die diesen Schaden in Kauf nehmen, obwohl es ihre Aufgabe wäre, uns vor solchen Fehlbehandlungen zu schützen. Es geht dabei nicht um Fehlleistungen oder Kunstfehler Einzelner, sondern um ein System, welches schlechte Medizin zum Normalfall macht und sich jeder Kritik entzieht. Warum? Weil es für viele Ärzte in leitenden Hochschulpositionen mit Macht-, Einfluss- und Einkommensverlust verbunden wäre.

Am schlimmsten ist für mich als Arzt das Gefühl, dass ich meine Patienten nicht mehr vor schlechter Medizin schützen kann. Überweise ich zum Beispiel Patienten mit Altersdiabetes in ein diabetisches Spezialzentrum, dann ist die Gefahr groß, dass sie dort medikamentös falsch eingestellt werden, sodass sie sogar früher sterben als ohne Behandlung. Überweise ich einen Patienten wegen Knieschmerzen zum Orthopäden, bekommt er nicht selten ohne Not eine Kniespiegelung verordnet. Überweise ich Patienten in die Universitätsklinik, werden sie unter Umständen dort ungeprüften Hightechverfahren unterzogen, mit ungewissem Ausgang und begleitet von einer Medikation, von der sie vor allem die Nebenwirkungen zu spüren bekommen. Sende ich ein auffällig antriebsschwaches und zufällig auch molliges Kind zur Untersuchung in die Hormonambulanz, werden seine Eltern genötigt, es für ein Abnehmprogramm anzumelden, damit es dort einer nach meinem Dafürhalten unsinnigen Ernährungsberatung ausgesetzt wird, welche dem Kind nachweislich nur Schaden zufügt.

Und das ist noch nicht alles. Schlechte Medizin weitet sich über ihren Anspruch, Gesundheit fördern und Prävention leisten zu wollen, bis tief in unser Privatleben aus, indem sie uns zunehmend vorschreiben will, wie wir zu leben haben. Um dies durchzusetzen und Millionen von neuen Patienten oder besser Kunden zu gewinnen, werden völlig gesunde Menschen unbegründeten Ängsten, aber zunehmend auch Zwängen ausgesetzt.

Spricht man die Verantwortlichen darauf an, verweigern sie sich jeder sachlichen Diskussion, und das macht mich wütend. Dabei wäre eine solche Diskussion dringend notwendig, und zwar in aller Deutlichkeit, um endlich einen Verbesserungsprozess zu ermöglichen. Da aber eine ehrliche wie schonungslose Analyse innerhalb der Medizin offensichtlich nicht möglich ist, bin ich überzeugt, dass es richtig ist, diese Missstände mit diesem Buch umfassend öffentlich zu machen.

Ich werde Ihnen in diesem Buch die Realität an den medizinischen Hochschulen zeigen, wo sich entscheidet, wie wir und womit wir Ärzte behandeln. Leider blicken wir dabei in Abgründe. Sichtbar wird eine Wissenschaftswelt, die sich konsequent wehrt, die eigenen Schwächen anzuerkennen, und sich auf diese Weise eine Scheinwirklichkeit aufgebaut hat, die allem Möglichen nutzt, nur nicht Ihrer Gesundheit. So etwas gibt es vielleicht auch in anderen Bereichen unserer Gesellschaft, aber nirgends hat dies so fatale Folgen wie in der Medizin.

Dieser unhaltbare Zustand wurde bisher nicht ausreichend öffentlich diskutiert, auch weil die Zusammenhänge nicht ganz einfach zu verstehen sind. Dies schützt die Verantwortlichen an den Universitäten bisher vor Enttarnung. Ohne für ihr Versagen zur Rechenschaft gezogen zu werden, können sie im Schatten eines schwer durchschaubaren medizinischen Wissenschaftsapparates agieren. Das möchte dieses Buch ändern, mit dem Ziel, die Chancen auf ein leistungsfähiges, nützliches und segensreiches Gesundheitssystem zu verbessern. Dabei verstehe ich mich ganz bewusst als Hausarzt, nicht als Wissenschaftler. Ich fühle mich zuständig für ganz normale Patienten, die sich auf Ärzte und Politik verlassen können müssen. Für sie ist dieses Buch geschrieben.

Gunter Frank

TEIL I

Schlechte Medizin in der täglichen Behandlung

»Im Zustand der Gesundheit keine Arznei zu sich nehmen.«
Arabische Gesundheitsregel

Millionenfache Fehlbehandlungen: Alltag in deutschen Arztpraxen und Krankenhäusern

Stellen Sie sich einmal einen typischen Patienten in meiner Praxis vor. Ein 55-jähriger Mann, 180 Zentimeter groß, 90 Kilogramm schwer. Er kommt wegen Verdauungsproblemen und Rückenschmerzen. Außerdem möchte er einen kleinen »Check« machen, wissen, wie hoch sein Cholesterinspiegel und Blutzuckerwert sind. Wir messen einen Cholesterinspiegel von 240 mg/dl*, einen Blutdruck von 150/90 mmHg** sowie einen Nüchternzucker von 115 mg/dl. Wenn ich diesen Patienten nach den Vorgaben der gängigen Lehrbücher behandeln würde, dann müsste ich folgende Diagnosen stellen und therapeutisch wie folgt tätig werden:

1. Übergewicht
Mit einem Body Mass Index (BMI) von 27,8 kg/m² *** liegt der Patient über dem Normalgewicht und gilt als übergewichtig. Empfehlung: Gewichtsreduktion durch fettreduzierte Kost und fünfmal Obst und Gemüse am Tag.

2. Bluthochdruck
Nach den Leitlinien der Deutschen Hochdruckliga, einer medizinischen Fachgesellschaft, besteht bei diesem Patienten ein Bluthochdruck Grad 1. Deshalb lautet die dringende Empfehlung an ihn, den Salzkonsum einzuschränken.

---

* Milligramm/Deziliter
** Millimeter Quecksilbersäule
*** Kilogramm/Meter zum Quadrat

3. Prädiabetes
Darüber hinaus gilt sein Blutzuckerwert als erhöht, da er über 99 mg/dl liegt.

4. Hypercholesterinämie (hoher Cholesterinspiegel)
Da auch sein Cholesterinwert die Marke von 190 mg/dl übersteigt, sollte ihm empfohlen werden, weniger Fett zu sich zu nehmen und mehr Sport zu treiben.

Werte für Cholesterin, Blutdruck, Blutzucker und Gewicht, die über der Norm liegen, gelten als Risikofaktoren. Wenn dann die einzelnen Risikofaktoren, wie von den Leitlinien der Deutschen Hochdruckliga gefordert, addiert werden, muss dem Patienten ein stark erhöhtes Risiko für eine Herzerkrankung bescheinigt werden. Darüber hinaus besteht wegen des Übergewichts gemäß Deutschem Krebsforschungsinstitut (DKFZ) ein erhöhtes Krebsrisiko. Die dringende Empfehlung lautet also: gesünder essen, mehr bewegen und in 3 Monaten eine Kontrolle vornehmen lassen.

Die Kontrolluntersuchung zeigt dann keine wesentlichen Änderungen. Ich schicke den Patienten zum Kardiologen, der beginnende leichte Ablagerungen in den Halsschlagadern feststellt und einen leicht verzögerten Blutdruckrückgang nach dem Belastungs-EKG. Nun folgen Überlegungen zum Einsatz von Medikamenten, um das Risikoprofil zu verbessern. 2 Tabletten werden verordnet: Statine zur Senkung des Cholesterinspiegels und ein ACE-Hemmer zur Senkung des Blutdrucks. Bezüglich des Zuckerprofils wird abgewartet, doch eine medikamentöse Senkung wird wahrscheinlich, denn auch der Langzeitzuckerwert, das HbA1c, liegt über 6 und damit über Norm.

Nach einigen Wochen kommt der Patient wieder und klagt über Reizhusten und Muskelschmerzen. Da ich gelesen habe, dass ACE-Hemmer nicht selten Reizhusten auslösen, wechsle ich auf ein sogenanntes Diuretikum gegen den Bluthochdruck. Für die Muskelschmerzen empfehle ich eine Salbe, verschreibe

Magnesiumtabletten. Da die Schmerzen jedoch bis zum nächsten Termin bei mir nicht verschwunden sind, überweise ich den Patienten zu einem Orthopäden und zu einem Neurologen. Außerdem nehme ich erneut Blut ab, um eine entzündliche chronische Muskelerkrankung als Ursache auszuschließen. Bezüglich des Gewichts empfehle ich die Teilnahme an einem wissenschaftlich begleiteten Abnehmprogramm der AOK mit Ernährungsberatung. Da die Verdauungsbeschwerden zunehmen, stelle ich zusätzlich die Diagnose Reizdarm und stelle eine Überweisung zum Darmspezialisten aus, der eine Darmspiegelung durchführen soll. Er findet nichts, empfiehlt aber wie die AOK-Ernährungsberater zusätzlich Ballaststoffe. Dadurch verschlechtern sich die Beschwerden weiter.

So würde ich es richtig machen und doch total falsch. Der Mann ist nämlich so gesund, wie man nur gesund sein kann. Weder ist sein Gewicht in einem Bereich, der seine Gesundheit gefährdet – er befindet sich sogar in der Gewichtsklasse, die statistisch gesehen am längsten lebt –, noch sind sein Cholesterin- oder Blutzuckerspiegel erhöht. Auch sein Blutdruck macht mich nicht nervös. Trotzdem hänge ich ihm 4 Diagnosen an und mache ihn zum Dauerpatienten. Trotzdem wird er mit nebenwirkungsreichen Medikamenten behandelt. Und diese Nebenwirkungen, wie zum Beispiel Muskelschmerzen durch den Cholesterinsenker Statin, werden häufig nicht erkannt, was eine ganze Reihe weiterer unnötiger Untersuchungen nach sich zieht. Ganz sicher würde man eine Reihe von tödlichen Nebenwirkungen nicht mit diesen Medikamenten in Zusammenhang bringen, sollten sie auftreten oder sogar zum Tod führen, wie durch akutes Nierenversagen oder schwere Leberfunktionsstörungen. Eher würde dem Patienten wegen erhöhter Leberwerte Alkoholmissbrauch unterstellt, als dass sich jemand die Medikation genauer anschauen würde. Außerdem verschlechtere ich die Lebensqualität meines Patienten, da er Dinge essen soll, die ihm nicht schmecken, obwohl deren besonderer gesundheitlicher Nutzen längst widerlegt ist. Durch die angeblich »gesunde Ernährung« werden seine Verdauungsbeschwerden sogar verschlimmert. Und ich setze ihn lebensverkürzenden Jo-Jo-Effekten aus. Darüber hinaus jage ich ihm noch tüchtig Angst vor Herzinfarkt und Krebs ein. Ich bestelle ihn alle 6 Monate zur Kontrolle, damit er auch nicht im Ansatz auf die Idee kommen könnte, dass dies alles gefährlicher Unfug sein könnte, der dazu dient, meinen Terminkalender zu füllen. Mit meinem Vorgehen stehe ich im Einklang mit der medizinischen Lehrmeinung, obwohl ich diesem Mann nur Schaden zufüge. Ich mache mich sogar rechtlich angreifbar, wenn ich ihn anders und damit besser behandle.

Langsames Erwachen

Als ich vor 20 Jahren begann, als Arzt zu arbeiten, erkannte ich die Fehlentwicklungen in der modernen Medizin nicht sofort. Im Studium und bei der anschließenden Facharztausbildung sind kritische Stimmen gemeinhin eher die Ausnahme. Zunächst war ich in Akutkrankenhäusern beschäftigt, in der Inneren Medizin, der Chirurgie, der Urologie und der Notfallmedizin. Danach arbeitete ich quasi als Kontrastprogramm in einer Klinik für Naturheilkunde. Später war ich als Assistenzarzt in einer allgemeinmedizinischen und schmerztherapeutischen Praxis tätig und arbeite seit 1997 als selbstständiger Allgemeinmediziner mit eigener Praxis.

Während meiner Zeit als Assistenzarzt im Krankenhaus stellte sich die Frage nach der Sinnhaftigkeit meines Tuns für mich nicht. Auf der einen Seite war ich noch unerfahren und ich kam nicht auf die Idee, dass die geltende Lehrmeinung, die meine Chefs auch umsetzten, auf etwas anderem gründen könnte als dem redlichen Bemühen, das Beste für den Patienten zu erreichen. Auf der anderen Seite war man gerade in der Notaufnahme mit viel akutem Leid konfrontiert und machte oft die

Erfahrung, dass man als Arzt in einer solchen Notfallsituation tatsächlich segensreich wirken konnte. Gallenkolik und schreckliche Schmerzen: eine Infusion mit krampflösendem Schmerzmittel, und schon nach wenigen Minuten war der Albtraum für den Patienten vorbei. Akute Unterzuckerung: eine Glukoseinfusion, und schon klarte der vorher bewusstlose Patient auf, und die Verwandten waren erleichtert. Herzinfarkt: die ganze Palette hilfreicher Medikation von Morphin bis Blutverdünnung, und der Patient hatte keine Schmerzen mehr und überlebte oft sogar ohne Spätfolgen. Die Arbeit in der Akutmedizin war befriedigend, besonders in der chirurgischen Notaufnahme: Schnittwunden, Knochenbrüche, Blinddarmentzündungen – alles akute Notsituationen für den Patienten, in denen die moderne Medizin schmerzlindernd und oft lebensrettend helfen kann. Das ist heute auch noch so, und wir können froh sein, dass wir in Deutschland eine solch leistungsfähige Akutmedizin haben, in der in den meisten Fällen motivierte Ärzte und ein motiviertes Pflegepersonal nicht selten unter ungünstigen Arbeitsbedingungen ihr Bestes für den Patienten geben. Dieser Bereich der modernen Medizin und die dort arbeitenden Kollegen sind nicht Teil meiner Anklage.

Problematischer wurde es für mich, als ich auf den Stationen der Inneren Medizin arbeitete, also dort, wo man kaum mit Notfällen zu tun hat, sondern mit Patienten, die wegen typischer chronischer Erkrankungen behandelt werden: Herzerkrankungen, Altersdiabetes, Rheuma und so weiter. Während der Notarzt oder auch der Chirurg das Ergebnis seiner Arbeit sofort beurteilen kann, ist dies dem Internisten und Allgemeinarzt oft weniger vergönnt. Ich kann doch gar nicht einschätzen, ob der Patient, der bei mir in der Sprechstunde sitzt, in vielleicht 30 Jahren tatsächlich weniger Herzkrankheiten entwickelt, wenn ich ihm wegen Überschreitung eines Normwertes ein Medikament verordne. Dennoch faszinierte mich der Gedanke, viel früher medizinisch eingreifen zu können, bevor eine Krankheit zu schweren Symptomen führt. So gab ich mich mit den Möglichkeiten der Reparaturmedizin und der Behandlung von akuten Notfällen nicht zufrieden. Ich wollte mehr. Ich wollte verstehen, wie es zu schweren chronischen Krankheiten kommt und wie man viel früher ansetzen könnte, bevor es zum Notfall, zum Herzinfarkt, zur Magenblutung, zu Spätfolgen der Zuckerkrankheit kommt.

Schon bald beschlich mich das Gefühl, dass viele Patienten auf den Stationen der Inneren Medizin eigentlich nur verwaltet werden. Das Durchschnittsalter auf solchen Stationen wird immer höher. Es war Standard, dass 80-Jährige von uns auf 8 bis 10 Tabletten täglich eingestellt wurden: eine gegen Bluthochdruck, und wenn die nicht genügend wirkte, dann noch eine zweite. Weitere Schmerztabletten gegen Rückenschmerzen, Aspirin zur Blutverdünnung und eine gegen den magenschädigenden Krankenhausstress und die Folgen der Schmerztabletten. Dazu noch Tabletten gegen Schleimbildung, um einer Lungenentzündung vorzubeugen, eine gegen Zuckerkrankheit, weil der Blutzucker oberhalb des Normwertes lag. Selbstverständlich eine Tablette zur Senkung des ebenfalls über der Norm liegenden Cholesterinspiegels. Weiterhin eine Tablette nachts zum Schlafen und eine gegen die Tagesmüdigkeit und so weiter und so weiter. All das begleitet von einer Diätberatung und dem Verbot von Zucker (schlecht bei Diabetes), Salz (schlecht bei Bluthochdruck) und Fett (schlecht bei erhöhtem Cholesterin), von zu viel Fleisch (schlecht bei erhöhten Harnsäurewerten) und vielem mehr. Dazu noch ab und zu eine Ultraschall- oder Röntgenkontrolle, eine Lungenfunktionsmessung und natürlich viele EKGs.

Ich hatte zunehmend den Eindruck, das Ganze hatte viel mehr mit einer Beschäftigungstherapie von Arzt und Patient zu tun als mit echten therapeutischen Überlegungen. Über die Problematik der ungünstigen Wechselwirkungen zwischen den Medikamenten wurde kaum bis überhaupt nicht gesprochen. Dabei wusste ich von Kollegen, die in anderen Krankenhäusern arbeiteten, dass sie dort Ähnliches erlebten. Meine Erfahrung entsprach dem gültigen Standard einer modernen internistischen

Abteilung. Das war vor 20 Jahren. Auch heute gilt diese Praxis noch mit dem Unterschied, dass Krankenhäuser nicht mehr nach Behandlungstagen, sondern pauschal nach Diagnosen abrechnen. War man früher darauf bedacht, Patienten möglichst lange im Krankenhaus zu halten, werden sie heute eher schnell, manchmal zu schnell, entlassen.

Die Patienten kamen so gut wie nie auf die Idee, die Verordnungspraxis des Doktors kritisch zu hinterfragen, selbst dann nicht, wenn sie mit der Empfehlung, 8 Tabletten täglich zu schlucken, nach Hause geschickt wurden. Aber das Gefühl, dass etwas daran nicht gut ist, bewahrten sich doch viele. Denn oft landeten die Tabletten im Mülleimer oder lagerten massenweise in Schränken. Das habe ich oft erlebt, wenn ich in den Ferien als Vertreter eines Landarztes Hausbesuche absolvierte. Wenn ich einer bettlägerigen Patientin zum Beispiel ein Rezept ausstellen wollte, bekam ich nicht selten zur Antwort: »Doktor, schauen Sie mal in den Schrank, dort müsste noch was Passendes vom letzten Mal sein.« Wenn man dann die Schranktür öffnete, wurde auf einen Schlag klar, wo die Medikamente, die für Milliarden über die Apothekertheke gegangen waren, endgelagert wurden. In der Medizin heißt so ein Medikamentenstreik »mangelnde Compliance«, was so viel bedeutet wie »unzuverlässiger Patient«. Ich nenne es inzwischen »gesundes Körpergefühl«.

Röntgen, Sonografien, unzählige Laborwerte und Medikamente, deren Verordnung in herstellergesponserten Fortbildungen anhand großer Studien als richtig »bewiesen« wurde und deren Sinn sich mir trotzdem nicht erschließen wollte. Die Frage an den Patienten während der Visite im Krankenhaus »Geht es Ihnen mit den neuen Tabletten besser?« wurde ersetzt durch: »Haben sich die Werte normalisiert?« Wie sich der Patient fühlte, wurde nur am Rande bemerkt, wenn überhaupt. Während man also in der Chirurgie klar sah, ob eine Wunde verheilt oder ein Knochen wieder belastbar war, wurde die Beurteilung des therapeutischen Erfolgs in der Inneren Medizin immer mehr ohne den Patienten gemacht. Es zählten lediglich das Erreichen von

Laborwerte und die Medikation gemäß Verordnungsschemata. Daran wurde der Erfolg gemessen. Wie es dem Patienten dabei ging, ließ sich nicht messen und in ein Normwertsystem stecken, also interessierte es nicht, sondern störte sogar.

Der Trick mit den Normwerten

In allen Heilberufen neigt man generell dazu, eher zu viel zu behandeln als zu wenig, und das ist verständlich, man möchte ja schließlich helfen. Auch dass Therapeuten eher zu früh als zu spät behandeln wollen, ist nachvollziehbar. Man möchte nichts versäumen, und es ist keine schöne Vorstellung, unter Umständen erkennen zu müssen, dass man einen Patienten vor den schlimmen Folgen einer Erkrankung hätte bewahren können, wenn man ihn früher zu einer wichtigen Untersuchung überwiesen oder früher eine Therapie eingeleitet hätte. Da geht es mir nicht anders. Wenn jedoch aus dem zu viel und zu früh ein reines Geschäftsmodell wird, durch das Millionen gesunde Menschen zu gefährdeten und angeblich kranken Patienten umgedeutet werden, dann lässt sich dies nicht mehr mit dem Wunsch rechtfertigen, nichts versäumen zu wollen. Hinter solchen Milliardengewinnen steckt kalte Berechnung, die auch über Leichen geht.

Am einfachsten lassen sich angeblich Kranke heute mithilfe von Normwerten aus dem Hut zaubern. Wie dieser Trick funktioniert, wird an den Beispielen Blutdruck, Blutzucker und Cholesterin deutlich. 1991, als ich noch als Assistenzarzt im Krankenhaus arbeitete, bekamen gesunde Patienten meist erst ab einem Blutdruckwert von über 160/100 mmHg Medikamente. Heute gilt ein Patient mit einem Wert von 140/90 als behandlungsbedürftig.

Der Cholesterinnormwert wurde in den 1950er Jahren bei etwa 260 mg/dl fixiert. Seitdem wurde er stetig gesenkt und liegt heute bei 200. In den aktuellen Leitlinien der Hochdruckliga wird sogar 190 als Grenzwert angegeben. Und auch beim Blutzucker zeigt sich die gleiche Entwicklung. Als Medizinstudent kannte ich noch Normwerte von 140 mg/dl, Ende der 1990er Jahre galten 126 und heute 120 als oberster Wert. Es gibt für diese Absenkungen keine seriösen, fachlich wie handwerklich korrekt durchgeführten Studien, die dies medizinisch rechtfertigen könnten. Aber man bekommt auf diesem Weg Millionen neue Kunden, die dann Diagnostik, Behandlung und Medikamente brauchen.

Mit dem Normwertetrick lassen sich auch Epidemien herbeireden, ohne dass es einen einzigen neuen Erkrankten gäbe. Am Beispiel Diabetes lässt sich das gut sehen. Diabetes Typ II (Altersdiabetes) wird als die neue weltweite Epidemie bezeichnet, immer mehr Menschen, sogar Kinder würden daran erkranken. Was hilft angeblich dagegen? Selbstverständlich eine möglichst frühe Diagnostik, ständige Kontrollen in diabetischen Spezialzentren, begleitet von Gewichtsreduktionsmaßnahmen, Ernährungsberatungen und Medikamenten. Das Einzige, was sich jedoch im Vergleich zu früher geändert hat, ist die Absenkung der Normwerte, umfangreichere Blutuntersuchungen und die Tatsache, dass die Menschen immer älter und die Älteren immer mehr werden. Dies führt zwar zu mehr Diagnosen, aber in Wirklichkeit ist das Risiko, zuckerkrank zu werden, für einen 50-Jährigen von heute nicht höher oder niedriger als für einen 50-Jährigen vor 100 Jahren.

Der amerikanische Arzt und Buchautor Gilbert Welch hat nachgerechnet, wie viele neue Patienten – oder besser gesagt Kunden – die Senkung der Normwerte dem Gesundheitsmarkt in den USA gebracht hat.

Zusammenhang Normwertabsenkung und Patientenzahl

Alter Wert	Neuer Wert	Patientenzahl mit altem Wert	Patientenzahl mit neuem Wert	**Neue Patienten**	Zuwachs in %
Blutzucker (mg/dl) 140	126	11 697 000	13 378 000	**1 681 000**	14
Blutdruck (mmHg) 160/100	140/90	38 690 000	52 180 000	**13 490 000**	35
Cholesterin (mg/dl) 240	200	49 480 000	92 127 000	**42 647 000**	86

Aus: Gilbert Welch: *Overdiagnosed*

Die Tabelle macht deutlich, dass allein die Absenkung des Cholesterinlevels von 240 auf 200 mg/dl in den USA über 42 Millionen gesunde Menschen zu Patienten gemacht hat, die als Kunden nun fettarme Nahrungsmittel, Ernährungsberatung und Fitnessprogramme konsumieren sollen. Und weil all diese Maßnahmen nachweislich den Cholesterinspiegel dauerhaft gar nicht senken können, werden den Patienten dann Medikamente verordnet. Hier geht es um einen Milliardenmarkt. Allein in Deutschland wurden im Jahr 2004 etwa 1,4 Milliarden Tagesdosen Cholesterinsenker entsprechend einer täglichen Behandlung für etwa 3,7 Millionen Menschen verschrieben. Und das Paradoxe: Während also immer mehr Menschen an einem erhöhten Cholesterinspiegel »leiden«, verliert der Cholesterinspiegel als Verursacher von Gefäßerkrankungen wissenschaftlich gesehen immer mehr an Bedeutung. Da es jedoch um richtig viel Geld geht, wird dieser Aspekt totgeschwiegen. Die großen finanziellen Möglichkeiten erklären auch die ungeheure Energie, die in die entsprechende Lobbyarbeit gesteckt wird, um die Normwertsenkungen an Universitäten und in der Politik durchzusetzen. So konnte seit 60 Jahren die Scheinkrankheit »Hypercholesterinämie« in bemerkenswerter Weise in der Medizin etabliert werden. Eine »Krankheit«, die keine Beschwerden macht, keine Symptome verursacht. Sie besteht einzig aus einem Cholesterinspiegel, der über einem ständig nach unten definierten Normwert liegt. Wenn man davon ausgeht, dass der Hauptrisikofaktor eines Menschen, im Laufe seines Lebens eine Gefäßerkrankung zu entwickeln, der ist, überhaupt geboren zu sein, könnte man auch den Cholesterinspiegel insgesamt als Risikofaktor definieren. Dann ist alles über null ein Risiko, und die Ernährungsberatungsbranche und Pharmaindustrie können uns alle als Kunden begrüßen. Im Ernst, sie arbeiten daran.

Das Vorrisiko

Eine weitere Absenkung der Normwerte könnte man heute nur noch mit Studien rechtfertigen, die sofort als Manipulation erkennbar wären. Selbst unkritische Wissenschaftler müssten sie als fachliche Idiotie empfinden. So weit möchte niemand gehen. Deshalb senkt man die Normwerte nicht weiter, sondern man definiert nun Vorrisikobereiche. Das klingt auch irgendwie gefährlich, und die Patienten fühlen sich genötigt, sich beim Arzt neuen regelmäßigen Kontrollen und Behandlungen zu unterziehen. 2003 erklärte das US National High Blood Pressure Education Program Coordinating Committee (NHBPEP) mit einem Federstrich Gesunde zu Gefährdeten, indem es beim Thema Blutdruck einen Vorrisikobereich bei Werten zwischen 130/80 und 140/90 mmHg definierte. Gesund ist seitdem nur noch, wer einen Blutdruckwert von unter 130/80 hat.

Bei Diabetes diagnostiziert man heute ab einem Wert von über 90 mg/dl Prädiabetes. Wird jemand als prä-hypertensiv oder prä-diabetisch eingestuft, so bedeutet dies nichts anderes, als dass es fachlich keinen Grund gibt, ihn als Hochdruckpatienten oder Diabetiker zu bezeichnen, man ihn aber auf diese Weise zu einem neuen Kunden machen kann.

Ich hatte schon völlig gesunde Frauen um die 75 Jahre in der Sprechstunde, die doch tatsächlich von einem Kollegen, der wahrscheinlich gerade die neueste Fortbildung hinter sich hatte, wegen eines Zuckerwertes von 95 mg/dl auf eine zuckersenkende Medikation eingestellt worden waren. Dabei haben solche Patienten durch Medikamente dieser Art nichts anderes zu erwarten als tödliche Unterzuckerung. Da jedoch der behandelnde Arzt diesen Zusammenhang nicht sieht, wenn er zu seiner über Nacht verstorbenen Patientin gerufen wird, um den Totenschein auszustellen, wird er wahrscheinlich Tod durch Herz-Kreislauf-Erkrankung vermerken, weil die 75-jährige Patientin in der Sprechstunde einen »hohen« Cholesterinwert und einen leicht erhöhten Blutdruck hatte, die jedoch für ihr Alter völlig normal sind. Schriebe er auf den Totenschein »Todesursache unbekannt«, würde man der Familie eine gerichtsmedizinische Untersuchung mit eventueller polizeilicher Befragung zumuten, und auf die Idee, dass die Todesursache die durch das Medikament verursachte Unterzuckerung war, kommt keiner. Es ist schwer, Schätzungen über die Zahl der Todesfälle durch falsch verordnete Medikamente abzugeben. Man findet Angaben von 57 000 Arzneimitteltoten jährlich allein in internistischen Abteilungen der Krankenhäuser, von denen 28 000 als potenziell vermeidbar eingestuft werden. Über die Anzahl der vermeidbaren Arzneimitteltoten außerhalb der internistischen Krankenhausabteilungen lässt sich nur mutmaßen. Die hier beschriebene Praxis des falschen Totenscheins macht eine hohe Dunkelziffer wahrscheinlich.

Primum nihil nocere: Zuerst einmal nicht schaden

Der Kern des Problems stellt sich wie folgt dar:

Weichen die Blutwerte eines Menschen stark von denen der anderen ab, dann wird eine Erkrankung als Folge solch abnormer Werte wahrscheinlicher. Im Bereich von Blutdruck und Blutzucker kann man dies uneingeschränkt behaupten. Im Falle eines stark erhöhten Cholesterinwertes ist jedoch selbst diese Aussage fragwürdig. Ein sehr hoher Cholesterinspiegel hat auch Vorteile, weil er mit niedrigeren Infektionsraten einhergeht. Bei der Beurteilung, ob ein sehr hoher Cholesterinwert tatsächlich eine Krankheitsgefährdung bedeutet, scheint der ausschlaggebende Faktor eher eine erbliche Neigung zu Gefäßkrankheiten zu sein. Deshalb ist ein Medikamenteneinsatz auch bei sehr hohen Werten in keiner Weise zwingend. Doch bei der medikamentösen Absenkung im Falle von deutlich erhöhtem Blutzucker und Bluthochdruck profitieren die Patienten durch deutlich weniger Folgeerkrankungen wie Herzinfarkt oder Gefäßschäden.

Wenn jedoch nur leicht erhöhte Werte auffallen, ist es äußerst fraglich, ob die betroffenen Patienten tatsächlich präventiv vor

Zusammenhang Normwertfestlegung und therapeutischer Nutzen/Schaden

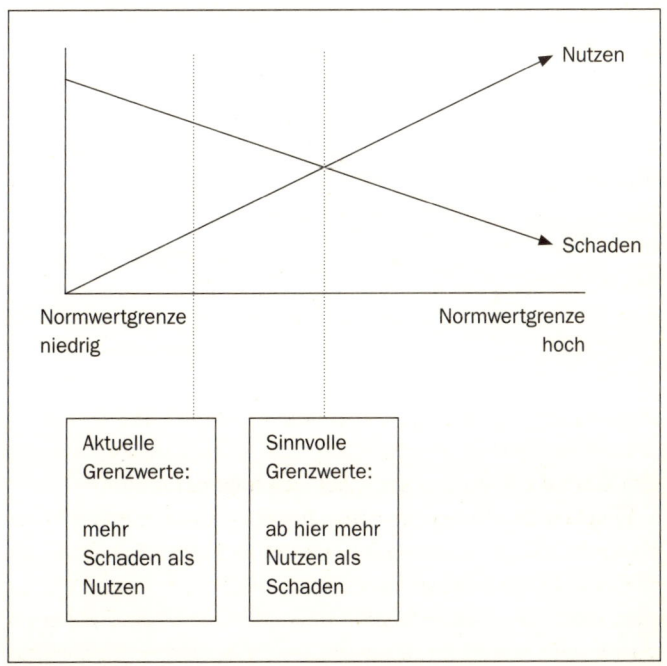

den genannten Folgeschäden geschützt werden sollten. Denn nur wenige dieser Patienten haben wahrscheinlich ein solch erhöhtes Risiko. Man weiß aber nicht, welche. Um diese wenigen zu schützen, muss man alle behandeln und setzt damit alle den Nebenwirkungen der Medikamente aus. Diese Nebenwirkungen fallen aber bei Menschen mit einer nur geringen Normwertabweichung viel stärker aus als bei den Patienten, die tatsächlich ein erhöhtes Risiko haben. Wenn Blutzucker oder Blutdruck nur leicht erhöht sind, kann schon ein kleiner medikamentös ausgelöster Blutzuckerabfall zu einer tödlichen Unterzuckerung und nur eine geringe Blutdrucksenkung zu einer Ohnmacht mit Treppensturz oder Autounfall führen. Es gilt also, diejenige Normwertgrenze zu definieren, ab der der Nutzen einer Therapie deren Schaden übertrifft.

Die derzeitigen Normwertgrenzen sind viel zu niedrig. Dabei werden die schweren Nebenwirkungen und tödlichen Folgen totgeschwiegen. Und so verstößt die Medizin tagtäglich und systematisch gegen ihren wichtigsten Grundsatz: *Primum nihil nocere,* zuallererst muss gesichert sein, dass eine ärztliche Behandlung nicht schadet.

Geschäftsmodell Übergewicht

Auch vor Körperbaumerkmalen macht der Normwertschwindel nicht halt. Beliebtestes Beispiel ist das Körpergewicht in Bezug auf die Körperlänge, modern als Body Mass Index (BMI) bezeichnet. Besonders bei Körperbaumerkmalen ist Normwertdenken problematisch, die Natur liebt Unterschiede. Entgegen jedem biologischen Sachverstand wurde dennoch ein Gewichtsbereich, welcher einem BMI von 20 bis 25 kg/m^2 entspricht, als Norm festgelegt. Diese Einteilung fußt auf der Behauptung einer Lebensversicherung, der Metropolitan Life Insurance, die 1959 ihre Versicherten in Gewichtsklassen einteilte und propagierte, dass Menschen in diesem Gewichtsbereich am längsten leben würden. Wer darüberliegt, ist angeblich höheren Krankheitsrisiken ausgesetzt. So gilt man ab einem BMI von 25 kg/m² als übergewichtig und ab BMI 30 kg/m² als fettleibig. Ein Mann mit 180 Zentimeter Größe wird also ab 84 Kilogramm als übergewichtig und ab 98 Kilogramm als fettleibig klassifiziert. Diese Behauptung wurde von der Medizin ungeprüft übernommen. Sie stuft sogar generell Fettleibigkeit als chronische Erkrankung ein, auch wenn der Betroffene gar keine gesundheitlichen Probleme hat. Obwohl es ihm gut geht, wird ihm von allen Seiten empfohlen, Gewicht zu reduzieren, also Diäten durchzuführen, Fitnesssport zu machen und sich bei einer Ernährungsberatung in richtiger, nämlich »gesunder« Ernährung schulen zu lassen. All das ohne einen einzigen Nachweis, dass er dadurch tatsächlich langfristig abnehmen kann und das seiner Gesundheit zuträglich ist.

Auch was die angeblichen Nachteile von Übergewicht angeht, sieht man heute etwas klarer. In Wirklichkeit leben Menschen mit Übergewicht am längsten. Der BMI mit der höchsten Lebenserwartung in den USA und auch Deutschland steigt immer weiter an. Für das mittlere Lebensalter wird ein BMI um 27 kg/m², jenseits des 70. Lebensjahrs sogar ein BMI zwischen 27 und 35 kg/m² mit der höchsten Lebensdauer gemessen. Sie lesen richtig. Statistisch gesehen leben Menschen, die über 70 Jahre alt sind, dann am längsten, wenn sie nach der aktuellen BMI-Norm als fettleibig gelten. Wahrscheinlich profitieren wir im Alter von unseren Rettungsringen, den *love handles*, unserem Hüftgold. Es sieht zwar nach Maßstab des aktuellen Schönheitsideals nicht schön aus, aber diese Fettansätze geben uns überlebenswichtige Reserven im Falle schwerer Erkrankung. Doch Menschen anhand festgelegter Gewichtswerte als gesund oder gefährdet einzustufen, ist aufgrund der immensen genetischen Unterschiede nicht sinnvoll. Übergewichtige Menschen könnten gemessen an ihrem genetisch veranlagten Gewicht sogar zu dünn sein, wenn sie zum Beispiel unter einer Schilddrüsenüberfunktion leiden. So wie Untergewichtige für ihre Veranlagung zu dick sein können, weil sie eine Schilddrüsenunterfunktion haben oder wegen einer schweren Erkrankung dauerhaft Cortison einnehmen müssen. Man sollte deshalb mit Gewichtsklassifizierungen zur Bewertung von Gesundheit oder Krankheit sehr vorsichtig sein.

Auch beim Thema Übergewicht wird gerne von einer Epidemie gesprochen, die unser Gesundheitssystem zu überrollen droht. Doch wurzelt diese Behauptung hier nicht in einer Normwertabsenkung, sondern in der gebetsmühlenhaften Wiederholung immer gleicher Unwahrheiten. Wir haben in Deutschland weder eine epidemische Zunahme von Übergewichtigen noch ist es gefährlich, wenn zwei Drittel der deutschen Männer nach den BMI-Normwerten übergewichtig sind. Wenn man solchen, übrigens extrem schlecht gemachten Statistiken Glauben schenken würde, dann wäre es eigentlich sogar eine gute Nachricht, denn demnach befänden sich über 50 Prozent der deutschen Männer in dem Übergewichtsbereich, der statistisch gesehen gesundheitlich immer am besten abschneidet. Millionen übergewichtige Menschen sind also völlig gesund mollig, dick und auch fettleibig. Erst wenn Menschen sehr fettleibig oder sehr untergewichtig sind, haben sie wahrscheinlich gesundheitliche Nachteile und sollten gründlich untersucht und beraten werden. Im Grunde ist es für mich als Arzt so, wie es immer war: Kommt ein hyperschlanker oder ein extrem fettleibiger Mensch in meine Sprechstunde, ist die Wahrscheinlichkeit hoch, dass sein Gewicht ein gesundheitliches Problem bedeutet. Bei den allermeisten anderen Patienten von schlank bis dick kann ich aufgrund ihres Gewichts keine Aussage bezüglich einer Krankheitsgefährdung treffen.

Doch die Zahl der gesundheitlich tatsächlich gefährdeten Patienten reicht nicht aus, um die inzwischen zahlreich ausgebildeten Ernährungsberater, Gesundheitswissenschaftler und Sportmediziner, die gegen die allgemeine Volksverfettung kämpfen wollen, zu beschäftigen. Also werden kurzum gesund Übergewichtige zu Kranken gemacht. Der ganze Hype ums Übergewicht war von Anfang an nur ein Geschäftsmodell, das dazu diente, Kunden zu generieren für Medizin und Diätindustrie sowie bei Versicherungen Risikozuschläge zu kassieren, wie es die Metropolitan Life Insurance von ihren »übergewichtigen« Versicherten seit 1959 verlangt.

Die Kombination von Risikofaktoren

Ein besonders beliebtes Vorgehen, um die viel zu niedrig definierten Risikowerte zu rechtfertigen, besteht darin, mehrere Risikofaktoren zu kombinieren und mit einer Kennziffer zu versehen. Es ist vollkommen unsinnig, einen Menschen mit einem oberen Blutdruckwert von 120 mmHg als gesundheitlich gefährdet zu bezeichnen. Dies gilt auch für Menschen mit einem Blutzuckerwert von 120 mg/dl oder einem Cholesterinspiegel von 220 mg/dl. Wenn man jedoch wie die Deutsche Hochdruckliga e.V. diese Risikofaktoren kombiniert, sieht dies plötzlich ganz anders aus. So gilt jemand mit einem Blutdruck von 120 mmHg als gesund, weist er jedoch einen Blutzuckerwert zwischen 102 und 119 mg/dl und einen Cholesterinspiegel von über 190 mg/dl auf, rutscht er umgehend in eine Gefährdungsklasse. Hier zeigt sich schon der problematische Umgang der Medizin mit mathematischen Grundregeln, dessen katastrophale Folgen wir noch ausführlich beschreiben werden: Denn 3 mal 0 ist nicht 30, sondern bleibt 0. Stellt man darüber hinaus bei einem solchen Patienten noch ein harmloses Übergewicht fest, wird ihm das »Metabolische Syndrom« zugeschrieben. Dann gilt der Patient als besonders gefährdet, obwohl er auch dann keinem erhöhten Risiko unterliegt.

Inzwischen existieren verschiedene Anstrengungen, um mit Kennziffern oder Punkten den Gefährdungsgrad eines Patienten direkt messbar zu machen, sogenannte Scores, wie zum Beispiel der Procam-Score oder der Framingham-Score. Ärzte und

Patienten sollen so mithilfe moderner Computerprogramme den Gesundheitszustand feststellen können. Mittels der Eingabe von Werten wird auf diese Weise aus einem gesunden Menschen per Knopfdruck ein gefährdeter, der dann natürlich ärztlicher Überwachung bedarf. Doch der Procam-Score zum Beispiel hat lediglich deshalb Aussagekraft, weil er Rauchen und genetische Komponenten mit einrechnet, wie zum Beispiel die Anzahl der Herzinfarkte in der Herkunftsfamilie. Die dazugerechneten sonstigen Normwertveränderungen sind weitgehend bedeutungslos, erscheinen dann aber plötzlich im Verbund als wichtig. Auf diese Weise glaubt man, die viel zu niedrig angesetzten Normwertgrenzen retten zu können. In Wahrheit sind jedoch nur tatsächlich hohe Blutdruck- oder Zuckerwerte gesundheitlich relevant, Werte, die die sogenannten (Prä-)Normwerte deutlich übersteigen.

Es gibt natürlich tatsächlich gefährdete Patienten, die zum Beispiel altersuntypische Gefäßablagerungen aufweisen, eine familiäre Veranlagung besitzen oder deren Herzwanddicke infolge dauerhaft erhöhten Blutdrucks zunimmt. Solche Menschen müssen regelmäßig kontrolliert und mit Medikamenten behandelt werden, sonst ist die Wahrscheinlichkeit hoch, dass sie zu früh einen Herzinfarkt oder Schlaganfall oder Spätfolgen einer echten Altersdiabetes erleiden. Selbstverständlich verschreibe ich diesen Menschen Blutdrucksenker, Antidiabetika und manchmal auch Cholesterinsenker. Aber das sind völlig anders gelagerte Fälle. Sie sind auch weitaus seltener als vielfach behauptet. Da deren Behandlung die inzwischen riesige Medizinmaschinerie jedoch finanziell nicht ausreichend versorgen kann, werden zusätzliche Fälle benötigt. So werden aus Menschen mit gesundem Herzen und unauffälligen Gefäßen plötzlich Risikopatienten gemacht, an denen alle verdienen.

Der Missbrauch des relativen Risikos

Nicht nur die verantwortungslose Absenkung von Normwertgrenzen und die Kombination verschiedener Risikofaktoren verursachen millionenfach falsche Therapien und damit verbundene Nebenwirkungen. Auch der Umgang mit Chancen und Risiken von Untersuchungen und Therapien führt täglich zu schlechter Medizin. Ein Beispiel dafür ist der Umgang mit dem sogenannten relativen Risiko. Medizinische Empfehlungen werden häufig mit Argumenten vorgetragen wie »Medikament A senkt die Wahrscheinlichkeit des Wiederauftretens der schlimmen Krankheit um 50 Prozent« oder »Therapie B verbessert die Heilungschancen um 30 Prozent«. Das klingt stets überzeugend, doch meist sind solche Zahlen grob irreführend.

Ein einfaches Beispiel macht das Problem deutlich. Wenn Sie sich anstelle eines Loses für die Fernsehlotterie 2 Lose kaufen, verdoppeln Sie Ihr relatives Risiko, den Jackpot zu knacken, doch Ihr absolutes Risiko bleibt unverändert bei annähernd null. Durch den Bezug auf das relative Risiko kann man also behaupten, eine Therapie verdopple die Heilungschancen, obwohl sie in Wahrheit völlig nutzlos ist. Deshalb muss man mit dem Begriff des relativen Risikos in der Medizin sehr vorsichtig umgehen, ganz besonders die Wissenschaftsberichterstattung der Medien. Sie sollte auf Behauptungen, die mit Veränderungen des relativen Risikos begründet werden, ganz verzichten und nur mit absoluten Zahlen argumentieren. Kein anderer Begriff wird so schnell fehlgedeutet wie der des relativen Risikos.

Ein bekanntes Beispiel ist die Brustkrebsvorsorge. Hier lautet die Schlagzeile: Frauen, die an der Brustkrebsvorsorge mittels Mammografie (Röntgenuntersuchung der Brust) teilnehmen, senken ihr Krebsrisiko um 25 Prozent. Dieser Wert bezieht sich auf das relative Risiko, absolut gesehen sterben von 1000 Frauen mit Mammografie über 10 Jahre in der Altersgruppe der 50- bis 69-Jährigen 6 Frauen an Brustkrebs, ohne Mammografie sterben

8 Frauen. Die Mammografie reduziert also bezogen auf 8 Frauen das Risiko für 2 Frauen, also tatsächlich 25 Prozent, aber hierbei handelt es sich um das relative Risiko. Das absolute Risiko bezogen auf 1000 Frauen bedeutet lediglich eine Reduktion um 0,2 Prozent. Ohne die Bezugsgröße, nämlich die Anzahl an Patienten, auf die sich die Risikosenkung insgesamt bezieht, ist die Angabe von Prozentzahlen wertlos.

Das heißt, nur 0,2 Prozent der teilnehmenden Frauen haben diesen Nutzen. Nun ist das erst die halbe Wahrheit. Mammografien zeigen immer auch eine Reihe unklarer Befunde, bei denen man Krebs nicht sicher ausschließen kann. Das bedeutet von 1000 Frauen, die in 10 Jahren je 5 Mammografien über sich ergehen ließen, müssen 200 mit solchen unklaren Befunden rechnen. 50 davon werden dann eine operative Gewebsentnahme durchführen lassen müssen, um den Krebsverdacht zu klären, und werden damit dem üblichen Operationsrisiko und enormem psychischem Druck ausgesetzt.

Es gibt noch weitere Gründe dafür, dass die Mammografie als Standardvorsorge bei gesunden Frauen keinen Sinn macht.*
Aber dieses Beispiel zeigt, wie der Einsatz von Zahlen, die das relative Risiko beschreiben, die Menschen über den tatsächlichen Nutzen von Untersuchungsmethoden vollkommen im Dunkeln lässt.

Besonders verantwortungslos sind Therapieempfehlungen auf der Grundlage von Zahlen über das relative Risiko bei Patienten mit einer sehr schweren, lebensbedrohenden Erkrankung. Viele der dort verordneten Therapien sind extrem nebenwirkungsreich, teuer und dennoch in ihrem Nutzen fragwürdig. So wurde

---

* Meine Empfehlung an Leserinnen, die sich jetzt vielleicht fragen, wie sie sich richtig verhalten: Suchen Sie sich einen/eine Gynäkologen/Gynäkologin, der/die Ihnen nicht automatisch zu einer Mammografie rät, sondern in der Lage ist, Sie erst einmal anhand des absoluten Risikos aufzuklären. Sollten Sie allerdings zufällig eine auffällige Veränderung Ihrer Brust bemerken, schieben Sie die Untersuchung bitte nicht hinaus.

zum Beispiel in einer Medienkampagne für das Krebsmedikament Herceptin versprochen, dass die Wiederauftretensrate bei Brustkrebs nach Einnahme um 50 Prozent sinkt. Der aktuellen Studienlage zufolge trat bei etwa 10 von 100 ehemaligen Krebspatientinnen Brustkrebs wieder auf, bei mit dem Medikament behandelten Frauen waren es nur 5. Bei einem Verhältnis von 10 zu 5 kann man von einer Senkung von 50 Prozent sprechen, aber eben wieder nur das relative Risiko betreffend. In Wirklichkeit wird das Risiko bei 5 von 100 Frauen, also um 5 Prozent reduziert. Gleichzeitig erlitten in der Medikamentengruppe 5 von 100 Frauen schwere Schäden am Herzen. 5 Prozent Nutzen stehen also 5 Prozent Schaden gegenüber, ohne die Einrechnung weiterer möglicher Nebenwirkungen.

Keine Chance mitzuentscheiden

In Deutschland werden Krebspatienten viel zu selten anhand absoluter Zahlen auch darüber informiert, welche Vor- und Nachteile eine Chemo- oder Strahlentherapie mit sich bringen kann. In ihrer schweren persönlichen Situation brauchen diese Patienten Ärzte, denen sie vertrauen können, und so hinterfragen viele nicht die Therapien, die der behandelnde Arzt empfiehlt. Dennoch wäre es mehr als fair, ihnen Informationen über absolute Risiken nicht vorzuenthalten. Gerade Patienten, die an Krebs im fortgeschrittenen Stadium leiden, ergreifen nachvollziehbar jeden Strohhalm und sollten deshalb ganz besonders sorgfältig vor Therapien geschützt werden, die ihnen die letzten Lebensmonate nichts als heftige Nebenwirkungen einbringen.

Was passiert, wenn eine Patientin nach solchen Informationen verlangt, erzählte mir vor Kurzem eine junge Frau, bei der Brustkrebs festgestellt wurde. Sie wurde zur operativen Entfernung des Tumors in einem Krankenhaus stationär aufgenommen, welches ihr als besonders patientenorientiert empfohlen worden war. Sie empfand die gesamte Betreuung vor und nach der Operation als kompetent und mitfühlend. Mit dem Operationsergebnis war sie kosmetisch auch sehr zufrieden. Nach der Operation wurde ihr mitgeteilt, dass man nun mit der Chemotherapie beginnen wolle. Weil alle vergleichbaren Patientinnen auf dieser Station diese Therapie erhielten, stellte sie diese nicht infrage, wollte aber dennoch wissen, wie sich die Chemotherapie auf ihren Herzenswunsch, ein Kind zu bekommen, auswirken würde. Hier wurden Bedenken seitens der aufklärenden Ärzte geäußert. Erst jetzt wollte die Patientin Genaueres über die Heilungschancen mit und ohne Chemotherapie erfahren. Keiner der behandelnden Ärzte, vom Assistenten über die Oberärztin bis hin zum Chefarzt, war aber in der Lage, ihr die gewünschten Informationen zu geben, und das obwohl sie täglich diese starken nebenwirkungsreichen Therapien verordnen. Die Entscheidung der Patientin gegen die Chemotherapie und für die Möglichkeit, ein gesundes Kind auf die Welt zu bringen, wurde akzeptiert, und sie betonte mir gegenüber, dass sie sich, was die Operation und auch die menschliche Betreuung betraf, in der Klinik sehr gut aufgehoben gefühlt hatte. Eine Erfahrung, die nicht selbstverständlich ist.

Aus dem Krankenhaus entlassen, traf sie jedoch auf größtes Unverständnis bezüglich ihrer Weigerung, eine Chemotherapie durchführen zu lassen. Ihre Gynäkologin setzte sie unter Druck, obwohl auch sie die Chancen und Risiken der Behandlung nicht genau erläutern konnte. Eine besondere Erfahrung machte sie in der anschließenden Reha-Kur: Dass es ihr so kurz nach der Operation offensichtlich gut ging und sie eben nicht unter den Nebenwirkungen einer Chemotherapie litt wie ständige Übelkeit, Schmerzen und Erbrechen sowie Haarausfall, überraschte die Therapeuten, was wiederum zeigt, dass eine Frau, die sich gegen eine Chemotherapie entscheidet, die absolute Ausnahme unter den Krebspatientinnen ist.

3 Wochen nach der Entlassung aus dem Krankenhaus reichte ihr die dortige Gynäkologie schließlich ein kopiertes englischsprachiges Informationsblatt per Post nach. Es handelte sich um

ein Formular mit dem Titel *Shared Decision Making*, welches mit handschriftlichen deutschen Erläuterungen versehen war. *Shared Decision* bedeutet, dass anhand dieses Formulars eine gemeinsame Entscheidung von Arzt und Patient erleichtert wird. In diesem Formular wurden in einfachen Grafiken die Chancen auf Heilung bei Brustkrebs nach einer Operation ohne Therapie, mit Hormontherapie, mit Chemotherapie und mit beiden Therapien zusammen bezogen auf jeweils 100 Patientinnen und einen Zeitraum von 10 Jahren dargestellt. Aus diesen Angaben war abzulesen, dass ohne Therapie 82 Frauen überlebten, mit Hormontherapie 87, mit Chemotherapie 91 und kombiniert 93. Immerhin ein Anfang, aber keine ausreichende Information, beispielsweise fehlten Hinweise bezüglich der herangezogenen Studien und deren Geldgeber. Sie werden in Kapitel »Geld regiert die Welt« noch erfahren, wie wichtig solche Angaben sind.

Ich finde den Fall bemerkenswert. Einerseits hat die Gynäkologie des betreffenden Krankenhauses die Patientin wirklich ernst genommen und sich um die erbetenen Informationen bemüht. Allerdings scheint es gerade so, als hätte man sich zum ersten Mal mit den Folgen einer der nebenwirkungsreichsten Therapien befasst, und das, obwohl man sie seit Jahren täglich anwendet. Kann man da von verantwortungsvollem medizinischem Handeln sprechen, wenn man unter Umständen gar nicht weiß, was man tatsächlich tut?

Ein solcher Umgang mit Patienteninformation ist meiner Erfahrung nach nicht die Ausnahme, sondern die Regel. Deshalb überrascht es nicht, dass der Deutsche Bundestag 2006 eine Petition von Frauen mit Brustkrebs überreicht bekam, in der gefordert wurde, »dass für Patientinnen und Patienten die Aussagen von Behandlungsleitlinien und wissenschaftliche Studien umfassend und in verständlicher Sprache und Form erstellt und zugänglich gemacht werden. Die Ergebnisse müssen in absoluten Zahlen und nicht mit irreführenden relativen Prozentangaben genannt werden.« Die Petition wurde zurückgewiesen mit der Begründung, dass Patienten die für eine Therapie relevanten Informationen in erster Linie von ihrem Arzt erhielten. Doch genau diese Art von Informationen bekommen Patienten von uns Ärzten viel zu selten. Oft haben wir diese Informationen gar nicht, weil unsere Fachgesellschaften sich nicht professionell darum kümmern oder kein Interesse daran haben. Was Patienten dagegen viel häufiger von ihren Ärzten erhalten, sind von Pharmafirmen gesponserte Hochglanzbroschüren, die meist alles andere als eine sachliche Information darstellen, weil sie beispielsweise häufig mit dem relativen Risiko argumentieren statt mit absoluten Zahlen.

Für eingreifende Therapien von Schwerkranken möchte ich noch einmal unterstreichen: Sie wirken in vielen Fällen lebensverlängernd, manchmal sogar heilend wie bei Leukämie. Aber sie werden wahrscheinlich zu häufig und zu unkritisch eingesetzt, sodass sich auch hier in viel zu vielen Fällen der Nutzen in einen Schaden verwandeln kann.

Die Tradition des Schreckens

Systematische Fehlbehandlungen und Informationsblockaden haben in der Medizin leider durchaus Tradition. Sie wurden selbst dann weitergeführt, wenn sie schon längst als Irrtum entlarvt worden waren. Schon in den Anfängen der modernen Medizin im 19. Jahrhundert passierten immer wieder unglaubliche ärztliche Fehlleistungen, die Hunderttausende Patienten das Leben kosteten. Ein bekanntes Beispiel ist die tragische Geschichte des Arztes Ignaz Semmelweis. Er war um 1850 Assistenzarzt in der Geburtshilfe des Allgemeinen Krankenhauses in Wien. Damals lag der Anteil der Frauen, die in den ersten Wochen nach einer Geburt an Kindbettfieber starben, bei bis zu 30 Prozent. In dem Wiener Krankenhaus gab es 2 Abteilungen, in denen Frauen Kinder zur Welt brachten. In der einen, in der auch Ärzte und Medizinstudenten arbeiteten, lag die Sterberate dreimal höher als in der anderen Abteilung, in der nur Hebammen den Frauen zur Seite standen. Semmelweis wollte diesem Unterschied auf den Grund gehen und untersuchte die Frauen auf seiner Arzt-Station noch gründlicher, mit fatalem Ergebnis: Es starben noch mehr Frauen an Kindbettfieber. Den entscheidenden Hinweis bekam Semmelweis, als sich ein befreundeter Kollege während einer Leichensektion mit einem Skalpell schnitt und kurz darauf verstarb. Es lagen die gleichen Symptome vor wie bei Kindbettfieber.

Medizinstudenten obduzierten täglich die Leichen der am Kindbettfieber gestorbenen Frauen und untersuchten zwischendurch Gebärende, ohne sich vorher die Hände gründlich gewaschen zu haben. Auf diese Weise übertrugen sie die tödlichen Bakterien – damals allerdings noch nicht bekannt, man sprach zunächst von Leichengift. Die Hebammenschülerinnen hingegen kamen nicht mit Leichen in Berührung, bevor sie zu den Gebärenden gingen. Semmelweis wies seine Studenten daraufhin an, ihre Hände nach der Leichensektion mit Chlorkalk zu desinfizieren. Die Sterblichkeit sank daraufhin auf seiner Station von 12 auf 3 Prozent. Nachdem er die Beobachtung gemacht hatte, dass auch die Untersuchung von Mitpatientinnen mit eitrigen Entzündungen die Todesrate bei den nachfolgend untersuchten Wöchnerinnen ansteigen ließ, führte er eine für die Medizin bahnbrechende Maßnahme ein. Er wies jeden auf seiner Station an, sich die Hände nicht nur nach der Leichensektion, sondern nach jeder Untersuchung zu desinfizieren. Dadurch gelang es ihm, die Sterblichkeit auf 1,3 Prozent zu senken. Ein sensationeller Erfolg, der vielen Frauen auf seiner Station das Leben rettete. Semmelweis konnte seinen Erfolg glaubhaft dokumentieren, und er wusste, dass seine Entdeckung Hunderttausenden von Frauen weltweit das Leben retten könnte, würden seine eindeutigen Erkenntnisse von seinen Fachkollegen anerkannt. Jeder Arzt auf der Welt, der eine Geburtenstation leitete, müsste doch freudig seine Entdeckung begrüßen, mit der endlich die hohe Müttersterblichkeit eingedämmt werden konnte. Doch das Gegenteil war der Fall. Semmelweis' Entdeckung wurde als Majestätsbeleidigung angesehen. Wie konnte ein Arzt schuld sein am Tod einer Patientin – ein absurder Gedanke. Man feindete Semmelweis an oder ignorierte ihn, lud ihn von medizinischen Kongressen aus, seine Karriere an der Wiener Geburtsklinik war zu Ende.

Erst in seiner Heimatstadt Budapest bekam er eine Professur, praktizierte von nun an dort und schrieb 1861 sein Buch *Ätiologie, Begriff und Prophylaxis des Kindbettfiebers*. Doch immer noch weigerten sich die Universitäten, ihren Studenten die lebensrettende Vorschrift zum Händewaschen zu erteilen. Ignaz Semmelweis nannte angesichts der tödlichen Ignoranz die Dinge beim Namen und drohte angesehenen Kollegen. In einem Brief an den Würzburger Professor Friedrich Wilhelm von Scanzoni schrieb er 1861: »Sollten Sie aber, Herr Hofrat, ohne meine Lehre widerlegt zu haben, fortfahren, Ihre Schüler und Schülerinnen in der Lehre des epidemischen Kindbettfiebers zu erziehen, so erkläre ich Sie vor Gott und der Welt für einen Mörder.«

Semmelweis wurde 1865 ohne Diagnose in eine psychiatrische Klinik bei Wien zwangseingewiesen, einem damals rechtsfreien Raum. Dort starb er nach nur 2 Wochen infolge eines angeblich tätlichen Angriffs auf das Personal. Obwohl wenig später Bakterien als Krankheitsverursacher durch Louis Pasteur und Robert Koch entdeckt und identifiziert waren, dauerte es weitere 20 Jahre, bis Semmelweis' Arbeiten in einem medizinischen Buch erstmalig gewürdigt wurden und die Asepsis in den Operationssälen endlich Standard war. Bis heute spricht man übrigens vom »Semmelweis-Reflex«, wenn eine wissenschaftliche Erkenntnis, ohne überprüft zu werden, reflexartig abgelehnt und ihr Entdecker in Fachkreisen ignoriert wird.

Auch in der jüngeren Medizin gibt es viele Beispiele für falsche Therapien, die lange Zeit unbeirrt fortgeführt wurden. So wurden Neugeborene in den geburtshilflichen Krankenhäusern von 1960 an stets zum Schlafen auf den Bauch gelegt, entgegen aller Tradition, nur weil ein neues Lehrbuch dies so empfahl. In der

Folge starben sehr viele Kinder am plötzlichen Kindstod. Als Mitte der 1980er Jahre Neugeborene endlich wieder wie vor 1960 auf dem Rücken schlafen durften, gingen die Todesfälle merklich zurück.

Ein aktuelles Beispiel betrifft die Praxis der Hormontherapie für Frauen in den Wechseljahren. Hormonersatzpräparate sind für Frauen, die während der Wechseljahre unter extremen Hitzewallungen leiden, ein wirkungsvolles Medikament. Doch um den Kundenkreis zu erweitern, wurden dieser an sich vernünftigen Therapie alle möglichen positiven Effekte zugeschrieben: Schutz vor Osteoporose, Verminderung von Herzattacken und Schlaganfällen. Frauen wurden durch die Betonung dieser Risiken geradezu genötigt, ab den Wechseljahren dauerhaft Hormonpräparate einzunehmen. Was will man machen, wenn der Arzt es sagt? Millionen von Frauen folgten dem Rat. Doch die angeblichen Beweise durch Studien waren Betrug, die Studien minderwertig und fehlerhaft. Erst 1997 konnten finnische und britische Forscher medizinstatistisch nachweisen, dass das Risiko zum Beispiel für Herzkrankheiten durch die Hormonersatztherapie nicht sinkt, sondern steigt. Viele Hochschullehrer machten diesen berechtigten Einwand lächerlich, jedoch bestätigten 2 große, regelkonform durchgeführte Studien die finnisch-britischen Ergebnisse. Heute weiß man, dass mit der Hormonersatztherapie sogar die Brustkrebsrate und das Schlaganfallrisiko steigen. Das Risiko, durch Hormontabletten an einer dieser Krankheiten zu sterben, ist statistisch gesehen nicht dramatisch. Da aber Millionen von Frauen die Hormonpräparate verordnet wurden und nicht nur jenen, die tatsächlich starke Wechseljahrsbeschwerden hatten, ist die absolute Zahl der durch die Nebenwirkungen frühzeitig verstorbenen Frauen hoch. Nochmals: Wenn eine Frau starke Wechseljahrsbeschwerden hat, empfehle ich ihr durchaus, eine Hormonersatztherapie auszuprobieren. Das Risiko ist für sie aufgrund ihrer tatsächlichen Beschwerden vertretbar. Frauen ohne Beschwerden jedoch derartige Tabletten zu empfehlen, ist unverantwortlich.

Tatort Krankenhaus

Normalerweise können Chirurgen die Ergebnisse ihrer Behandlung sofort beurteilen. Wenn ein Blinddarm akut stark entzündet ist, wird die chirurgische Entfernung diese lebensgefährliche Situation in den Griff bekommen, und der Chirurg weiß eine Woche später, sobald die Wundheilung komplikationslos verlaufen ist, dass er die Operation fachgerecht durchgeführt hat. Anders sieht es aus, wenn er eine Operation nicht aufgrund einer Notfallsituation durchführt, sondern weil sie einen Nutzen für die weitere Zukunft bringen soll. Dann können auch Chirurgen mehr Schaden anrichten, als Menschen zu helfen. Ein bekanntes Beispiel dafür ist die lange Zeit übliche Praxis der totalen Entfernung der weiblichen Brust nach der Diagnose Brustkrebs. Bis vor 50 Jahren war Operation die vorherrschende Behandlungsmethode bei Brustkrebs. Die Totalentfernung der Brust wurde an Hunderttausenden von Frauen praktiziert.

Nun gibt es auch immer wieder verantwortungsbewusste Ärzte, die sich mit Glaubenssätzen wie »viel hilft viel« nicht zufriedengeben, sondern versuchen, die Behauptung zu überprüfen. Bei einer solchen Überprüfung kam heraus, dass die Totalentfernung keinen Einfluss auf die Überlebensrate der Patientinnen hatte. So lautete die neue Empfehlung, nur den Tumor zu entfernen, die Brust aber zu erhalten und eine Strahlentherapie zu beginnen. Es entbrannte ein erbitterter Kampf zwischen den Befürwortern des »viel hilft viel« und denen der neueren Denkrichtung. Dabei verweigerten sich die Radikaloperateure einem gründlichen Messen und Erwägen der einzelnen Therapiemöglichkeiten und sorgten dafür, dass Frauen nicht nach Faktenlage, sondern der persönlichen Vorliebe des zuständigen Chirurgen gemäß behandelt wurden. Inzwischen überwiegt in der Tumorchirurgie die Auffassung, dass aggressive Operationen nur noch in Ausnahmefällen durchzuführen seien, aber bis dahin war es ein langer Weg. Für viele zu lang.

Es gibt sehr viele Beispiele von medizinischen Behandlungen, die in manchen Fällen sinnvoll sind, aber zu häufig unkritisch eingesetzt werden und dann für den Patienten nur Nachteile bedeuten und ihn einem unnötigen Operationsrisiko aussetzen: Kniespiegelungen, Rückenoperationen, Herzkatheter. Leider können Krankenhäuser solche Therapien im großen Stil einführen, ohne dass deren Nutzen zuvor durch kontrollierte Studien mit Vergleichsgruppen belegt werden muss. Ein unhaltbarer Zustand. In Arztpraxen ist die Lage anders. Bevor ein Arzt in der Praxis neue Medikamente verschreiben darf, müssen die Pharmazieunternehmen den Nachweis über deren Wirksamkeit in Form von Studien erbringen. Diese werden zwar oft manipulativ durchgeführt, aber immerhin ermöglicht diese Vorschrift, schädigende Therapien durch die Entlarvung schlechter Studien wirksam zu kritisieren. Krankenhäuser unterliegen dieser Beschränkung jedoch nicht, und häufig stellt man erst sehr viel später fest, was man angerichtet hat. So kauften zum Beispiel 60 Kliniken ab dem Jahr 2000 teure Operationsroboter (Robodoc), die für Operationen zum Einsatz eines künstlichen Hüftgelenks entwickelt worden waren. Allein die Berufsgenossenschaftliche Unfallklinik (BGU) in Frankfurt am Main hat dieses Verfahren etwa 6000-mal eingesetzt. Weil die Roboter-Operationskosten höher waren als die herkömmlicher Operationen, wurde von den Krankenkassen ein Gutachten erwirkt, welches dann von dieser Operationsmethode abriet. Heute gibt es eine Selbsthilfegruppe von 620 Robodoc-Geschädigten, von denen viele schwerstbehindert und auf Rollstuhl oder Krücken angewiesen sind. Die Methode wurde ungeprüft viel zu schnell und zu breit eingesetzt. Eine kleine, kontrollierte Studie mit Vergleichsgruppe hätte die Opfer, die bis heute um Anerkennung kämpfen, vor Invalidität schützen können.

Selbst in den USA, im Land einer marktwirtschaftlich entfesselten Medizin, ist ein solches Vorgehen nicht erlaubt. Wie wichtig kontrollierte Studien bei der Einführung neuer Verfahren sind, zeigt das Beispiel Stent-Implantation bei verengten Hirnarterien. Hierbei wird ein Metallgitter (Stent) durch einen Katheter in eine verengte Hirnarterie eingeführt, um das Gefäß offen zu halten und Schlaganfälle zu verhindern. Obwohl die amerikanischen Ärzte überzeugt davon waren, dass diese Methode der Einnahme von Blutverdünnern überlegen ist, mussten sie bei einem Pilotprojekt mitmachen. Hier wurde eine kleine sorgfältig ausgewählte Stichprobe mit dem neuen Verfahren behandelt und mit einer ebenso sorgfältig ausgewählten Vergleichsgruppe, die die herkömmlichen Blutverdünner erhielt, verglichen. Das Ergebnis erstaunte die Ärzte und brachte sie zum Umdenken. Die Patienten mit dem Stent hatten im Beobachtungszeitraum deutlich mehr Schlaganfälle, und zwar so dramatisch mehr, dass die Studie vorzeitig abgebrochen werden musste. Doch in Deutschland werden weiterhin teure neue Hightechverfahren breit eingesetzt, ohne sie einer vergleichbaren Überprüfung zu unterziehen.

Bei Ihrem nächsten Krankenhausaufenthalt werden Sie vielleicht die Erfahrung machen, dass das Personal knapp besetzt und dadurch gestresst ist und weder Zeit noch Nerven hat, um sich Ihnen angemessen zuzuwenden. Dann erleben Sie hautnah, was es bedeutet, wenn ungeprüfte Hightechmedizin wichtiger genommen wird als eine ausreichende Personaldecke.

Das alles sind Fehlleistungen in der Medizin, und die gibt es schon sehr lange. Contergan, Practolol, Lipobay – die Liste ist leider nicht kurz. Alles Fälle, in denen allein durch professionelles Hinschauen und weniger Ignoranz tragische Schäden an Tausenden Patienten hätten verhindert werden können. Doch trotz teils fantastischer neuer Forschungserkenntnisse, spektakulärer Operationsmethoden, erfolgreicher Sofortbehandlung selbst schwerster Notfälle und anderer großer Erfolge der modernen Medizin nimmt im dritten Jahrtausend unserer Zeitrechnung das Maß an schlechter Medizin zu. Besonders bei der Prävention und Behandlung chronischer Krankheiten hat sich schlechte Medizin zu einer monströsen Apparatur aufgebläht, die die Gesundheit der Patienten immer mehr bedroht.

Gute Medizin:
Klare Regeln sind nicht verhandelbar

Wer gerne ein Fußballspiel anschaut, kennt auch die Regeln. Ein Foul im Strafraum vor dem Tor ahndet der Schiedsrichter mit einem Strafstoß. Auch in der Medizin gibt es Spielregeln und wie beim Fußball sind diese Regeln nicht verhandelbar. Doch anders als beim Fußball weiß in der Medizin kaum jemand, was geht und was nicht. Deshalb ist es hier so schwierig, gegen Fouls und Unfairness zu protestieren. Und wenn der Schiedsrichter noch dazu schläft, sich hat bestechen lassen oder einfach gar nicht da ist, deuten die Spieler einfach die Regeln um, verkürzen die Spielzeit, nachdem sie in Führung gegangen sind, oder behaupten schlichtweg, das Spiel gewonnen zu haben, obwohl es gar nicht stattfand. Oder die unterlegene Mannschaft erklärt sich in einer Pressekonferenz zum Sieger und weil alle Journalisten diese Meldung bringen, glaubt jeder, es entspräche der Wahrheit. So etwas ist in der Medizin möglich – doch warum? Weil sich ihre Meinungsführer nicht um die Regeln kümmern und das Publikum, also Sie, die Regeln nicht kennt. So werden Fouls nicht geahndet. Außerdem haben die Meinungsführer eine hohe Reputation. Sie sind Universitätsprofessoren, stehen bedeutenden Stiftungen vor und leiten große Forschungsinstitute. Und so glaubt das Publikum, dass sie die Regeln befolgen, zumal es ja nicht um ein Spiel, sondern um Menschenleben geht. Doch welches sind eigentlich die Regeln guter Medizin?

Kontrollierte Studien statt »Wunderheilungen«

Besonders zwischen 1850 und 1970 hat die moderne Medizin zahlreiche bahnbrechende Behandlungsmethoden entwickelt, von denen vorherige Generationen nur träumen konnten. Im Gegensatz zu alten Heilkunden, die besonders auf Beobachtung von Einzelfällen beruhten, versuchte die moderne Medizin Antworten von allgemeiner Gültigkeit zu finden. Man fing an, Krankheiten nicht mehr als gottgegeben hinzunehmen, sondern versuchte herauszufinden, ob sie nicht über Naturgesetze verstehbar und damit beeinflussbar seien. Ganz im Sinne der beginnenden Aufklärung im 18. Jahrhundert, der auch die Naturwissenschaften ihren großen Erkenntnisschub verdanken. Man versuchte also, Ursachen zu erforschen und Therapien zu entwickeln, die immer und überall gleich lehr- und anwendbar sind. Dabei unterzog man den Körper einer systematischen Untersuchung, entwickelte die Anatomie (Lehre vom Körper) und Pathologie (Lehre von den Krankheiten), die immer neue atemberaubende Erkenntnisse hervorbrachten. Mit dem Mikroskop kam die Mikrobiologie hinzu, und so wurde es möglich, die großen Geißeln der Menschheit, die Infektionskrankheiten, auf kleinste, bisher unsichtbare Lebewesen (Bakterien und Viren) zurückzuführen und funktionierende Maßnahmen dagegen zu entwickeln. Kanalisation, Hygiene, Kühlschränke und dann die Medikamente wie Antibiotika und präventiv die Impfungen verhinderten immer effektiver tödliche Infektionen. Die große Erfolgsgeschichte dieses modernen Ansatzes der Medizin begann, der eben darauf beruhte, nachprüfbar, objektivierbar und reproduzierbar zu sein. Also die Ursache der Krankheit zu erkennen, darauf aufbauend Therapien mithilfe von Experimenten zu entwickeln und durch umfassende Studien deren Wirksamkeit in großen Zahlen nachzuweisen, damit diese Therapien dann bei jedem Patienten überall gleich einsetzbar wurden.

In der fachlichen Auseinandersetzung traten an die Stelle von Berichten über Heilungserfolge bei einzelnen Patienten von nun an kontrollierte Studien über die Wirksamkeit einer Therapie, die eine Vielzahl von Patienten einschließen. Leider ist die Argumentation mit einzelnen Erfolgsstorys in den Medien noch gang und gäbe, besonders was Methoden der alternativen Medizin betrifft. Deren Verfechter lassen gerne Patienten in Talkshows auftreten, die mit viel Emotion von ihrem Leid berichten und erzählen, dass es ihnen viel besser gehe, seit sie Medikament A einnehmen oder mit Methode B behandelt werden. Doktor C sei Dank. Ist diese Person dann auch noch prominent, bringt sie die Wunderheilung besonders gut rüber, und jeder Sachverstand kapituliert. Das ist unseriös und weckt in den meisten Fällen falsche Hoffnungen, denn der Zuschauer hat keine Chance, die Geschichte zu überprüfen.

Kontrollierte Studien dagegen finden, wenn sie regelkonform gemacht sind, heraus, ob ein Verfahren allgemein funktioniert oder eher schadet. Sie sind der neue wissenschaftliche Ansatz, der uns in den letzten 150 Jahren so großartige Erfolge beschert hat. Seien wir also froh, dass sich die moderne Medizin durchgesetzt hat, denn sonst würden immer noch Schulkinder an Diphtherie, Wundbrand oder Zahninfektionen sterben. Auch im Rahmen einer Reparaturmedizin wurde immer mehr Erstaunliches möglich, immer größere Operationen brachten nicht nur Linderung, sondern sicherten vielen Patienten das Überleben, und das unter sicherer Narkose, die Schmerzfreiheit ermöglichte. Künstliche Hüftgelenke, Herzklappen und so vieles mehr ermöglichen auch Patienten mit fortgeschrittenen Krankheiten eine gute Lebensqualität. Es handelt sich dabei um gute Medizin, und diese wird in diesem Buch nicht infrage gestellt, sondern gewürdigt.

Wie eine kleine, gut durchgeführte kontrollierte Studie Tausenden von Menschen das Leben retten kann, zeigt das historische Beispiel der Skorbut-Behandlung. 1754 bezweifelte der britische Schiffsarzt James Lind, dass Seeleute, die an Skorbut erkrankten, richtig behandelt wurden. Seeleute waren damals oft wochenlang mit dem Schiff unterwegs und mussten von den

Vorräten an Bord leben. Manchmal war das nichts als Schiffszwieback. Heute nimmt man an, dass es unter diesen extremen Ernährungsbedingungen zu einem Vitamin-C-Mangel kam und die Seefahrer deshalb an Skorbut erkrankten. Symptome sind Muskelschwund, hohes Fieber und schwerer Durchfall, oft mit Todesfolge. Damals kannte man noch keinen Stoff namens Vitamin C, der unter anderem in Zitrusfrüchten vorkommt. Erst 1921 gab der Biochemiker Sylvester einer Mischung von aus Zitronensaft isolierten Substanzen die Bezeichnung Vitamin C, die heute als künstlich hergestellte Variante auch unter der Bezeichnung Ascorbinsäure oder E 100 häufig als Konservierungsstoff eingesetzt wird.

Zu der Zeit von James Lind gab es 6 verschiedene Behandlungsmethoden von Skorbut: Obstwein, Schwefelsäure, Essig, Muskatnuss, Orangen und Zitronen. Lind suchte 12 Seeleute, die alle an denselben Skorbutsymptomen litten, und brachte sie unter gleichen Bedingungen (Unterkunft und Verpflegung) unter. Er teilte diese 12 Seeleute in 6 Gruppen ein. Jede dieser Zweiergruppen wurde nun je einer der 6 üblichen Behandlungsmethoden unterzogen. Die Behandlung mit Zitrusfrüchten zeigte mit Abstand die beste Wirkung. James Lind veröffentlichte seine Entdeckung, woraufhin Sorge getragen wurde, dass auf allen Schiffen Zitronensaft mit an Bord war. Als Folge ging die Zahl der Skorbuterkrankungen rasant zurück.

James Lind führte eine der ersten Studien unter kontrollierten Bedingungen durch. Das heißt, er schuf gleiche Voraussetzungen für alle Teilnehmer: Alle 12 Testpersonen hatten die gleichen Symptome, die gleiche Unterbringung und bekamen die gleiche Verpflegung. Sie wurden zum selben Zeitpunkt beobachtet und den Versuchsgruppen nach dem Zufallsprinzip zugeordnet und unterschieden sich einzig darin, dass sie unterschiedliche Therapien verordnet bekamen, denn die wollte Lind testen. Wenn sich tatsächlich alles so zugetragen hat, dann war diese kleine kontrollierte Studie eine der erfolgreichsten in der Medizingeschichte.

Zu solch schnellen und eindeutigen Ergebnissen kommt man,

wenn der Zusammenhang eindeutig und folgenreich ist. Viel schwieriger wird es jedoch, wenn die vermuteten Behandlungserfolge einer Therapie nicht so großartig ausfallen wie die Heilung von Skorbut durch Zitronensaft. Und besonders schwierig wird es, wenn der vermutete Erfolg einer Behandlung erst 20 Jahre später erwartet werden kann. Um die Wirksamkeit eines Therapieansatzes in solch einem Fall zu belegen, muss man einen ungleich größeren Aufwand betreiben.

Wozu Statistik?

Glaube keiner Statistik, die du nicht selbst gefälscht hast. Dieses bekannte Totschlagargument höre ich oft, wenn ich versuche, einen Sachverhalt mit statistischen Wahrscheinlichkeiten zu begründen. Es drückt Resignation aus, so als könne man Statistiken sowieso nicht trauen, weil sich jeder seine eigene zurechtzimmert, wie es ihm gerade passt. Und Statistik ist auch der Erzfeind jeder Talkshow, denn sie lässt Langeweile befürchten, der Zuschauer zappt weg, und die Quote sinkt. Dabei ist Statistik der Schlüssel zum Verständnis von schlechter Medizin. Sie ist die Waffe, mit der, wenn sie in falsche Hände gerät, Millionen falsche Behandlungen täglich durchgesetzt werden, obwohl, wenn man sie korrekt anwenden würde, genau das Gegenteil richtig wäre. Denn wer die Deutungshoheit über die großen medizinischen Studien besitzt, hat die Macht, über Therapien zu entscheiden.

Wenn man Blutdrucktabletten verschreibt in der Hoffnung, sie könnten verhindern, dass der Patient in 20 Jahren einen Herzinfarkt erleidet, ist die Wirksamkeit der Therapie auch für den Arzt schwer zu beurteilen. Oder wie kann ich wissen, ob die Empfehlung, mehr Gemüse zu essen, tatsächlich zu weniger Krebs im späteren Leben führt? Jeder Mensch ist Experte darin, festzustellen, ob es ihm direkt nach einer medizinischen Maßnahme besser oder schlechter geht. Ob sie ihm aber eine gute Gesundheit auch noch in 20 Jahren sichert, übersteigt die Urteilskraft des Einzelnen. Er weiß ja nicht, wie es ihm gehen würde, hätte er vor 20 Jahren gar keine Therapie durchgeführt. Um das sagen zu können, brauchen wir spezielle Methoden, wie sie die Regeln der statistischen Wahrscheinlichkeitsrechnung an die Hand geben. Sie geben uns die Möglichkeit zu entscheiden, welche Maßnahmen sinnvoll sind und welche nicht. Werden sie jedoch unsachgemäß gehandhabt, sind Manipulationen in alle Richtungen Tür und Tor geöffnet, und oberflächliche Experten können dann alles, was sie nur wollen, »wissenschaftlich beweisen«.

Zunächst sollte man wissen, was man messen möchte. Dafür braucht man eine gute Idee, eine Vorstellung davon, welche Therapie geeignet sein könnte. Gute Ideen entstehen aus Beobachtungen heraus, wie sie oft aufmerksamen Praktikern auffallen. Vielleicht hatte James Lind beobachtet, dass die gängigen Therapien gegen Skorbut unterschiedlich gut wirkten. Aus einer solchen Beobachtung heraus entsteht die gute Idee, und daraus formuliert man eine Hypothese, zum Beispiel, dass Zitronensaft vor Skorbut schützt. Solche Beobachtungen haben etwas von einem Geistesblitz, der aber in Wirklichkeit nicht auf einen Schlag entsteht, sondern sich anhand unzähliger kleiner Erfahrungen unbewusst entwickelt, bevor er dann in die bewusste Wahrnehmung verschoben wird. Eine fantastische Leistung unseres Gehirns, die wir uns später noch genauer anschauen werden.

Eine andere Möglichkeit, Beobachtungen zu machen, aus denen sich Hypothesen entwickeln lassen, sind Experimente. Man tröpfelt zum Beispiel Vitamin A auf eine Kultur mit Krebszellen und kann dann beobachteten, dass Vitamin A Krebszellen am Wachstum hindert. Daraus entwickelt man die Hypothese, dass Vitamin A vor Krebs schützt. Oder man entdeckt Cholesterin in den Ablagerungen in den Blutgefäßen und entwickelt die Hypothese, dass cholesterinsenkende Medikamente vor Gefäßablagerungen schützen.

Es gibt noch einen dritten Weg, um Beobachtungen zu sammeln, aus denen sich eine Hypothese formulieren lässt. Er ist problematisch, weil er sich nicht auf Erfahrung oder Experimente stützt. Seine Basis ist die Interpretation sehr großer Datenmengen. Dies ist die Domäne eines besonderen Fachgebietes medizinischer Statistik, der Epidemiologie. Die Epidemiologie beschäftigt sich mit der Verteilung von Krankheiten in der Bevölkerung und den Faktoren, die sie beeinflussen. Zu diesem Zweck werden große Umfragen und Messungen gemacht, aus denen heraus Hypothesen darüber entwickelt werden, welche Faktoren Krankheiten auslösen können.

Um eine solche Hypothese dann zu überprüfen, braucht man kontrollierte Studien. Seit den 1930er Jahren werden die mathematischen Methoden der statistischen Wahrscheinlichkeitsrechnung auf medizinische Studien angewandt und immer weiter verfeinert. In den folgenden Jahrzehnten entwickelte sich dann ein eigenes Fachgebiet an den Universitäten. Dort wurden Institute gegründet, meist unter Namen wie »Institut für Medizinische Statistik« oder »Institut für Biometrie«. Statistik ist also dringend erforderlich, um den Nutzen von Therapien und Medikamenten zu beurteilen, ganz besonders dann, wenn er nicht augenfällig ist und weit in der Zukunft liegt. Doch dazu muss sie korrekt angewandt werden. Ich möchte Sie nun mit den wichtigsten Grundregeln bekannt machen, die man braucht, um schlechte Medizin, die sehr oft aufgrund eines falschen Umgangs mit Statistik durchgesetzt wird, zu entlarven. Es ist gar nicht so schwierig.

3 Beispiele zeigen, worauf es ankommt:

1. Die Nationale Fußpilzstudie: Warum Statistik einer genauen Planung bedarf
2. Der Studien-TÜV: Warum Studie nicht gleich Studie ist
3. Die Forellenstudie: Warum Statistik die Erfahrung nicht ersetzen kann

Die Nationale Fußpilzstudie

Im Umgang mit großen Zahlenmengen muss man sehr sorgfältig sein, wenn man aussagekräftige Resultate erzielen will. Eine kleine Unbedachtheit, und schon kommt man zu Ergebnissen, die mit der Wirklichkeit nichts mehr zu tun haben. Kleine Fehler können ein Ergebnis sogar ins glatte Gegenteil verkehren, womit die gesamte Studie wertlos wird.

Ein erfundenes Beispiel, bei dem wir gleich auch ein paar typische Fallstricke einbauen, ist die Nationale Fußpilzstudie: Nehmen wir an, Fußpilz wäre eine lebensbedrohliche Erkrankung, und es gelänge trotz größter Anstrengung nicht, die Ursache zu finden. Deshalb konnte bisher auch keine wirkungsvolle Therapie entwickelt werden. Stellen wir uns weiter vor, wir leiteten ein epidemiologisches Universitätsinstitut und bekämen den Auftrag, herauszufinden, ob es Faktoren gibt, die mit dem Auftreten von Fußpilz zusammenhängen, vielleicht sogar Fußpilz auslösen, und ob durch Vermeidung dieser Faktoren Fußpilz vorgebeugt werden kann. Die Politik lässt sich von diesem Gedanken begeistern, die Aussicht ist verlockend, sich als Bewahrer der Volksgesundheit im Rahmen eines nationalen Präventionsprogramms gegen Fußpilz medienwirksam darzustellen. Kurz, man finanziert eine große Studie. Sie bekommt auch einen Namen: die Nationale Fußpilzstudie, kurz NaFu-1-Studie.

Zu diesem Zweck wird nun eine typische deutsche Kleinstadt gesucht, zum Beispiel Kleinneuburg in Süddeutschland mit 20 000 Einwohnern, aus denen wir eine repräsentative Stichprobe mit 1000 Menschen ziehen. Diese repräsentieren den typischen Altersdurchschnitt, die Berufe, das Gewicht und andere Faktoren der gesamten Bevölkerung von Kleinneuburg. Nun schließen wir diejenigen aus, die bereits Fußpilz haben, denn wir wollen ja die Entstehung der Krankheit erforschen. Dann befragen wir die Teilnehmer über ihre Essgewohnheiten, wie viel sie sich bewegen, wie lange sie fernsehen und vieles mehr. Dann wird jeder körperlich untersucht und Haarfarbe, Größe und Gewicht aufgeschrieben. Nach 5 Jahren stellt man fest, die Teilnehmer, die Fußpilz entwickelt haben, unterscheiden sich durch folgende Faktoren von denen, die keinen Fußpilz bekamen: Sie treiben mehr Sport, sie haben graue Haare und sie essen mehr Fisch.

Die NaFu-1-Studie stellt nun folgende Hypothesen auf:

1. Graue Haare sind ein Risikofaktor für Fußpilz.
2. Sport ist ein Risikofaktor für Fußpilz.
3. Fischessen ist ein Risikofaktor für Fußpilz.

Klingt plausibel, aber bis zur Bestätigung dieser Thesen ist es noch ein langer Weg. Zunächst müssen andere Faktoren bedacht werden, die diese Zusammenhänge nur vortäuschen könnten. Bei unserem Fußpilzbeispiel stellen sich folgende Fragen: Vielleicht ist ja nicht die Bewegung an sich das Problem, sondern es liegt daran, dass die Menschen, die mehr Sport treiben, danach in schlecht desinfizierten Umkleideräumen duschen. Vielleicht ist Fußpilz eine Alterserkrankung, und die grauen Haare sind lediglich ein Begleitsymptom von hohem Alter. Vielleicht ist Fußpilz eine genetische Erkrankung, die besonders Menschen aus dem Norden betrifft, die dann in den Süden in unsere typische Kleinstadt gezogen sind und ihre Fischvorliebe behalten haben. Um all dies zu prüfen, mögliche Fehler (wissenschaftlich auch BIAS genannt) auszuschließen und zum Beispiel durch Bildung von Untergruppen herauszurechnen, muss man sehr genaue und sehr lange Messungen durchführen, die Studie vorher genau planen und die Stichprobe nicht verwässern, indem man andere Teilnehmer dazunimmt.

Die Überprüfung (NaFu-2-Studie)
Ob ein ursächlicher Zusammenhang zwischen gemeinsam auftretenden Beobachtungen besteht, kann am besten mit einer sogenannten randomisierten prospektiven Interventionsstudie überprüft werden. Klingt ziemlich kompliziert, ist aber nichts

anderes als gesunder Menschenverstand. Das ist der Moment, in dem die Nationale Fußpilzstudie Teil 2, kurz NaFu-2-Studie, gestartet wird.

Man zieht eine weitere Stichprobe aus den Einwohnern Kleinneuburgs und unterteilt sie nach dem Losverfahren in 4 Gruppen. Die Verteilung wird also nach dem Zufallsprinzip durchgeführt, und das nennt man Randomisierung. Dann wird ein Beobachtungszeitraum bestimmt, der in der Zukunft liegt, und dies nennt man prospektiv. Danach legt man fest, welche Hypothese man mit welcher Maßnahme überprüfen möchte. Eine solche Maßnahme nennt sich Intervention und wird nur bei einer der Zufallsgruppen durchgeführt. Eine weitere Zufallsgruppe dient dabei immer als Vergleichs- oder Kontrollgruppe. Dann formuliert man vor Beginn der Studie, welches Ergebnis man annimmt, denn hinterher ist man immer schlauer.

Wir haben anhand der NaFu-1-Studie 3 Hypothesen entwickelt, die wir nun überprüfen wollen:

Hypothese 1: Risikofaktor graue Haare
Annahme: Die Veränderung der Haarfarbe schützt vor Fußpilz.

Hypothese 2: Risikofaktor Sport
Annahme: Weniger Sport schützt vor Fußpilz.

Hypothese 3: Risikofaktor Fischverzehr
Annahme: Weniger Fisch essen schützt vor Fußpilz.

Danach legen wir den Beobachtungszeitraum von 5 Jahren fest. Das müssen wir, denn sonst könnten wir ja zum Beispiel nach 3,5 Jahren die Studie abbrechen, weil wir vielleicht zufällig zu diesem Zeitpunkt ein Ergebnis messen, welches unsere Hypothesen bestätigt. Das ist menschlich, aber nicht wissenschaftlich. In jeder der 3 Gruppen führen wir nun eine genau definierte Maßnahme durch, mit der wir jeweils eine unserer Hypothesen beweisen möchten. Die vierte Gruppe lassen wir in Ruhe, sie dient als Vergleichsgruppe. Die Interventionen sehen wie folgt aus:

In Gruppe 1 werden alle grauen Haare gefärbt.

In Gruppe 2 werden alle Teilnehmer mit neuesten Heimkinosystemen und DVDs versorgt mit der Vorgabe, 4 Stunden am Tag fernzusehen (um sie von Sport fernzuhalten).

In Gruppe 3 lernen alle Teilnehmer in einem Kochkurs, ohne Fisch zu kochen.

Welche Ergebnisse messen wir nun nach 5 Jahren?

1. Die Fußpilzrate ging in allen 4 Gruppen zurück, also auch in der Vergleichsgruppe.
2. Im Verhältnis zur Vergleichsgruppe hatte das Meiden von Fisch keinen zusätzlichen Effekt. Haarefärben sogar einen etwas geringeren.
3. Nur die Gruppe mit weniger Sport entwickelte besonders wenig Fußpilz.

Nun erfolgt die Diskussion der Ergebnisse:

1. Erklärungsmöglichkeit: Allgemein verbesserte Lebensbedingungen haben zu weniger Fußpilz geführt.
2. Erklärungsmöglichkeit: Haarefärben ändert nichts am biologischen Alter, und weniger Fisch essen verändert nicht die Gene. Hier zeigt sich, wie wichtig Vergleichsgruppen sind. Hätten wir eine Vergleichsgruppe vergessen, würden wir nun fälschlicherweise glauben, dass Haarefärben vor Fußpilz schützen würde.
3. Klare Sache: Sport führt zu Fußpilz. Ein nationales Fußpilzpräventionsprogramm kann gestartet werden, die »Glotzestatt-Sport-Kampagne«. Ein Sponsor, der Heimkinosysteme produziert, finanziert diese Kampagne zusammen mit dem Bundesgesundheitsministerium, dessen Staatssekretär auf großen Werbeflächen die Verdienste der Bundesregierung im Kampf gegen Fußpilz herausstellt.

Doch stopp, es lauern weitere Fallstricke. Ein anderer Forscher hat in einer anderen großen Studie festgestellt, dass nur die Sportler besonders häufig Fußpilz bekommen, die alte Umkleideräume benutzen. Er stellt die These auf, nicht Sport verursacht Fußpilz, sondern die Benutzung von unhygienischen Umkleideräumen. Nun sehen wir trotz sorgfältig geplanter und hochwertig durchgeführter Studie etwas alt aus.

Aber vielleicht haben wir ja Glück und haben zusätzlich erfasst, in welchen Sportstätten die Teilnehmer der Heimkinogruppe vorher trainiert haben. Wenn dann nur jene aus der Heimkinogruppe, die alte Umkleideräume benutzt haben, weniger Fußpilz bekamen, dann könnten wir alte Umkleideräume als wahrscheinlichere Ursache bestätigen.

Das bedeutet, ich muss versuchen, durch die Bildung von Untergruppen mein Ergebnis präziser zu deuten. Und wir haben Glück. Wir haben tatsächlich vor Studienbeginn die Trainingsstätten mit erfasst. Dadurch können wir den Zusammenhang mit den alten Umkleideräumen bestätigen.

Aber schon tut sich das nächste Problem auf. Wir müssten nun die bereits gestartete Heimkinokampagne stoppen und stattdessen hygienischere Umkleideräume in Turnhallen fordern. Aber da meldet sich der Sponsor, der bereits Gelder für weitere Forschungen an unser Institut überwiesen hat. Mit diesen Geldern wurden schon Computer angeschafft und Mitarbeiter eingestellt. Außerdem ist der Staatssekretär gar nicht begeistert, dass er mit seinem Gesicht für die falschen Maßnahmen geworben haben soll. Sie alle fordern, die alte Studieninterpretation nicht fallen zu lassen, nochmals nachzurechnen beziehungsweise mit einer NaFu-3-Studie zum gewünschten Ergebnis zu kommen.

Und bei all dem haben wir noch nicht die Nebenwirkungen bedacht. Vielleicht führt ja eine Maßnahme zu weniger Fußpilz, aber leider auch zu mehr Hämorriden, vielleicht ist die Lebenserwartung der Gruppe mit weniger Fußpilz aus rätselhaften Gründen kürzer? Und, und, und …

Sie sehen, es ist ein langer Weg, bis die Epidemiologie zuverlässige Aussagen darüber machen kann, was tatsächlich eine Rolle spielt und wie man Risikofaktoren identifiziert, deren Vermeidung schließlich zu weniger Krankheiten führt. Nur wenn man eine Studie extrem gut plant und durchführt, kann man wie in unserem Fußpilzbeispiel davon ausgehen, dass die Ergebnisse aus unserer Stichprobe auf alle Einwohner Kleinneuburgs übertragbar sind und darüber hinaus auch auf andere Städte. Und selbst dann muss man selbstkritisch bleiben, denn das Ergebnis kann immer noch den wahren Sachverhalt überdecken. Auch kann es unter Umständen schwierig sein, dem Druck von Geldgebern aus Politik und Wirtschaft standzuhalten und zu unerwünschten, aber korrekten Ergebnissen zu stehen.

Der Studien-TÜV

Studien wie die NaFu-2-Studie sind sehr teuer, dauern lange, haben aber die größte »Beweiskraft« für eine Hypothese. Solche Studien könnte man, wie der Medizinjournalist Werner Bartens vorschlägt, »Champions-League-Studien« nennen. Wenn zum Beispiel die Vergleichsgruppe fehlt, die Stichprobe verwässert oder die Hypothesen nicht klar formuliert wurden, wird es immer unwahrscheinlicher, dass sich die Ergebnisse auf die Wirklichkeit übertragen lassen und daraus abgeleitete Empfehlungen dann auch tatsächlich der Gesundheit nützen. Behauptet etwa jemand öffentlichkeitswirksam, Kiwis schützten vor Krebs und Dutzende Studien hätten das bewiesen, dann ist meist von einer geringen Beweiskraft dieser Studien auszugehen, wenn keine korrekt durchgeführte Interventionsstudie dabei ist. Entgegnet ein anderer, eine Interventionsstudie habe gezeigt, dass der Verzehr von Kiwis das Krebsrisiko nicht senkt, dann kann diese eine Studie, wenn sie eine Champions-League-Studie ist, die anderen ausstechen. Doch probieren Sie mal, in einer Talkshow auf solche Details hinzuweisen.

Und zugegeben, es ist nicht gerade einfach, die Qualität einer Studie zu erkennen. Auch für Mediziner nicht, da wir keine ausgebildeten Mathematiker sind und komplexere Tabellen oder Grafiken oft nicht verstehen. Deshalb beschäftigt sich auch kaum jemand tiefer gehend damit. Und so wird es möglich, dass jeder bei Thema X mit großer Überzeugung Studien hochhält und behauptet, diese würden seine Aussagen wissenschaftlich »beweisen«. Da niemand die Studien tatsächlich gelesen hat, fällt es nicht weiter auf, wenn der »Experte« dies auch nicht getan hat. Nicht nur der Laie zuckt ratlos mit den Schultern, auch Ärzte können meist nicht beurteilen, was solide Argumentation und was oberflächliche Augenwischerei ist.

Der Maßstab: Die Evidenzbasierte Medizin

Mit der Entwicklung der Evidenzbasierten Medizin (EBM) wurde in der 1980er Jahren schließlich ein Bewertungssystem geschaffen, das überprüfbar macht, ob eine Therapie auf soliden wissenschaftlichen Bewertungskriterien und fundierter Statistik basiert. Ausgehend von Kanada setzt es sich auch in Deutschland immer mehr durch. Die Evidenzbasierte Medizin interessiert sich nicht für Experimente oder Zellversuche in der Grundlagenforschung, sondern sie möchte wissen, inwieweit Therapien in der konkreten Anwendung dem Patienten auch nützen.

Wie wichtig solche Anwendungsstudien sind, zeigt das Beispiel Vitamin A. Im Laborexperiment hatte man festgestellt, dass Vitamin A der Entwicklung von Krebszellen entgegenwirkt. Daraus entwickelte man die naheliegende Hypothese, dass Vitamin A vor Krebs schützt, und empfahl Rauchern, täglich Vitamin A einzunehmen, um sich vor Lungenkrebs zu schützen. Und zwar vor Durchführung einer Anwendungsstudie. Diese holte man später nach, und hier zeigte sich in 2 großen hochwertigen Studien, dass die Gruppen, die Vitaminpräparate eingenommen hatten, deutlich mehr Krebs entwickelten als die Placebo-Gruppen. Nutzenbewertungen nach den Kriterien der EBM sind enorm wichtig, damit nicht jahrelang schädigende Therapien verordnet werden, die auf plausibel klingenden, aber dennoch falschen Hypothesen beruhen. Damit das Ergebnis einer solchen Nutzenbewertung schnell verstanden wird, führte die EBM sogenannte Evidenzklassen und Empfehlungsgrade ein. Um solche EBM-Klassen verständlicher zu machen, vergleiche ich sie mit Fußballklassen:

Die Evidenzklassen der Evidenzbasierten Medizin

Evidenzklasse	Voraussetzung
Champions League	1a: Systematische Übersichtsarbeit mit Erfassung mehrerer qualitativ hochwertiger Studien (kontrolliert, Zufallsverteilung, prospektiv mit Intervention) 1b: Mindestens eine ausreichend große, qualitativ hochwertige Studie
Bundesliga	2a: Qualitativ hochwertige Studie ohne Randomisierung 2b: Hochwertige quasiexperimentelle Studie
Bezirksliga	Gute Studie ohne Randomisierung mit weiteren Einschränkungen, einfache Beobachtungsstudien etc.
Kreisklasse	Rein beschreibende Studien von Einzelfällen oder Befragungen zum Beispiel ohne Vergleichsgruppen Reine Expertenmeinung

Evidenzklassen beurteilen nicht, ob die Idee hinter der Studie gut ist, sondern sie bewerten die Qualität der Überprüfung dieser Idee. Genauso wie der TÜV nicht prüft, ob das Auto toll ist oder besonders praktisch oder umweltschonend, sondern die Qualität der technischen Funktionen misst. Die Klassen beziehen sich also auf die handwerkliche Qualität der Studie, von Champions League bis Kreisklasse.

Empfehlungsgrade nach der Evidenzbasierten Medizin

Empfehlungsgrad	Voraussetzung
A: Nutzen der Empfehlung gut belegt	Aussage belegt durch: eine große Übersichtsarbeit mit Studien extrem hoher Qualität und Fehlerausschluss (also mit Note 1a)
B: Nutzen der Empfehlung statistisch gut möglich	Mehrere Studien der Note 2a oder mehrere Studien mit 1a oder 1b, die sich aber nicht exakt auf die Therapiesituation beziehen. Z.B. Blutdruckstudien, die sich auf Diabetiker beziehen und für Nichtdiabetiker hochgerechnet werden
C: Empfehlung eher spekulativ	Mehrere Studien der Note 2b oder mehrere 2a-Studien, die sich nicht direkt auf die Therapiesituation beziehen
D: Keine statistischen Belege für die Richtigkeit vorhanden	Alle übrigen Studien von minderer statistischer Qualität oder reine Expertenmeinung Begründung auch anhand »guter ärztlicher Praxis«

Empfehlungsgrade hingegen beurteilen, ob sich die herangezogenen Studienklassen direkt auf die Therapie beim Patienten anwenden lassen. Also: Wenn sich eine Aussage über eine Therapie zur Blutdrucksenkung bei einem Diabetiker auf eine hochwertige Studie bezieht, die genau dies erforscht, dann darf ich Grad A vergeben. Dies gilt dann aber nicht mehr für eine Aussage für Patienten ohne Diabetes. Sie bekommt, wenn sie auf derselben Studie basiert, lediglich Grad B. Für eine Gesundheitsempfehlung für Bäcker kann ich A vergeben, wenn Bäcker auch die Testpersonen der entsprechenden Studie waren. Bei Empfehlungen für Metzger, die auf der Bäckerstudie beruhen, darf ich nur die Note B vergeben. So funktioniert auch ein Autotest in einem Automagazin. Am Ende liefert er die Empfehlung, für wen das Auto besonders geeignet erscheint, die Familienkutsche oder der Freizeitflitzer für den Single. Je mehr standardisierte Messungen zu beispielsweise Kofferraumvolumen, Beschleunigungszeit oder Stoßdämpferwegen, die beim TÜV als Begründung aufgeführt werden können, desto wahrscheinlicher wird es, dass die Beurteilung ins Schwarze trifft.

Der Empfehlungsgrad bezieht sich also darauf, ob eine ganz bestimmte medizinische Aussage durch entsprechende Studien mit hohen Klassen belegt ist und damit mit einer hohen Wahrscheinlichkeit auch in Wirklichkeit zutrifft.

Unsere fiktive Fußpilzstudie NaFu-2 war randomisiert, prospektiv und hatte kontrollierte Interventionen getestet. Sie bekommt deshalb den höchsten Empfehlungsgrad 1b und ist damit eine Champions-League-Studie.

Die Aussage »Sport treiben fördert die Entstehung von Fußpilz« bezieht sich auf diese 1b-Studie. Sie bekommt die höchste Evidenzklasse, nämlich A.

Der Nutzen für die Empfehlung, Sport zu meiden, um Fußpilz zu verhindern, ist somit gut belegt und kann mit dem Grad A versehen werden. Der Nutzen bezieht sich aber nur auf Fußpilz, nicht auf Gesundheit allgemein. Um eine solche Aussage machen zu können, müsste ich alle wesentlichen Nebenwirkungen mit erfassen, besonders den Einfluss auf die Lebensdauer. Auch bezieht sich A nicht auf die Ursache von Fußpilz. Die ist nämlich nicht Sport, sondern die damit verbundene Benutzung schlecht desinfizierter Umkleideräume. Die Aussage, Sport ist die Ursache von Fußpilz, ist somit nicht durch den Grad A gedeckt. Also selbst die höchste Empfehlung erlaubt meist nur ganz spezifische Aussagen und keine allgemeinen Einschätzungen. Selbst bei bester Studienlage bestehen immer noch viele Fehlermöglichkeiten, dies liegt in der Natur von Statistik.

Die EBM will letztlich nur Ordnung in das Wirrwarr medizinischer Daten bringen, sodass nutzlose oder sogar schädliche Therapien schneller erkannt werden und sich gute Therapien besser durchsetzen können. Dabei wirkt sie wie ein Studien-TÜV. Therapien, die eine Plakette mit hohen Empfehlungsgraden erhalten, werden mit höherer Wahrscheinlichkeit tatsächlich helfen. Werden nur niedrige Grade vergeben, sind die Aussagen nur spekulativ und sollten stets kritisch begleitet werden. Wäre der

Studien-TÜV nicht nur auf dem Papier, sondern auch im medizinischen Alltag der Maßstab, hätte schlechte Medizin viel weniger Chancen.

Der Goldstandard: Die systematische Übersichtsarbeit

In der Praxis hat sich zunehmend ein Verfahren etabliert, mit dem sich mit sehr hoher Wahrscheinlichkeit der Nutzen einer Therapie oder einer Gesundheitsempfehlung beurteilen lässt. Es ist die systematische Übersichtsarbeit, international spricht man von einem *systematic review*. Sie gilt als der Goldstandard in der medizinischen Anwendungsforschung.

Wenn ein Institut eine systematische Übersichtsarbeit durchführt, geht es folgendermaßen vor: Man definiert genau, was man untersuchen möchte, zum Beispiel, ob Nahrungsfett Krankheiten auslöst, ob Medikament A die Spätfolgen von Diabetes reduziert oder ob man bei Krankheit B operieren sollte oder nicht. Dann sichtet man alle Studien, die zu diesem Thema in wissenschaftlichen Fachzeitschriften publiziert wurden. Dies geht relativ einfach über Suchdienste im Internet, kann aber sehr umfangreich werden. Je nach Fragestellung findet man dann bis zu 20 000 Studien. Nun werden diese Studien anhand der EBM-Klassen eingeteilt und solche mit Champions-League-Qualität herausgefiltert. Das ist schon aufwendiger und kann oft nur durch ein qualifiziertes Team erfolgen. Als Nächstes werden die Aussagen dieser Champions-League-Studien miteinander verglichen. Stimmen sie überein oder gibt es Widersprüche? Bei unserer NaFu-2-Studie gab es solche Widersprüche: Wir empfahlen, Sport zu meiden, um Fußpilz zu verhindern, während eine andere Studie nur das Meiden unhygienischer Umkleidekabinen empfahl. In solchen Fällen bittet das Team die Autoren der Studie um weitere Informationen bis hin zum Zugang zu den Originaldaten, um vielleicht durch Untergruppenbildung doch noch eine Übereinstimmung zu finden. Dadurch können Aussagen hochwertiger Studien nachträglich deutlich präzisiert werden. Ergibt dann eine solche Übersichtsarbeit den Empfehlungsgrad A, dann kann man mit sehr hoher Wahrscheinlichkeit davon ausgehen, dass die meisten Menschen von solch einer Empfehlung profitieren würden.

Ich kenne in Deutschland nur sehr wenige Institutionen, die solche systematischen Übersichtsarbeiten nach EBM-Kriterien glaubwürdig durchführen. Die schlagkräftigste ist das Institut für Qualität und Wirtschaftlichkeit im Gesundheitswesen, kurz IQWiG, mit Sitz in Köln (siehe auch das Kapitel »Zum Wohle des Patienten?«). Das IQWiG wurde 2004 gegründet als eine Einrichtung einer gleichnamigen Stiftung, in der alle wesentlichen Akteure des deutschen Gesundheitssystems vertreten sind, von den Krankenkassen bis zum Gesundheitsministerium. Die vordringlichste und gesetzlich definierte Aufgabe des IQWiG ist es, die Vor- und Nachteile medizinischer Leistungen für Patienten und Patientinnen objektiv zu überprüfen, und zwar mit den Methoden der EBM. Finanziert wird das IQWiG aus Beiträgen der gesetzlichen Krankenkassen.

Wenn ein Institut wie das IQWiG eine systematische Übersichtsarbeit durchführt, dann kann meist nur ein Bruchteil der herangezogenen Studien verwertet werden. So hat es zum Beispiel zum Thema »Nichtmedikamentöse Blutdrucksenkung durch spezielle Ernährungsformen« 417 Studien gesichtet und nur 12 in die Endbeurteilung einbezogen, also 3 Prozent, und selbst das nur mit Einschränkungen. Und das ist die Regel.

Eine internationale Institution, die ebenfalls Übersichten mit ausgewiesener statistischer Kompetenz erstellt, ist das Cochrane-Institut. Es hat zum Beispiel zum Thema Fett und Gesundheit 16 821 Studien ermittelt, von denen zur Beurteilung nur 27, also 0,2 Prozent, herangezogen wurden. Man kann davon ausgehen, dass der Prozentsatz an Champions-League-Studien sich in diesen Bereichen bewegt. Das ist kein Ruhmesblatt für die medizinische Forschung, aber Realität. Doch nur Übersichtsarbeiten auf der Basis von Champions-League-Studien geben die Sicherheit, dass Empfehlungen an die Bevölkerung auch der Wirklichkeit standhalten können. Alles andere ist aus wissenschaftlicher Sicht Spekulation.

Die Forellenstudie

2 Wegbereiter der mathematischen Hypothesenüberprüfung, Jerzy Neyman und Egon Pearson, formulierten 1933 den wichtigen Satz: »Kein Test, der auf einer Wahrscheinlichkeitstheorie beruht, kann von sich aus nützliche Belege für die Richtigkeit oder Unrichtigkeit einer Hypothese liefern.« Das bedeutet, den letzten Beweis kann Statistik gar nicht liefern. Klingt kompliziert, aber ein einfaches Beispiel macht diesen Zusammenhang klar.

Nehmen wir an, wir haben einen Fischköder entwickelt, von dem wir glauben, dass er besonders gut Forellen anzieht. Wir wollen dies im Rahmen einer kontrollierten Studie testen. Dafür werfen wir die Angel mit dem Köder 100-mal in den Fluss, an 10 verschiedenen Stellen und an verschiedenen Wochentagen. Wir betreiben viel Aufwand, um den Zufall bei der Bewertung unserer Fangergebnisse auszuschließen. Wenn wir zusammenrechnen, was wir mit dem neuen Köder gefangen haben, kommen wir auf einen Forellenanteil von 63 Prozent. Klingt nicht schlecht, aber etwas können wir nicht wissen, obwohl es für unser abschließendes Urteil wichtig ist: Wir kennen nicht den Anteil von Forellen an der Gesamtmenge der Fische im Fluss. Beträgt der Anteil nur 10 Prozent, ist das Angelergebnis von 63 Prozent hervorragend und spricht für die Wirksamkeit des Köders. Liegt der Anteil bei 80 Prozent, spricht unser Angelergebnis mit 63 Prozent eher dafür, dass der Köder Forellen verscheucht.

Nun kann man ins Labor ein Aquarium stellen, es mit Fischen füllen, von denen 50 Prozent Forellen sind. Mache ich hier meine Angelversuche mit dem Forellenköder, kann ich den Erfolg besser einschätzen. Angle ich über 50 Prozent Forellen, wirkt er, bei weniger als 50 Prozent ist er nicht so gut. Aber auch bei diesem Versuchsaufbau fehlt etwas: Es sind die Einflussfaktoren der Natur, die ich mit meinem Laborversuch ausgeschaltet habe und die das Ergebnis stark beeinträchtigen können. Denn vielleicht verhalten sich Forellen unter bestimmten Wind- und Strömungsverhältnissen anders, oder die Wassertemperatur spielt eine Rolle. Man kann es drehen und wenden, wie man möchte, statistische Studien können niemals den ultimativen Beweis dafür liefern, ob eine Therapie tatsächlich hilft. Sie können nur die Wahrscheinlichkeit angeben.

Wahre Statistikexperten werden nicht müde, auf diesen Zusammenhang hinzuweisen. Das gilt ganz besonders bei Ergebnissen des Studien-TÜV, die zu D-, C- oder auch B-Empfehlungen führen. Doch selbst bei einem Empfehlungsgrad A, der auf regelkonformen systematischen Übersichtsarbeiten basiert, bleibt ein Restrisiko. Je nach Empfehlungsgrad bieten sie aber dennoch eine gute Orientierung für den Praktiker bei der Beurteilung der Frage, welche Chance eine Therapie für seine Patienten bietet. Aber ob der Forellenköder tatsächlich einen guten Fang beschert, entscheidet am Ende der Angler selbst. Wenn ich also auf der Basis einer gut gemachten Studie vermute, dass unser Forellenköder tatsächlich wirksam ist, gebe ich ihn einem erfahrenen Angler, der schon in der fünften Generation an diesem Fluss angelt. Ich lasse ihn ein ganzes Jahr lang mit diesem Köder angeln und bitte ihn danach um seine Meinung. Das ist keine Statistik, sondern Empirie, das heißt Wissen, das auf Erfahrung beruht. Hier schließt sich im Idealfall der Kreis. Eine Idee entwickelt sich aus Erfahrung, sie wird statistisch auf ihre wahrscheinliche Wirkung hin geprüft, die Endbeurteilung ihres Nutzens trifft dann wieder der erfahrene Praktiker. So ist es gedacht, und so sollte es sein.

Wenn man also statistische Studien als wissenschaftliches Argument für Empfehlungen und Therapien nutzt, darf man nicht sagen, dass die Studien einen Zusammenhang bewiesen haben. Korrekterweise müsste man vielmehr sagen, dass die Wahrscheinlichkeit hoch ist, dass es sich in Wirklichkeit auch so verhalten wird. Das klingt umständlich, deshalb verwende ich für die »Beweiskraft« einer Studie am liebsten den Begriff belegen. Wie oben schon praktiziert, spreche ich also davon, dass eine Studie etwas belegt hat oder eben nicht.

Weitere Fallstricke

Man muss also sehr vorsichtig sein, wenn man statistische Erkenntnisse in Therapien umsetzen will. Es lauern noch weitere Fallstricke. Eine große Rolle spielt zum Beispiel auch, ob das, was ich überprüfen möchte, eindeutig und einfach ist. Wenn ich beispielsweise ausschließen möchte, dass ein Würfel mit 6 Seiten gezinkt ist, dann reicht eine relativ geringe Anzahl von Würfen, um auf eine gleiche Verteilung von Einsern bis Sechsern schließen zu können, etwa 600 mit einer Restunsicherheit von unter 5 Prozent. Hätte ein Würfel 100 Seiten, bräuchte ich eine ungleich größere Anzahl an Würfen, um dies zu überprüfen.

Liegt ein eindeutiger Zusammenhang vor, genügt ein kleiner Studienaufbau, selbst wenn große Effekte zu erwarten sind. Da der Zusammenhang zwischen Skorbut und Mangel an Vitamin C sehr eindeutig ist, konnte James Lind schon anhand einer kleinen Versuchsgruppe einen Erfolg sehen. Der Zufall hatte dabei wenig Irrtumspotenzial. Wäre der Heilungseffekt nicht so groß gewesen, hätte er Tausende von Seeleuten benötigt, um den kleineren Effekt zu belegen. Auch der Zusammenhang von Zigarettenrauchen und erhöhtem Krankheitsrisiko konnte relativ einfach statistisch belegt werden, weil dieser Zusammenhang in Wirklichkeit häufig vorkommt. Gute Statistik deckt solche klaren Risiken zuverlässig auf. Wenn die Zusammenhänge jedoch sehr klein oder gar nicht vorhanden sind, dann wird auch die tausendste Studie diesen Zusammenhang nicht belegen können, es sei denn, man hilft bei der Interpretation der Ergebnisse etwas nach. Wie man das macht, werden Sie gleich sehen.

Liegt ein einfacher Zusammenhang vor, zum Beispiel ob ein neuer Wirkstoff den Blutdruck senkt, reicht auch ein relativ einfacher Studienaufbau. Es geht nur um einen definierten pharmakologischen Einzelstoff und eine spezifische Reaktion, die Blutdrucksenkung. Wenn bei den Teilnehmern der Testgruppe gegenüber jenen der Placebo-Gruppe der Blutdruck deutlicher gesunken ist, kann sich der Praktiker meist darauf verlassen, dass dies auch bei den meisten seiner Patienten zutrifft. Will ich aber einen Zusammenhang mithilfe einer Studie testen, der auf viel komplexeren Verbindungen beruht – zum Beispiel ob Obst und Gemüse vor Krebs schützen –, dann wird es ungleich aufwendiger. Obstsorten, die Kombination der Sorten, Jahreszeit, regionale Besonderheiten, Verdauungsunterschiede, all diese Einflussfaktoren durch Untergruppenbildung zu berücksichtigen, ist nicht unmöglich, aber sehr schwierig. In solchen Fällen muss man besonders darauf achten, ob eine daraus abgeleitete Empfehlung nicht in Wirklichkeit ganz andere Wirkungen zeigt als die gewünschten.

Paradoxerweise darf man aber in letzter Konsequenz gar nicht ausschließen, dass derjenige trotzdem recht haben könnte, der die schlechteste Statistik vorlegt. Um hier eine endgültige Einschätzung vornehmen zu können, müsste man, wie beim Beispiel der Forellen, etwas wissen, das man nicht in Erfahrung bringen kann: den Anteil von guten und schlechten Ideen im Kopf des Forschers. Ist der Anteil der guten Ideen hoch, dann ist auch die Wahrscheinlichkeit hoch, dass er trotz schlechter Statistik an wertvollen Erkenntnissen forscht. Da wir aber die Qualität der Ideen im Kopf eines Forschers auch nicht mittels einer Röntgenaufnahme beurteilen können, sollte man sich im Zweifel doch lieber zunächst den Therapien zuwenden, deren Nutzen durch statistisch korrekt durchgeführte Champions-League-Studien belegt wurde.

Aufgrund all dieser Fallstricke würde kein Biometriker auf die Idee kommen, dass medizinische Statistik einem Arzt die Therapien für seine Patienten vorschreiben kann. Wenn eine systematische Übersichtsarbeit einen klaren Beleg für eine Gesundheitsempfehlung ergibt, werden die meisten Menschen davon profitieren. Und dennoch kann man im Einzelfall damit falsch liegen. Wir Menschen bestehen nun einmal nicht aus statistischen Mittelwerten, sondern die Natur möchte eine Streuung von Merkmalen, das heißt, wir sind einfach unterschiedlich. Deshalb empfiehlt die EBM auch nicht, stur nach Statistik zu therapieren, sondern spricht von einem Behandlungskorridor. Liegt Empfehlungsgrad A vor, dann ist die Wahrscheinlichkeit, Patienten mit dieser Therapie richtig zu behandeln, hoch, aber nicht 100 Prozent. Ist der Korridor sehr weit, weil es nur B oder C gibt, dann entscheidet oft die persönliche Erfahrung des Therapeuten wirkungsvoller, welche Therapie die richtige ist. Ein guter Arzt wird deshalb bei jedem einzelnen Patienten den Erfolg einer Therapie nicht nur am Erreichen von Normwerten messen, sondern an der Beantwortung der Frage, ob es dem Patienten mit der Therapie besser geht. Ist die Antwort nein, kann es in solchen begründeten Ausnahmefällen sehr sinnvoll sein, sich trotz bester »Beweislage« gegen die Therapie zu entscheiden.

Fassen wir an dieser Stelle einmal zusammen:

- Gute Medizin braucht gute Hypothesen.
- Gute Hypothesen entstehen aus der Beobachtung heraus.
- Eine Beobachtung entwickelt sich aus Erfahrung und aus Experimenten.
- Eine Beobachtung kann man auch aus der Interpretation großer Datenmengen heraus entwickeln, dabei muss man jedoch sehr vorsichtig sein, da sonst schnell falsche Schlüsse gezogen werden.
- Eine gute Hypothese kann richtig sein, reicht aber noch nicht als Beleg für ihre Wirkung in der Wirklichkeit.
- Um die Wirksamkeit zu belegen, benötigt man Champions-League-Studien, die mit hohem statistischem Sachverstand durchgeführt werden.
- Aber auch Studien, die hohe statistische Qualität besitzen, sind nicht zu 100 Prozent auf die Wirklichkeit übertragbar.
- Um diese Unsicherheit zu minimieren, braucht man die Endbeurteilung durch einen Praktiker, der aufgrund seiner Erfahrung Anwendungsfehler für den individuellen Patienten rechtzeitig erkennen kann.

Daraus folgt:

- Statistische Studien mit hoher Qualität sind sehr wichtig für die Überprüfung von Therapien. Doch selbst wenn alles perfekt durchgeführt wurde, bleibt eine Restunsicherheit.
- Deshalb besteht gute Medizin immer aus dem Zusammenspiel von guter Statistik mit professioneller Erfahrung.
- Wenn dagegen eine handwerklich schlechte Statistik als Grundlage neuer Therapien vorliegt und darüber hinaus für diese Therapie keine Erfahrungswerte vorliegen, dann ist die Gefahr sehr groß, dass solche Therapien in Wirklichkeit nutzlos oder gar schädlich sind.

Dies sind die Grundregeln, die man braucht, um schlechte Medizin zu entlarven. Sie sind eigentlich einfach, vernünftig und leicht zu befolgen. Das nächste Kapitel handelt davon, mit welcher Selbstverständlichkeit die Regeln guter Medizin in der medizinischen Wissenschaftswelt dennoch gebrochen werden.

Schlechte Medizin:
Der Regelbruch wird zum Standard

Ich möchte Ihnen nun ein paar Beispiele nennen, wie man heute in der medizinischen Wissenschaft mit diesen Grundregeln guter Medizin umgeht.

Irreführung, Schlamperei und Manipulation

Weglassen der Vergleichsgruppe
Eine beliebte Möglichkeit, Studienergebnisse jenseits ihrer tatsächlichen Aussagen ganz anders zu deuten, besteht darin, Vergleichsgruppen wegzulassen. Hätte die Vergleichsgruppe in unserer NaFu-2-Studie gefehlt, hätten wir fälschlicherweise Haarefärben als wirksame Therapie gedeutet. Ein gutes Beispiel für diese Art der Irreführung ist die Entstehung des Mythos Fett als Herzkiller.

In den 1950er Jahren forderte der einflussreiche amerikanische Wissenschaftler Ancel Keys von der University of Minnesota eine groß angelegte Kampagne, um vor den Gefahren von Nahrungsfett, insbesondere tierischer Fette, zu warnen. Als Beweis für die Richtigkeit seiner Hypothese führte er die statistischen Beobachtungen aus 6 Ländern an und stellte die Ergebnisse anhand einer Kurve dar. Sie zeigte, dass die Länder mit dem höchsten Fettverzehr die meisten Herztoten aufwiesen. Die Reihenfolge beginnend mit dem höchsten Fettverzehr und den höchsten Todesraten war: USA, Kanada, Australien, England, Italien, Japan. Diese Veröffentlichung hatte Folgen. Eine der renommiertesten Fachzeitschriften der Welt, *The Lancet*, schrieb: »Die Kurve lässt kaum einen Zweifel am Zusammenhang zwischen dem Fettgehalt der Nahrung und dem Risiko zu, an koronarer Herzkrankheit zu sterben.« (Zu den Kriterien für Veröffentlichungen in Fachzeitschriften komme ich in Kapitel »Ideologie verdrängt Wisenschaft«.)

Was Keys verschwieg, war die Tatsache, dass zur selben Zeit bereits Daten von 22 Ländern vorlagen. Wenn er alle Länder in seine Überlegungen einbezogen hätte, wäre aus seiner schönen Kurve ein chaotisches Knäuel geworden. So verzehrten damals die Norweger genauso viel Fett wie die US-Amerikaner, Norwegen hatte aber nur ein Drittel der Todesrate für Herzkrankheiten. Die Finnen wiederum aßen weniger Fett als die US-Amerikaner und hatten eine höhere Todesrate.

Das korrekte Nennen oder das manipulative Weglassen von Vergleichsgruppen kann das Ergebnis einer Studie auf den Kopf stellen, wie auch das Beispiel der Nordkarelien-Studie zeigt. Sie gilt als besonders einflussreich, weil sie eine Interventionsstudie ist. Sie wurde in Nordkarelien durchgeführt, einem Bezirk im Osten Finnlands, der Region mit der höchsten Rate an Herzkrankheiten in Europa. Als Intervention wurde dort eine große Kampagne mit dem Ziel gestartet, die üblichen Risikofaktoren zu vermindern. Man versuchte Anti-Raucherkampagnen umzusetzen, stellte von Butter auf Margarine um und vieles mehr. Tatsächlich sank die Herzinfarktrate, was bis heute als Beleg für die Richtigkeit dieses Vorgehens gefeiert wird. Jahre später wurde jedoch bekannt, dass in der Nachbarregion Kuopio, wie auch in anderen Teilen Finnlands, in denen weiterhin Tabak, Fleisch und Butter genossen wurden, die Zahl der Herztoten in derselben Zeit sogar noch weiter zurückgegangen war. Dieser Rückgang war schlicht eine normale Entwicklung in einer moderner werdenden Gesellschaft. Vermutlich war das auch den Autoren der Nordkarelien-Studie klar, sie haben jedoch die Vergleichsgruppe verschwiegen, die die Wirkungslosigkeit ihrer Intervention belegt hätte. Nichtsdestotrotz findet sich die Nordkarelien-Studie bis heute in Lehrbüchern als besonders wertvoller Beleg dafür, dass fleisch- und fettarme Ernährung vor Herzinfarkt schützt.

Weglassen der Gesamtbewertung

Doch Täuschung geht auch noch anders. Angenommen, Sie möchten sich ein Einbauregal von einem Schreiner anfertigen lassen und möchten nun wissen, ob Sie sich dieses Regal leisten können. Sie werden deshalb den Schreiner bitten, ein Angebot über die Gesamtkosten zu erstellen. Der Schreiner liefert Ihnen aber nur Detailaussagen, zum Beispiel, dass er das Holz beim Händler zu einem Sonderrabatt bekommt, er einen besonders niedrigen Stundenlohn ansetzt und seine Fahrtzeit nicht berechnet. Klingt gut, aber würden Sie sich damit zufriedengeben? Vielleicht braucht er viel länger als ein anderer Schreiner, der zwar pro Stunde mehr verlangt, dafür aber wesentlich zügiger arbeitet und somit sogar günstiger ist. Der gesunde Menschenverstand möchte eine Gesamtaussage darüber, wie viel es denn insgesamt kosten wird.

Doch die medizinische Wissenschaft gibt sich oft mit viel weniger zufrieden. Und zwar häufig nur mit einer Wirkung, anstatt nach dem Gesamtnutzen zu fragen. Wenn eine Studie die Wirkung eines Medikaments belegt hat, zum Beispiel, dass es den Blutdruck senkt, dann heißt dies noch lange nicht, dass das dem Patienten auch nützt. Denn damit ist noch nicht gesagt, dass auch sein Herzinfarktrisiko sinkt. Und selbst wenn er keinen Herzinfarkt bekäme, dann ist damit noch lange nicht gesagt, dass er auch länger lebt. Denn vielleicht sorgen bisher unbekannte Nebenwirkungen dafür, dass andere Erkrankungen nun viel stärker auftreten, die vielleicht sogar das Leben verkürzen. Wenn also in der Medizin damit argumentiert wird, dass eine Therapie wirksam ist, heißt das noch lange nicht, dass sie dem Patienten insgesamt gesehen auch nützt.

Der statistisch beste Weg, den Gesamtnutzen einer Therapie zu belegen, besteht darin, zu messen, ob die Patientengruppe, die diese Therapie erhalten hat, länger lebt als die Gruppe, die nicht therapiert wurde. Gelingt das, ist es ein sehr starkes Argument für diese Therapie. Dennoch fehlt in sehr vielen Studien diese Angabe, selbst dann, wenn man von der Größe der Studie und der finanziellen Ausstattung her voraussetzen muss, dass diese Daten erhoben wurden. Man kann dann durchaus von Vorsätzlichkeit ausgehen. Denn wird die Lebensdauer nicht positiv beeinflusst oder sogar gesenkt, ist dies ein sehr starkes Argument gegen die untersuchte Therapie.

Aufweichen des Studien-TÜV
Wenn einflussreiche Institutionen eine systematische Übersichtsarbeit erstellen, dann werden sie ihrem Ruf nur gerecht, wenn sie sich an die Regeln halten. Nur Studien mit Champions-League-Charakter dürfen dann die Gesamtbewertung bestimmen. Und davon gibt es nicht viele, meiner Schätzung nach zwischen 0 und 5 Prozent zu einer bestimmten medizinischen Fragestellung. Deshalb ist es sehr problematisch, wenn der World Cancer Research Fund (WCRF) – wie im neuesten WCRF-Report zum Thema Krebsprävention in Bezug auf Ernährung und Bewegung aus dem Jahr 2007 – in einer solchen Übersichtsarbeit von 22 100 gesichteten Studien rund 7000 in die Endbewertung einbezieht, also fast ein Drittel. Allein diese Tatsache spricht aus meiner Sicht dafür, dass die Regeln des Studien-TÜV bei der Durchführung dieser Übersichtsarbeit nicht eingehalten wurden. In den 7000 verwandten Studien kann nur ein kleiner Prozentsatz Champions-League-Studien enthalten sein. Der überwiegende Teil der Studien hat Bundesliga- und Bezirksliganiveau. Ein solches Vorgehen kann ganz leicht ein Ergebnis auf den Kopf stellen, welches bei alleiniger Berücksichtigung von Champions-League-Studien herauskommen würde. Somit ist zufälliger oder gelenkter Spekulation Tür und Tor geöffnet.

Kompletter Ausfall einer Überprüfung
Oft gibt es für die Behandlung kompletter Krankheitsbilder gar keine Überprüfung von Therapien, selbst dann, wenn diese jahrzehntelang praktiziert wurden. Ein Beispiel ist die medikamentöse Behandlung der Schizophrenie. 1998 veröffentlichte eine Forschergruppe einen umfassenden Überblick über den Inhalt

und die Qualität der kontrollierten Studien, die für die Behandlung von Schizophrenie durchgeführt worden waren. Sie überprüften über 2000 Studien, und man darf über das, was sie herausfanden, entsetzt sein. Die Studien hatten zu wenige Teilnehmer, waren über eine zu kurze Zeitspanne geführt worden oder verglichen neue Arzneimittel mit älteren Therapien, die für ihre Nebenwirkungen bekannt waren und damit schlechter abschneiden mussten. Ein statistisches Chaos. Ein halbes Jahrhundert lang waren Studien ohne Plan und mathematische Sorgfalt durchgeführt und damit wertvolle Zeit vergeudet worden bei der Frage, welche Therapien eine erfolgreiche Behandlung von Schizophrenie ermöglichen könnten, ohne schwerwiegende Nebenwirkungen wie die häufige Dyskinesia tarda auszulösen, eine sich wiederholende unfreiwillige Bewegung des Mundes und des Gesichts mit Grimassenschneiden, Schmatzen, häufigem Zungeherausstrecken, Mundspitzen oder Backenaufblasen.

Unterschiede in Titel, Zusammenfassung und Gesamttext einer Studie

Oder man geht einen anderen Weg, wenn die Ergebnisse einer Studie nicht den gewünschten entsprechen. Man schreibt in der Überschrift oder der kurzen Zusammenfassung einer Studie den gewünschten Inhalt, belässt dann aber im langen Text bei der Darstellung der Messreihen und Tabellen die tatsächlichen Messergebnisse, die dann oft der Überschrift widersprechen. Das klingt absurd, wird aber tatsächlich sehr oft praktiziert. Besonders gravierend ist diese »selektive Zusammenfassung«, wenn etwa Nebenwirkungen, die noch in den Tabellen und im Volltext aufgeführt werden, dann in der Gesamtbeurteilung fehlen und somit die geprüfte Therapie in ein milderes Licht tauchen. Eine gängige Praxis sogar bei Artikeln in den am höchsten angesehenen wissenschaftlichen Zeitschriften und ein schwerwiegender Missstand deswegen, weil die Fachwelt aufgrund von Zeitmangel meistens nur Überschriften und Zusammenfassungen liest. Ich erlebe immer wieder, dass in Diskussionen Kollegen Studien als

Beleg für ihre Thesen aufführen, bei denen sie maximal die Zusammenfassung gelesen haben können. Studien, von denen ich weiß, dass dem Volltext das glatte Gegenteil zu entnehmen ist. Wie man sich das konkret vorstellen muss, zeigt ein Beispiel aus einem der renommiertesten Forschungsinstitute, dem Deutschen Krebsforschungszentrum in Heidelberg, welches sich schon seit Jahren für eine fleischarme und gemüsereiche Ernährung einsetzt. Bei der sogenannten Vegetarierstudie feierte man, dass die Heidelberger Vegetarier weniger Herzinfarkte bekommen. Erst wenn man nicht nur Überschrift und Zusammenfassung, sondern die ganze Veröffentlichung der Studie genau liest, sieht man, dass eine entscheidende Information nicht mitgeliefert wurde: Die Heidelberger Vegetarier sterben früher als die fleischverzehrende Kontrollgruppe. Die Pressemitteilung des DKFZ lautete dazu: »Vegetarierstudie: Ein bisschen Fleisch schadet nicht, wenn man sonst gesund lebt.« Wohlgemerkt, wir reden vom Umgang mit wissenschaftlichen Daten am renommiertesten Krebsinstitut Deutschlands.

Sogar wenn eine an sich tadellose systematische Übersichtsarbeit vorliegt, die alle Regeln des Studien-TÜV einhält, haben die Autoren Probleme, in der Überschrift und der Zusammenfassung die ganze Wahrheit zu benennen, wenn sie den gängigen Thesen widerspricht. Sehen wir uns den bereits erwähnten systematischen Review zum Thema Fett und Gesundheit etwas näher an. Er verrät viel über diese seltsamen Praktiken in der medizinischen Wissenschaftswelt.

Im Jahre 2001 veröffentlichten britische Forscher im *British Medical Journal* eine riesige Übersichtsarbeit zum Thema Fett und Herzerkrankung. Sie werteten 16 821 Studien aus und übernahmen für die Gesamtbewertung nur 27, weil nur diese Champions-League-Charakter aufwiesen. Die anderen 16 794 Studien waren in ihrer statistischen Aussagekraft zu schwach, nicht prospektiv, nur beobachtend, hatten keine Kontrollgruppen oder anderweitige Mängel. Das allein erstaunt angesichts der weltweiten

Verbreitung der Empfehlung zu fettarmer Ernährung. Die Autoren der Übersichtsarbeit schreiben in der Zusammenfassung, dass diese 27 Studien einen geringen, aber wichtigen Zusammenhang von Fettverzehr und der Zunahme von Herz-Kreislauf-Erkrankungen zeigen würden. Liest man alle 6 Seiten der Publikation, was selten gemacht wird, entdeckt man, dass nur eine einzige dieser 27 Studien einen Zusammenhang zwischen Fettverzehr und Herzkrankheit gezeigt hat. Und zwar eine Studie aus den 1960er Jahren. Die anderen 26 zeigten keinen Zusammenhang beziehungsweise sogar in der Tendenz Nachteile durch Fettreduktion.

Machen wir nun etwas, was nun wirklich kaum jemand tut. Suchen wir die Studie in der Studie und schauen uns diese genauer an. Dank Internet heute kein Problem. Es handelt sich um die »Oslo Diet-Heart Study«. 2 Gruppen mit je 206 Teilnehmern wurden damals beobachtet, die eine Gruppe blieb beim Verzehr von Eiern, Rind- und Schweinefleisch, die andere sollte auf Fisch umstellen und zusätzlich einen halben Liter Sojaöl pro Woche trinken. Nach 11 Jahren zeigte sich folgende Entwicklung: Das Verhältnis der Todesfälle war 94 zu 79 Herztode. Das bedeutet, dass nach 11 Jahren das absolute Risiko in der Ei-/Rindfleischgruppe, an einer Herzgefäßerkrankung zu sterben, 6 Prozent höher war als in der Fisch-/Sojagruppe. Das ist nicht wenig. Wenn man 6 Prozent auf 1 Million Menschen hochrechnet, kommt man auf 60 000 Neuerkrankte. Aber die Arbeit stammt aus den 60er Jahren. Der Versuchsaufbau ist eher seltsam. Wer würde heute Sojaöl empfehlen! Damals musste nicht angegeben werden, wer die Studie finanziert hat. Und außerdem haben die Autoren der Übersichtsarbeit übersehen, dass die »Oslo Diet-Heart Study« nicht den Gesamtfettverzehr prüft, sondern nur verschiedene Arten von Fett, nämlich Fett von Rind und Schwein im Vergleich zu Fett von Fisch und Gemüseöl. Das ist alles.

Es ist kaum vorstellbar, dass diese eine Studie die wissenschaftliche Basis sein soll für die heute im Allgemeingut verankerte Empfehlung, fettarm zu essen, um Herzkrankheiten vorzubeugen. Die Autoren schreiben: »Es besteht eine kleine, aber möglicherweise wichtige Reduktion von Herzrisiken durch eine Reduktion oder Veränderung des Fettverzehrs.« Das halte ich nicht nur für komplett irreführend, sondern auch für feige. Wenn von 16 821 Studien nur 0,16 Prozent einen Qualitäts-TÜV bestehen, von den übrigen 27 Studien 26 keinen Zusammenhang bestätigen und die verbleibende eine Studie gar nicht die Fettreduktion misst, sondern nur verschiedene Fettarten auf fragwürdige Weise miteinander vergleicht, dann wäre die korrekte Zusammenfassung folgende: Nach ausführlicher Analyse aller weltweit verfügbaren Studien stellen wir fest, dass kein Zusammenhang nachweisbar ist, der auf eine Gesundheitsgefährdung durch Fettverzehr hinweist. Doch womöglich wäre die aufwendige Übersichtsarbeit dann vom *British Medical Journal* abgelehnt worden.

Subjektive Datenauswahl

Aus den gleichen Gründen werden oft Messergebnisse, die den gewünschten Ergebnissen widersprechen, erst gar nicht in der Studie berücksichtigt. Dann hat selbst ein aufmerksamer Leser einer Studie keine Chance mehr, die Täuschung zu erkennen. 2004 wollte eine dänische Forschergruppe um Peter C. Gøtzsche diesem zwar menschlich erklärbaren, aber fachlich unhaltbaren Missstand auf den Grund gehen. Sie überprüfte über 100 kontrollierte Studien, von denen sie die Kopien der Studienpläne, also die Protokolle und auch alle Protokollergänzungen, erhalten konnte. Dadurch wussten sie, welche Messungen und Ergebnisse die Studienleiter durchgeführt und auch dokumentiert hatten. Danach sahen sie sich die Veröffentlichungen ebendieser Studien an und waren hochgradig erstaunt, dass die Daten nur sehr unvollständig wiedergegeben waren. So waren zwei Drittel der Daten, die auf einen negativen Ausgang der Studie hingedeutet hätten, einfach weggelassen worden. Als sie die Studienleiter auf diesen Missstand hinwiesen, haben weniger als die Hälfte der Angeschriebenen geantwortet. Die meisten davon leugneten schlichtweg die Existenz der fehlenden Daten, obwohl es unwiderlegbare Beweise gab, dass sie existierten. Sie waren ja in den Protokollen erwähnt. Deshalb ist die Forderung angemessen, dass medizinische Studien alle Messergebnisse und Protokolle öffentlich zugänglich machen müssen, um diesen Missstand, der zu grandiosen Fehlbewertungen von Therapien führt, abzustellen.

Ersatzparameter

Häufig wird in Studien der Erfolg der getesteten Maßnahmen an Parametern gemessen, die aber unter Umständen gar nicht entscheidend sind für den tatsächlichen Nutzen einer Therapie. Die Herzrhythmusstörung ist eine gefährliche Komplikation nach einem Herzinfarkt. Gegen diese Herzrhythmusstörungen wurden verschiedene Medikamente eingesetzt, und ihr Erfolg wurde anhand eines verbesserten EKGs gemessen. Als jedoch Jahre später eine Studie diese Medikamente mit Placebos verglich, zeigten sich in der Medikamentengruppe mehr Todesfälle – trotz zuvor besserem EKG. Ein weiteres Beispiel für einen irreführenden Ersatzparameter ist die Knochendichte als Indikator für das Risiko von Knochenbrüchen bei Frauen nach den Wechseljahren. Bei Frauen, die Natriumfluorid einnahmen, zeigte sich tatsächlich eine Verbesserung der Knochendichte. Trotzdem traten bei ihnen häufiger Knochenbrüche auf als bei Frauen, die lediglich ein Placebo eingenommen hatten. Problematisch sind Labor- und Körpermesswerte dann, wenn sie in Studien als Ersatz dafür verwendet werden, was man tatsächlich messen möchte, etwa weniger Herzinfarkte oder längere Lebenszeit. Bloß weil ein Medikament den Blutdruck reduziert, beugt es nicht automatisch auch Herzinfarkten oder Schlaganfällen vor. Das Gleiche gilt unter anderem für Cholesterin-, Gewichts- oder Fettreduktion. Dies muss in Studien überprüft werden, in denen nicht nur diese Ersatzparameter, sondern auch deren tatsächliche Wirkung auf die zu messende Erkrankung und am besten noch zusätzlich die Lebenszeit mit erfasst werden. Deswegen ist große Vorsicht geboten, wenn man auf der Basis solcher Ersatzparameter Therapien empfiehlt.

»Der anerkannte Standard in der Forschung«

Nun werden Sie vielleicht erstaunt sein angesichts der Menge an Schlampereien bis hin zum Betrug in der medizinischen Forschung. Womöglich meinen Sie, dass der überwiegende Teil der Wissenschaftler diese Datenmanipulationen verurteilt. Was mich betrifft, ich würde eher dem Hamburger Statistikexperten Hans-Peter Beck-Bornholdt zustimmen, der sich schon lange mit diesem Missstand beschäftigt. Er meint zu diesem Problem: »Manipulation würde ich diese Vorgehensweise nicht nennen. Das ist eher anerkannter Standard in der Forschung.« Sie haben richtig gelesen.

Und wo bleibt das Erdbeben der Empörung in Wissenschaft, Politik und Medien? Nichts dergleichen. Stattdessen business as usual. Um die Dimension klarzumachen: Mit statistisch wertlosen Studien wird die Wirksamkeit von Therapien »bewiesen«, die diese Wirksamkeit aber gar nicht beurteilen können. Millionenfach werden so nutzlose oder gar schädliche Therapien gefördert und bessere Therapien unterdrückt. Wann aber hat dieser Schwindel im großen Stil eigentlich begonnen? Dazu müssen wir 60 Jahre zurückgehen. Damals wurde der Grundstein gelegt zu etwas, was man auch den größten Erfolg der Marketinggeschichte nennen könnte.

Das Märchen von den Risikofaktoren

Die meisten Behandlungen in Deutschland richten sich heute gegen die sogenannten Zivilisationserkrankungen. Dazu zählen vor allem Schlaganfall, Krebserkrankungen und Zuckerkrankheit (medizinisch: Diabetes). Auch Herzerkrankungen wie die koronare Herzkrankheit gehören dazu, die stellenweise Verengung von Herzarterien, die die Hauptursache für einen Herzinfarkt darstellt.

Seit etwa 1950 ist die Zahl der tödlich verlaufenden Herz- und Krebserkrankungen in den modernen Zivilisationsgesellschaften deutlich gestiegen. Sie lösten schon bald Infektionserkrankungen wie zum Beispiel Tuberkulose als häufigste Todesursache ab. Das bedeutet auch, dass sich das Krankheitsspektrum in den Krankenhäusern von Grund auf änderte. Waren es Anfang des 20. Jahrhunderts noch Infektionserkrankungen wie Lungenentzündung, Durchfallerkrankungen oder Diphtherie, so mussten sich die Ärzte nun immer häufiger mit Herzinfarkten, Schlaganfällen, Krebserkrankungen und Spätfolgen von Diabetes auseinandersetzen.

Kanalisation, bessere Wasser- und Nahrungshygiene, aber auch die großen Erfolge der modernen Medizin wie die Infektionsbehandlung und Fortschritte in den Operationstechniken führten dazu, dass die durchschnittliche Lebenserwartung in modernen Zivilisationen stark anstieg; heute liegt sie bei fast 80 Jahren. Der Schluss liegt nahe, dass die Zunahme an den oben genannten Zivilisationserkrankungen mit dem Anstieg der Lebenserwartung in einem logischen Zusammenhang steht. Früher sind Menschen mit 10 Jahren an Diphtherie, mit 20 am Kindbettfieber, mit 30 an einem geplatzten Blinddarm und mit 50 an Tuberkulose gestorben. Heute dagegen werden wir so alt, dass die meisten von uns an Herzkrankheiten oder Krebs sterben. Die Zunahme an Zivilisationserkrankungen kann man also durchaus als direkte Folge eines immer höheren Lebensalters in modernen Zivilisationen ansehen. Damit sind Zivilisationskrankheiten Alterserkrankungen und Gesellschaften mit der höchsten Sterberate aufgrund von Herzkrankheiten oder Krebs auch immer jene Gesellschaften, in denen die Menschen am längsten leben. Unseren Kindern prophezeit man eine katastrophale gesundheitliche Zukunft, auch wenn sie wahrscheinlich eine noch höhere Lebenserwartung haben werden als wir heute. Lebensversicherungen kalkulieren mit einem gewissen Sicherheitspuffer bei einer Police für ein kleines Mädchen ein zu erwartendes Lebensalter von 100 Jahren. Wahrscheinlich werden viele von ihnen ein sehr hohes Alter auch deshalb erreichen, weil sie eine neue Herzklappe bekommen oder sinnvolle Medikamente einnehmen. Die allermeisten davon allerdings erst ab einem Alter von 60 oder 70 Jahren. Also in einem Alter, in dem unsere Großeltern meist schon gestorben waren.

Dieser Zusammenhang hätte von vornherein stutzig machen sollen, und doch ignoriert man ihn bis heute. Anstatt zunächst dankbar zu sein für diese Entwicklung, stilisiert man Alterserkrankungen zur Bestrafung für unsere angeblich ungesunde westliche Lebensweise, die man mit allen Mitteln schon im Kindergarten bekämpfen muss. Koste es, was es wolle. Verstehen Sie mich nicht falsch. Ich habe viele Menschen an Krebs sterben sehen, darunter auch Kinder oder 60-Jährige, die viel zu früh gehen mussten und gerne noch viele Jahre mit ihren Enkeln gespielt hätten. Und ich habe dabei die fürchterliche Hilflosigkeit als Arzt erlebt. Es ist eine der ganz besonderen Herausforderungen der modernen Medizin, diese wenigen frühen Fälle rechtzeitig zu erkennen und alles zu tun, damit diese Patienten nicht zu früh sterben. Aber die allermeisten Menschen bekommen Krebs und Herzinfarkt jenseits der 70, und da sollte man die Panik, die schon in Kindergarten und Schule verbreitet wird, zumindest infrage stellen.

Dennoch macht es selbstverständlich Sinn, wirksame Therapien gegen diese Zivilisationserkrankungen (eigentlich Alterserkrankungen) zu entwickeln, um nicht nur die Lebenserwartung, sondern auch die Lebensqualität im Alter weiter zu verbessern. Doch die großen Durchbrüche in der modernen Medizin liegen zumeist Jahrzehnte zurück und waren immer darauf gegründet, dass es zunächst gelang, die Ursachen einer Erkrankung zu finden, wie eben die Entdeckung von Bakterien als Krankheitserreger es möglich machte, Antibiotika zu entwickeln. Die tatsächlichen Ursachen der großen Zivilisationserkrankungen sind bis heute unbekannt. Institutionen wie das Deutsche

Krebsforschungszentrum in Heidelberg mühen sich seit Jahrzehnten, der Ursache von Krebs auf die Spur zu kommen. Man hat vieles entdeckt und weiterentwickelt: Sonografie, Kernspintomografie, Zusammenhänge auf molekularbiologischer Ebene, bei bestimmten Erkrankungen sogar mit Heilerfolgen wie bei Lymphkrebs oder Leukämie. Leider aber konnte die eine Ursache nicht gefunden werden, auf deren Erkenntnis sich dann endlich umfassend wirkungsvollere Krebstherapien entwickeln ließen. Offensichtlich war es leichter, die Ursache von Tuberkulose unter dem Mikroskop zu entdecken, als die Ursache von Krebs in den Genen zu finden.

Mit umfassenden epidemiologischen Studien unter Teilnahme großer Bevölkerungsgruppen und mit einer riesigen Datenmenge versucht man deshalb, die Krankheitsverteilung mit Faktoren wie Lebensstil, Beruf oder sozialem Umfeld in einen Zusammenhang zu setzen und vor allem jene Faktoren zu identifizieren, die ein besonderes Risiko für die Entwicklung von Zivilisationskrankheiten darstellen.

Auf dieser Basis entwickelte die Epidemiologie schon vor 60 Jahren das Konzept der Risikofaktoren, verbunden mit der Aussage, dass Zivilisationserkrankungen deshalb in unserer Gesellschaft so gehäuft auftreten, weil wir diese Risikofaktoren nicht vermeiden. Die Geißel der Zivilisationserkrankungen als Strafe für unseren ungesunden Lebensstil. Klingt nach Mittelalter – ist es auch. Messbar seien die Risikofaktoren anhand von Normwerten und vermeidbar durch einen gesünderen Lebensstil verbunden mit Tabletteneinnahme, um wieder auf Normwertniveau zu kommen.

Seitdem nehmen Risikofaktoren einen immer größer werdenden Raum in unserem Leben ein: zu viel Fett, zu viel Zucker, zu viel Salz, zu wenig Bewegung, zu viel Sonne, zu viel Alkohol, zu wenig Omega-3-Fettsäuren, zu wenig ungesättigte Fettsäuren, zu viel Trans-Fettsäuren, zu dick, zu faul, zu viel Junkfood, zu hoher Cholesterinspiegel, erhöhter Blutdruck und zu hohe Nüchternzuckerwerte – alles Faktoren, die laut Epidemiologie unserer Gesundheit schaden und die man mit einem gesünderen Lebensstil vermeiden kann. Doch woher bezieht die Epidemiologie ihre angeblich stichfesten Erkenntnisse, die unser Leben so nachhaltig prägen?

Stellen wir uns dazu nicht Kleinneuburg aus unserer Fußpilzstudie vor, sondern eine typische amerikanische Kleinstadt. Sie liegt an der Ostküste, hat eine Kirche, eine Townhall, schmucke Vorgärten und typisch amerikanische Middleclass-Einwohner. Wir schreiben das Jahr 1948.

Framingham: Die Mutter aller Studien

Ende der 1940er Jahre wollte der United States Public Health Service, eine Behörde im US-amerikanischen Gesundheitswesen, erforschen, welche Faktoren die Entwicklung der koronaren Herzkrankheit fördern und wie man dies frühzeitig erkennen kann. Dazu wurde eine große Beobachtungsstudie in Auftrag gegeben, finanziert von der amerikanischen Regierung. Man suchte eine möglichst typische Stadt mit möglichst typischen Bürgern aus und kam auf das Städtchen Framingham mit 30 000 Einwohnern, das in unmittelbarer Nachbarschaft zur Harvard-Universität in Boston liegt. 4 Ärzte begannen 1948 damit, aus den 30- bis 62-jährigen Teilnehmern der Framingham-Studie eine Stichprobe zu ziehen, wobei diejenigen mit koronarer Herzkrankheit ausgeschlossen wurden. Man wollte ja schließlich erforschen, welche Faktoren bei Gesunden die Erkrankung auslösen. 1950 hatte man auf diesem Weg 4393 Mitmachwillige aus der Stichprobe rekrutiert. Zusätzlich kamen noch 734 Freiwillige dazu. So wurde die Studie mit diesen 5127 Teilnehmern gestartet.

Jedem Teilnehmer wurden zunächst folgende Fragen gestellt:

- Erkrankungen in der Familie und eigene Erkrankungen.
- Gewohnheiten in Bezug auf Schlaf, Essen, Trinken, Bewegung, Rauchen, Medikamente.

Folgende Untersuchungen wurden durchgeführt:

- Messung von Größe, Gewicht, Brustumfang, Blutwerte wie zum Beispiel Cholesterin, Blutzucker, Röntgenbild des Brustraumes, EKG und Lungenfunktion.
- Der Blutdruck wird zweimal gemessen, und zwar vor Beginn der Untersuchung vom Arzt und nach der Untersuchung von einer Krankenschwester.

In den Jahren 1956, 1958 und 1960 wurden Zwischenberichte veröffentlicht, denn der amerikanische Kongress wollte schließlich wissen, wofür er sein Geld ausgegeben hatte.

Nach der Datenerhebung begann die Zeit der Auswertung, das heißt, die Ergebnisse wurden interpretiert und in medizinischen Fachmagazinen publiziert. Ab 1960 rollte dann die Publikationswelle der Framingham-Forscher über die medizinische Welt, mehr als 1000 Artikel wurden veröffentlicht, und die Ergebnisse wurden bis heute unzählige Male zitiert.

Die Framingham-Forscher behaupteten, Folgendes bewiesen zu haben:

- Bestimmte Risikofaktoren treten bei Menschen, die eine koronare Herzkrankheit entwickeln, häufiger auf als bei jenen, die von dieser Erkrankung verschont bleiben.
- Diese Risikofaktoren werden vorwiegend durch die Lebensweise bestimmt.
- Durch die rechtzeitige positive Beeinflussung dieser Risikofaktoren lässt sich eine koronare Herzkrankheit vermeiden.

Die Entdeckung dieser Risikofaktoren bezeichnen die Framingham-Forscher und ihre Nachfolger bis heute als »Meilensteine der Medizin«. Die bekanntesten, die sich seit Framingham durchgesetzt haben, lauten:

- Hoher Cholesterinspiegel

- Hoher Blutdruck
- Rauchen
- Ungesunde Ernährung
- Bewegungsmangel
- Übergewicht

Wir reden also über nichts anderes als die Geburtsstunde der heutigen Vorstellung von einem ungesunden Lebensstil und der wissenschaftlichen Legitimation zahlreicher Kampagnen, die auf die Vermeidung dieser Risikofaktoren zielen. Auf dieser Grundlage stehen heute alle staatlichen Gesundheitsprogramme.

Doch es gab schon frühzeitig Ärzte, die große Zweifel hegten, ob die Maßgaben von Framingham tatsächlich aus den Messungen der Studie abgeleitet werden konnten. Herbert Immich, einer der Gründungsväter des Faches »Medizinische Statistik« und »Biometrie« und bis 1982 Leiter des gleichnamigen Instituts an der Universität Heidelberg, störte sich daran, dass die statistische Qualität der Zwischenberichte stetig nach unten ging, während die Aussagen als immer unumstößlicher galten. Hatte man 1956 noch zwischen zufällig ausgewählten Teilnehmern und Freiwilligen unterschieden und die Einteilung der Altersklassen in 5-Jahres-Abständen vorgenommen, erfasste man 1958 die Altersklassen nur noch in Abständen von 10 bis 20 Jahren. Der Zwischenbericht 1960 vereint alle Teilnehmer ohne Rücksicht auf Alter und Geschlecht in einem großen Block, darunter auch die Freiwilligen. So repräsentiert aber die Teilnehmergruppe nicht mehr die Gesamteinwohnerschaft Framinghams, und die Treffsicherheit der Stichprobe wird ohne Not verwässert. Nichtsdestotrotz wird im Zwischenbericht von 1960 behauptet: »Durch frühzeitiges Erfassen der Gefährdeten und Beeinflussung der Lebensweise lassen sich Häufigkeit und Sterberisiko der koronaren Herzkrankheit wahrscheinlich senken.«

Doch sollte man, wie Sie seit unserer NaFu-Studie wissen, mit einer solchen Aussage vorsichtig sein, wenn man keine Interventionsstudie wie NaFu-2 durchgeführt hat. Die Framingham-Studie ist eine reine Beobachtungsstudie wie NaFu-1. Es wurden keine Lebensstiländerungen initiiert und deren Auswirkungen gemessen.

Ein weiterer Kritikpunkt Herbert Immichs bezog sich darauf, dass die Autoren ihre Aussagen mit der Veränderung des relativen Risikos begründeten, mit dem sich, wie wir gesehen haben, sehr einfach große Wirkungen vortäuschen lassen, die in Wirklichkeit nutzlos sind. Die Framingham-Studie war die erste große wissenschaftliche epidemiologische Studie und in meinen Augen auch gleich die erste, bei der mit dieser Verschleierungstaktik gearbeitet wurde. Man veröffentlichte relative Risiken, während die Originaldaten nicht genannt, ganze Messreihen nicht erwähnt wurden. Herbert Immich suchte nach den Originaldaten und fand sie 1987 bei seinem Schüler Martin Schumacher. Der heutige Professor und Direktor des Instituts für Medizinische Biometrie und Medizinische Informatik an der Universität Freiburg brachte aus seiner Zeit in den USA Kopien der Originaldaten mit.

Immich überprüfte die Ergebnisse der Framingham-Studie und schrieb ein Buch darüber, das er im Eigenverlag unter dem Titel *Paradigma Epidemiologie* veröffentlichte. Darin überführt er die Macher der Studie zahlreicher Fehler und Manipulationen. Schauen wir uns einmal die Risikofaktoren genauer an, die seit Framingham unsere Vorstellung von Gesundheitsgefährdung dominieren, angefangen bei den Aussagen über Cholesterin.

Meilenstein Cholesterin

Ein erhöhter Cholesterinwert wird in der Bevölkerung auch heute noch als die Hauptursache von Herzinfarkt und Schlaganfall angesehen. Fettarme Ernährung und medikamentöse Cholesterinsenkung gelten als der wichtigste Schutz vor diesen Erkrankungen. Doch hierbei handelt es sich für mich um nichts anderes als die betriebswirtschaftlich erfolgreichste Irreführung in der Geschichte der Menschheit. Ihre Wurzeln liegen in der Framingham-Studie.

Mitte des 19. Jahrhunderts fanden Forscher an Ablagerungen (Plaques) in den Blutgefäßen den Naturstoff Cholesterin. Cholesterin ist ein wichtiger Baustoff unzähliger Körperstrukturen wie Zellwände, Gehirn, Hormone. Der Körper lässt Cholesterin im Blut zirkulieren, damit es dort, wo es benötigt wird, vorhanden ist. Weil also Cholesterin in den Plaques nachgewiesen wurde, glaubten die Framingham-Forscher an die Hypothese, dass die Höhe des Cholesterinspiegels ein wichtiger Risikofaktor ist für die Entstehung der koronaren Herzkrankheit. Und genau diese Hypothese behaupteten sie bewiesen zu haben und etablierten seit 1961 den Risikofaktor Cholesterin in der Medizinwelt. Und weil Cholesterin auch ein Begleitstoff von Fett, besonders von tierischem Fett, ist, erklärte man in den USA aufgrund der bereits vorgestellten fragwürdigen Studien von Ancel Keys den Verzehr von Fett, besonders von tierischem Fett, ebenfalls gleich zum Risikofaktor. Nun fehlte nur noch die nie nachgewiesene Behauptung, dass fettreduzierte Ernährung langfristig den Cholesterinspiegel senkt, und die Kampagne war perfekt, sehr zur Freude allen voran der Margarineindustrie. Seitdem kämpft Amerika gegen das Fett in der Nahrung, und das mit Erfolg. Versuchen Sie einmal, in den USA etwas normal Fetthaltiges im Supermarkt zu kaufen – keine Chance. Auch Fastfood wird fettarm hergestellt, denn sonst würden die großen Hersteller sofort öffentlich gebrandmarkt.

Seitdem besteht die wichtigste ärztliche Handlung in der Messung des Cholesterinspiegels. Jeder Patient fühlt sich schlecht untersucht ohne Bestimmung dieses Wertes. Milliarden von Messungen und Medikamentenverschreibungen wurden durchgeführt. Und natürlich wurde diese Kampagne in den anderen westlichen Ländern willig fortgeführt. Es bildeten sich einträchtige Allianzen zwischen Margarineproduzenten, Ärzteverbänden, Pharmaherstellern, Krankenkassen, Herzstiftungen, Apothekerinitiativen, Herstellern von Cholesterinmessgeräten, die zusammen mit der Politik dann regelmäßig teure, bunte »Gesundheitsinitiativen« auf uns loslassen, um uns vor den »Gefahren des Herztodes zu retten«. Keine andere Kampagne, die Gesundheit meint, aber auf den Geldbeutel zielt, war so erfolgreich wie der Kampf gegen das Cholesterin. Keine Kampagne hatte so große wirtschaftliche Konsequenzen. Zum einen durch die Ankurbelung des Verkaufs pflanzlicher Fette, allen voran der Margarine, zum anderen durch den Verkauf von cholesterinsenkenden Medikamenten, die auch heute noch zu den weltweit am häufigsten verordneten und umsatzstärksten Arzneimitteln überhaupt zählen.

Doch was sagt die Framingham-Studie überhaupt zum Thema Cholesterin? Ganz im Gegensatz zu der kompromisslos durchgezogenen Antifettkampagne hält Immich die ihr zugrunde liegende Studie besonders in diesem Punkt für äußerst inkonsequent. So unterliegen die Teilnehmerzahlen mysteriösen Schwankungen. Bei etwa 40 Prozent fehlen jegliche Angaben zum Cholesterinwert. Hat man sie vergessen, waren die Proben untauglich, hat das Ergebnis nicht gepasst? Wir wissen es nicht. Es werden Ergebnisse für die gesamte Teilnehmerschaft publiziert, und dabei wird verschwiegen, dass es sich nur um die Ergebnisse für Männer handelt. Vermutlich eine bewusste Täuschung. Denn in den Originaldaten lassen sich nur bei Männern, die eine koronare Herzkrankheit entwickelten, im Vergleich zu denen, die keine entwickelten, marginal höhere Cholesterinspiegel nachweisen. Herbert Immich schaute sich dann die Ergebnisse für Frauen an und stellte fest, dass bei ihnen keinerlei Unterschiede in der Cholesterinverteilung gemessen wurden. Gesunde und erkrankte Frauen hatten also den gleichen Cholesterinwert. Dies ist wohl auch der Grund dafür, dass die Framingham-Forscher die Zahlen für die Frauen bei ihrer Argumentation einfach weggelassen haben.

Anhand der Originaldaten lässt sich laut Herbert Immich zudem nachweisen, dass die Forscher die Alters- und Cholesterinwerte ihrer Teilnehmer durch immer wieder neue Gruppenbildung so lange umverteilten, bis sie ihren Scheinzusammenhang von Cholesterin und koronarer Herzkrankheit »bewiesen« hatten. Dabei ist der einzige Schluss, den die Daten mit Sicherheit zulassen, die Aussage, dass der Cholesterinspiegel mit höherem Alter steigt. Genauso wie man dann graue Haare bekommt. Mit der gleichen statistischen Gewissheit, die der Empfehlung zur Cholesterinsenkung zugrunde liegt, könnte man also auch empfehlen, graue Haare zu färben, um einem Herzinfarkt vorzubeugen.

Doch anstatt diese Fehler zum Anlass zu nehmen, die Cholesterinhypothese noch einmal genauer zu überprüfen, unternahm man in den folgenden Jahrzehnten das genaue Gegenteil. Man senkte ohne medizinische Begründung die Cholesterinnormwerte fortlaufend und machte so Millionen Gesunde zu neuen Patienten. Nähme man den heute geltenden Cholesterinnormwert für die Teilnehmerinnen der Framingham-Studie zum Maßstab, dann wären 90 Prozent von ihnen therapiebedürftig, obwohl keine der Frauen ein besonderes Risiko aufwies, an der koronaren Herzkrankheit zu erkranken. Und die Versäumnisse von damals schlagen sich zuhauf in vielen der nachfolgenden Studien zum Thema Cholesterin nieder.

Ein Beispiel aus eigener Erfahrung: Nach einer Radiosendung, in der ich medizinische Fragen der Hörer beantwortete, bekam ich einen Anruf von einem wissenschaftlichen Leiter eines großen deutschen Lebensmittelkonzerns, der mir juristische Schritte androhte. Ich hatte in der Sendung einer Hörerin gesagt, dass Butter nicht gesundheitsschädigend sei und sie deshalb nicht auf Margarine umsteigen müsse. Dem wissenschaftlichen Leiter erwiderte ich, man möge mir doch einfach aussagekräftige Informationen zusenden, die zeigten, dass Margarine gesünder sei als Butter, und ich würde mich ohne Weiteres in der nächsten Sendung korrigieren. Mir geht es nicht darum, recht zu haben, sondern ich will meine Patienten lediglich auf dem Boden solider Informationen beraten. Daraufhin bekam ich das übliche Werbematerial für Ärzte, Hochglanzkurven ohne Aussagekraft. Dann bat ich um eine kontrollierte Studie. Daraufhin schickte er mir eine Studie, die ich schon kannte. Diese hatte jedoch nichts mit Margarine zu tun, sondern beschäftigte sich mit dem cholesterinsenkenden Medikament Statin. Die Studie zeigte, dass bei Männern die medikamentöse Absenkung des LDL, des sogenannten »bösen« Cholesterins im Blut, eine Senkung der Herzinfarktrate bewirkt. Diese Studie wird immer wieder herangezogen, um die Verschreibung von Cholesterinsenkern bei erhöhten Normwerten zu rechtfertigen. Ich teilte nun dem wissenschaftlichen Leiter mit, dass es in dieser Studie nicht um Margarine gehe, ich die Studie aber dennoch für wichtig erachte. Allerdings fehlt zur Beurteilung des Nutzens einer Cholesterinsenkung noch die Antwort auf die Frage, ob Männer mit einem niedrigeren Cholesterinspiegel dann auch länger leben. Daraufhin erhielt ich einen Brief, in dem wortwörtlich steht, dass es ihm leidtue, mit solchen Studien nicht dienen zu können, weil der Lebensmittelindustrie die Mittel fehlen würden, Studien zu finanzieren, die die Gesamtsterblichkeit mit erfassen.

Dabei sind solche Zahlen durchaus verfügbar. Gesunde Männer mit hohem Cholesterinspiegel erleiden zwar tatsächlich weniger Herzinfarkte, wenn der Cholesterinspiegel abgesenkt wird, aber sie leben nicht länger. Das wiederum legt den Schluss nahe, dass sie vermehrt andere Erkrankungen bekommen, weshalb es eben wissenschaftlich nicht begründet ist, generell eine Senkung des Cholesterinspiegels zu empfehlen. Bei Frauen lässt sich übrigens nicht einmal eine niedrigere Herzinfarktrate messen nach Absenkung des Cholesterinwertes.

Nach heutigem wissenschaftlichem Erkenntnisstand sollte man bei der Beurteilung des Gefährdungsgrades 4 Patientengruppen unterscheiden:

1. Menschen mit schweren Herz- oder Gefäßerkrankungen, also Patienten, die bereits einen Herzinfarkt erlitten haben oder

unter starken Gefäßablagerungen zum Beispiel in den Herzkranzgefäßen leiden (koronare Herzkrankheit). Diese Menschen haben zudem oft Beschwerden, wie sie eine Angina pectoris begleiten, das heißt Schmerzen in der Brust bei körperlicher Anstrengung. Hier besteht schon eine Erkrankung, und die Verhütung weiterer Schäden bezeichnet man als Sekundärprävention.
2. Menschen ohne schwere Vorerkrankungen, also Menschen, die keine entsprechenden Krankheitssymptome haben. Wenn man solchen Menschen empfiehlt, Medikamente einzunehmen, um späteren Krankheiten vorzubeugen, spricht man von Primärprävention.
3. Menschen mit einer erblichen Veranlagung zu Herz- oder Gefäßerkrankungen, also Menschen, in deren Herkunftsfamilie Herzinfarkte oder Schlaganfälle in relativ jungem Alter aufgetreten sind.
4. Menschen, die folgende Merkmale aufweisen: eine echte Zuckerkrankheit, also keine »Prädiabetiker«, Raucher sowie Menschen, die lang anhaltendem, seelisch belastendem Stress ausgesetzt sind.

Für Menschen der ersten Gruppe erweisen sich Statine als geeignet. Sie senken das Risiko, einen zweiten Herzinfarkt zu bekommen. Bei den Patienten dieser Gruppe kann man einen lebensverlängernden Effekt durch Medikamenteneinnahme nachweisen. Es kann jedoch kein Zusammenhang zwischen dem Ausmaß der Cholesterinsenkung und dem Risiko, einen weiteren Herzinfarkt zu bekommen, aufgezeigt werden. Die Medikamente wirken also unabhängig davon, wie stark der Cholesterinspiegel gesenkt wird. Somit kann man sagen, dass der Grund für die Einnahme der Medikamente nicht der erhöhte Cholesterinspiegel ist, sondern die bestehende Herz- oder Gefäßerkrankung. Ein optimaler Cholesterinwert lässt sich mit Studiendaten derzeit nicht begründen. Dies macht durchaus Sinn, wenn man sich daran erinnert, woraus Statine hergestellt werden, nämlich aus Pilzen, ähnlich wie Penicillin. Dies legt eine ganz andere Wirksamkeitshypothese nahe. Statine wirken an den Gefäßwänden infektions- und entzündungshemmend. Vielleicht können sie deshalb bei bestehenden Vorerkrankungen, bei denen also schon Plaques in den Gefäßen gebildet wurden, positiv wirken. Die Cholesterinsenkung wäre dann gar nicht die gewünschte Wirkung, sondern nichts als eine Nebenwirkung, die man in dieser Gruppe jedoch guten Gewissens verantworten kann.

Die zweite ist die mit Abstand größte Gruppe. Allein in den USA wurden durch Absenkung des Cholesterinnormwertes von 240 auf 200 mm/dl plötzlich 40 Millionen Gesunde zu Patienten gemacht, die eine Primärprävention benötigen. Doch es existieren keine überzeugenden Belege dafür, dass eine allgemeine Normwertfestlegung, um das individuelle Risiko eines einzelnen Menschen festzustellen, Sinn ergibt. Von der Höhe des Cholesterinwertes lässt sich nicht zuverlässig auf den Gefährdungsgrad schließen. Ebenso wenig gibt es Belege dafür, dass die Menschen dieser Gruppe von einer Cholesterinsenkung profitieren. Gesunde Männer, denen durch Statine der Cholesterinspiegel gesenkt wurde, haben zwar marginal weniger Herzinfarkte, aber leben nicht länger, weil sich die Nebenwirkungen auch lebensverkürzend auswirken können. Bei Frauen gibt es schon gar keinen Nutzenbeleg. Über 70-Jährige haben möglicherweise ein erhöhtes Krebsrisiko bei Einnahme von Statinen. Die Nutzen-Schaden-Bilanz fällt meiner Meinung nach eher negativ aus, vor allem bei älteren Patienten dieser Gruppe ist von Medikamenten abzuraten. Wenn wir davon ausgehen, dass Statine über eine Entzündungshemmung bei bestehenden Plaques wirken, dann macht diese Beobachtung plötzlich durchaus Sinn. Nur bei den wenigen Menschen, die unentdeckte Plaques haben, wirkt dann dieses Medikament, die übergroße Mehrheit setzt man nur den Nebenwirkungen aus.

Bei Menschen, die zur dritten Gruppe gehören, gibt es Hinweise darauf, dass das Risiko, einen frühen Herzinfarkt zu bekommen, mehr genetische Ursachen hat, als bisher angenommen. Dies gilt nicht nur für Menschen mit einem vererbbaren, extrem hohen Cholesterinspiegel, sondern auch für Menschen mit »normalem« Cholesterinwert.

Die vierte Gruppe ist für die Forschung am interessantesten. Diabetes, Rauchen, lang anhaltender Stress – all dies belastet auch das Immunsystem und damit die körpereigene Abwehr, die dazu dient, Entzündungen auch an den Gefäßwänden entgegenzuwirken. Wenn also Statine bei diesen Menschen wirken – und dafür gibt es insbesondere bei Diabetes Hinweise –, dann vielleicht genau aus diesem Grund. Auch hier geht es nicht um Cholesterinwerte, sondern um eine erhöhte Entzündungsgefahr.

Somit wundert es nicht, wenn ein erfahrener Wissenschaftler wie Frank P. Meyer, ehemaliger Institutsdirektor der Klinischen Pharmakologie an der Otto-von-Guericke-Universität in Magdeburg, folgende Schlüsse zieht: »Über ein halbes Jahrhundert wurde uns von interessierter Seite (Pharmaindustrie, Lebensmittelindustrie, Verlage, Apotheker, Ärzte) die Cholesterol-Legende präsentiert. In 15 guten Studien wurde demonstriert, dass der Effekt der Lipidsenker hinsichtlich der Primärprävention gegen null geht und im Hinblick auf die Sekundärprävention nur sehr marginal ist. In HPS (*Heart Protection Study,* 2002) wurde von den Autoren explizit auf die Bedeutungslosigkeit des Cholesterols verwiesen. Wie man aus der aktuellen Literatur entnehmen kann ..., können Legenden jedoch sehr zählebig sein.« Professor Meyer gilt als profunder Kenner dieser Missstände, und ich nenne ihn hier stellvertretend für viele andere. In einem Telefonat im September 2011 bestätigte er mir nochmals seine Überzeugung und sparte nicht mit deutlichen Worten.

Man kann also mit gutem Recht behaupten, der Cholesterinwert war von Anfang an kein aussagekräftiger Risikofaktor. Dabei gilt wie bei allen biologischen Merkmalen die banale Feststellung, dass absolute Extremwerte – nach oben wie nach unten – immer eine besondere Situation und Gefährdung darstellen können. Aber davon sind nur sehr wenige Patienten betroffen. Ein sinnvoller Einsatz von Cholesterinsenkern dürfte sich insgesamt nur auf einen Bruchteil all der Patienten beschränken, denen sie heute verschrieben werden. Die anderen bekommen nur die Nebenwirkungen zu spüren.

Und diese sind heftig. Nach 50 Jahren Cholesterinsenkung und einem Milliardengeschäft kommt nun langsam heraus, was man damit angerichtet hat. In einer groß angelegten Studie, die unter Verwendung der Patientendaten von Hausärzten in England und Wales zustande kam, wurden die Daten von 2 Millionen Patienten von 2002 bis 2008 gesammelt. 200 000 der Teilnehmer bekamen innerhalb des Beobachtungszeitraums erstmalig Statine verordnet. Dabei zeigte sich, dass diese Patienten ein erhöhtes Risiko für Muskelerkrankungen, Grauen Star, tödliches Nierenversagen und Leberfunktionsstörung aufwiesen, aber auch ein niedrigeres Risiko für Ösophaguskrebs [Speiseröhrenkrebs] zeigten. Damit ist ein ursächlicher Zusammenhang noch nicht bewiesen, aber da eine Dosiserhöhung auch die Nebenwirkungen verstärkte und sich die Nebenwirkungen 1 bis 3 Jahre nach Absetzen von Statin normalisierten, liegt der Verdacht nahe, dass das Medikament die Schuld trägt. Wie viele dieser Patienten Statine unnötig verordnet bekommen, kann man nur mutmaßen. Die Autoren der Studie empfehlen jedenfalls, die Dosierung deutlich zu reduzieren. Übrigens kam diese Studie vor allem deshalb zustande, weil man andere Einsatzgebiete von Cholesterinsenkern überprüfen wollte. Viele positive Wirkungen, die man Statinen vorschnell zuschrieb, haben sich nicht bestätigt, so beispielsweise bei Rheuma oder Altersdemenz. Einzig Speiseröhrenkrebs trat messbar weniger auf unter Einfluss der Medikamente, schreiben die Autoren.

Doch auch das stimmt nicht, wie ich bei genauerer Lektüre der Studie erschüttert feststellen musste. Die absoluten Zahlen, die dankenswerterweise aufgeführt sind – eine Seltenheit, die jedem die direkte Überprüfung der Risikowerte ermöglicht –, zeigen, dass das Speiseröhrenkrebsrisiko unter Einnahme von

Cholesterinsenkern nicht sank, sondern sogar stieg. Im Beobachtungszeitraum erkrankten von 1 777 463 Patienten, die keine Statine einnahmen, 1515 an Speiseröhrenkrebs, also 0,085 Prozent. Von 225 830 Patienten, die in dieser Zeit Statine neu verordnet bekamen, erkrankten 294, also 0,130 Prozent. Vergleichen wir diese Prozentzahlen, können wir also eine absolute Steigerung des Risikos von 0,045 Prozent (relative Steigerung von 53 Prozent) in der Statin-Gruppe erkennen und eben keine Absenkung. Das bedeutet, dass in der Gruppe von Patienten, die erstmals Statine einnahmen, wahrscheinlich 102 Personen in einem Beobachtungszeitraum von 6 Jahren an Speiseröhrenkrebs aufgrund der Statine erkrankten. Wem kann man eigentlich in diesem Tollhaus namens medizinische Wissenschaft noch glauben, ohne selbst nachzurechnen?

Versuchen wir nun eine Schätzung darüber vorzunehmen, wie viele Menschen in Deutschland bei der Einnahme von Statinen mit Nebenwirkungen zu rechnen haben. Ich nehme dafür die absoluten Zahlen aus der englischen Studie und übertrage sie auf Deutschland. Unter statistischen Gesichtspunkten ist ein solches Vorgehen nicht ganz korrekt, denn bei solchen Zahlenmengen müsste bedacht werden, dass in Deutschland andere Einflüsse gelten könnten als in England. Da aber noch niemand eine solche Schätzung für Deutschland vorgenommen hat, behelfen wir uns mit diesem Vergleich.

Wenn wir also die Zahlen von England auf 3,7 Millionen Bundesbürger, die täglich Statine einnehmen, bezogen auf ein Jahr übertragen, schätze ich folgende Erkrankungszahlen durch Statine, die zu den bereits bestehenden Fällen hinzukommen. Diese Zahlen beziehen sich also auf zusätzliche Erkrankungen pro Jahr:

279 Fälle von Speiseröhrenkrebs
1357 Fälle von schwerer Muskelerkrankung
1406 Fälle von akutem Nierenversagen
2881 Fälle von schwerer Leberfunktionsstörung
19 401 Fälle von Grauem Star (Katarakt)

Wie oft kam es vor, dass ich in der Sprechstunde Muskelbeschwerden eines Patienten auf Statine zurückführen konnte, weil die Beschwerden erst dann einsetzten, als er begann, Statine einzunehmen. Wenn keine schwerwiegenden Gründe vorliegen, die dagegen sprechen, rate ich in solch einem Fall dazu, die Medikamente abzusetzen, was zumeist dann auch die Muskelbeschwerden verschwinden lässt. Und diese eher leichten Beschwerden zählen meist noch gar nicht zu den schweren Muskelerkrankungen, ganz abgesehen von den anderen ernsten Nebenwirkungen, die wir oben aufgelistet haben.

Sie sehen, wie wichtig es ist, dass in medizinischen Studien Originalzahlen angegeben werden, denn nur dann kann jeder die Ergebnisse überprüfen. Wie viele Menschen aufgrund solcher schwerer Nebenwirkungen gestorben sind, ist nicht herauszufinden, doch die Erkrankungen, um die es geht, sind zum Teil lebensbedrohend. Eine Zahl zum Vergleich: Im Jahr 2010 starben auf deutschen Autobahnen 430 Menschen und 4924 wurden schwer verletzt. Ich schätze die schweren Folgen durch Verordnung von Statinen auf eine ähnliche Größenordnung. Selbstverständlich gibt es auch Patienten, die durch die Einnahme von Statinen länger leben, aber ich vermute, dass die meisten der Patienten, denen Statine verordnet werden, keinen Nutzen davon haben und den damit verbundenen Nebenwirkungen umsonst ausgesetzt werden. Ganz zu schweigen von den immensen Geldsummen, die dabei bewegt werden und einem ganz anderen Zweck dienen als dem Patientenwohl.

Meilenstein Blutdruck

Die Framingham-Studie etablierte auch den erhöhten Blutdruck als einen wichtigen Risikofaktor für die Entwicklung einer koronaren Herzkrankheit. Ja, zu hoher Blutdruck ist ein bedeutender Risikofaktor, die Frage ist nur, ab welchem Wert das Risiko erhöht ist. Meiner Meinung nach legte wiederum die Framingham-Studie die Basis für einen viel zu niedrigen Grenzwert. Und auch in diesem Bereich lässt die Studie bezüglich ihrer Datenerhebung in meinen Augen einiges im Dunkeln. Etwa werden nicht die beiden Blutdruckmessungen von Arzt und Krankenschwester getrennt aufgeführt, sondern nur die erste Messung angegeben. Jeder, der bis hierher gelesen hat, weiß, was das bedeuten kann: Man nimmt den Wert, der besser zum gewollten Ergebnis passt. Auch hier sind die Unterschiede zwischen den Teilnehmern, die eine koronare Herzkrankheit entwickeln, und denen, die keine entwickeln, nicht dramatisch. Und auch hier fallen vor allem im höheren Alter höhere Werte auf, also dann, wenn die meisten Menschen eine koronare Herzkrankheit entwickeln – oder eben nicht, trotz höherer Werte. Wir sind wieder bei der unsinnigen Logik der grauen Haare als Risikofaktor. Bei der Beurteilung des vorhandenen Wissens zum Thema Blutdruckstudien beziehe ich mich auf einen Artikel von Frank P. Meyer im *Hessischen Ärzteblatt* von 2003 und ein Telefonat mit ihm: In einer breit angelegten Übersichtsarbeit aus dem Jahr 1990 wird behauptet, dass eine medikamentöse Behandlung von Patienten mit zu hohem Blutdruck die Schlaganfallrate um 42 Prozent senkt und jene für Herzerkrankungen um 14 Prozent. Schaut man sich die Ergebnisse genauer an, entdeckt man die irreführende Darstellung. Es geht wieder einmal um das relative Risiko. In Wirklichkeit stellt sich die Situation so dar: Wenn 62 Patienten über 5 Jahre Medikamente gegen zu hohen Blutdruck verabreicht bekommen, kann ein einziger Herzinfarkt oder Schlaganfall verhindert werden. Es profitiert also nur ein einziger Patient, 61 weitere haben keinen Gewinn, sondern werden lediglich den Nebenwirkungen ausgesetzt. Das hört sich deutlich weniger beeindruckend an, als die Angabe von 42 Prozent vermuten lässt.

Zitiert wird häufig auch eine andere Übersichtsarbeit, die angeblich belegt, dass Bluthochdruckpatienten, wenn sie medikamentös behandelt werden, eine Verringerung des Herzinfarktrisikos von 28 Prozent aufweisen. Prüft man genau nach, stellt sich heraus, dass in absoluten Zahlen nur ein Patient von 270 profitiert.

Eine Arbeit aus dem Jahr 1998 konnte dagegen zeigen, dass bei 50- bis 80-jährigen Frauen und Männern eine medikamentöse Senkung des Blutdrucks bei Werten unter 160/90 mmHg keinen Schutz vor Herzinfarkten oder Schlaganfällen mit sich bringt. Dort zeigten Patienten dieses Alters bei Werten unterhalb 120/75 mmHg sogar wieder einen Risikoanstieg.

Und schließlich bewertete der kalifornische Mathematiker Sidney Port im Jahr 2000 die Framingham-Daten, die heute zugänglich sind, fachlich korrekt, und zwar unter Zuhilfenahme eines zeitgemäßen mathematischen Modells. Dabei fand er heraus, dass es alters- und geschlechtsspezifische Schwellenwerte gibt, die erst überschritten werden müssen, bevor man bei Bluthochdruck von einem Risikofaktor sprechen kann. Seine Faustregel für den oberen Wert lautet:

Bei Männern: 120 mmHg plus zwei Drittel des Alters. Bei einem 60-Jährigen also ein oberer Wert von 160 mmHg.

Bei Frauen: 114 mmHg plus fünf Sechstel des Alters. Bei einer 60-Jährigen also ein oberer Wert von 164 mmHg.

Erst ab diesen Werten sollte man meines Erachtens über medikamentöse Blutdrucksenkung allgemein nachdenken.

In Deutschland wird als Obergrenze meist ein Wert von 140/90 angegeben. Liegt man an 2 Tagen darüber, wird erhöhter Blutdruck diagnostiziert. Das sind 15 bis 20 Millionen Patienten allein in Deutschland. Doch bei Weitem nicht jeder sollte behandelt werden. Einem praktischen Arzt fehlt angesichts dieser deutlichen Unterschiede in der Bewertung die Sicherheit, um korrekt zu beraten. Ich denke, dass der allgemein akzeptierte Normwert von 140/90 mmHg zu niedrig angesetzt ist und dass therapeutische Überlegungen erst ab Werten von 160/100 mmHg Sinn machen. Dies gilt ausdrücklich nicht für die wenigen Patienten, die zum Beispiel schwere Nierenschäden oder andere schwere Gefäßschäden haben, hier gelten andere Maßgaben. Aber bevor man 20 Millionen Patienten behandelt und Nebenwirkungen aussetzt, sollte man genauer prüfen, wer tatsächlich ein Risikoprofil aufweist.

Meilenstein Übergewicht

Dass das Thema Übergewicht ein hervorragendes Geschäftsmodell ist und die angeblichen Gesundheitsgefährdungen von übergewichtigen Menschen so gar nicht stimmen, haben wir bereits im ersten Kapitel geklärt. Seit Jahren berate ich Menschen, die trotzdem abnehmen möchten, und zwar nicht nur aus Gründen der Mode, sondern weil man ihnen seit der Framingham-Studie gebetsmühlenhaft beibringt, dies sei gesund. Die meisten haben bereits unzählige Versuche hinter sich, bewiesen zähe Disziplin, und dennoch hat es noch kein einziger übergewichtiger Patient, den ich kenne, geschafft, nennenswert und dauerhaft mit fettarmer Ernährung oder einer anderen Diätform Gewicht zu verlieren. Abzunehmen ja, aber eben nicht, das Gewicht auch zu halten. Nach einer Diät folgt der Jo-Jo-Effekt, und zwar so sicher wie Christine Neubauer nach der »Tagesschau«. Ist es die erste Diät, dann kommt der Jo-Jo-Effekt noch verzögert, aber nach jeder weiteren Diät erfolgt er immer schneller, der Körper lernt schließlich dazu.

Da ich dies nun seit 20 Jahren erlebe, habe ich angefangen, den offiziellen Ernährungs- und Abnehmempfehlungen zu misstrauen, wie sie viele Universitätsinstitute oder Gesellschaften wie die Deutsche Gesellschaft für Ernährung mit großem Nachdruck verbreiten. Wann immer ich die Originalarbeiten lese, stellen sich die tatsächlichen wissenschaftlichen Erkenntnisse völlig anders dar, ähnlich wie beim Thema Cholesterin. Ich fasse den Kenntnisstand hier kurz zusammen:* Das Gewicht wird vor allem von den Genen bestimmt, das zeigen Studien mit Zwillingen oder adoptierten Kindern sehr eindrucksvoll. Dieses genetisch definierte Gewicht lässt sich langfristig kaum beein-

---

* In meinem Buch *Lizenz zum Essen* analysiere ich umfassend den Wissensstand zu den Themen Ernährung und Gewicht und im *Lexikon der Fitnessirrtümer* kläre ich zusammen mit dem Lebensmittelchemiker Udo Pollmer und der Biologin Susanne Warmuth die Mythen über den Zusammenhang von Fitnesssport, Gesundheit und Gewicht auf.

flussen, selbst durch eine chirurgische Fettabsaugung nicht, es wächst alles nach. Mollige Menschen essen in der Tendenz sogar weniger als Schlanke, wahrscheinlich weil ihr genetisch definiertes Unterhautfettgewebe sie besser vor Wärmeverlust schützt. Während regelmäßig alle (!) Methoden, gesund abzunehmen, langfristig versagen, sind die gesundheitlichen Nebenwirkungen ständiger Abnehmversuche und Jo-Jo-Effekte gut bekannt: etwa Gallensteine, Osteoporose, Depressionen und eine verringerte Lebenserwartung. Stress scheint bei vielen Menschen das Wachstum eines besonderen Fettgewebes im Bauchraum zu beeinflussen. Das könnte erklären, warum Menschen, die besonders stark unter Druck gesetzt werden, abzunehmen, paradoxerweise zunehmen, das gilt auch für Kinder. Und umgekehrt: Wer Sorgen und hohe Belastungen reduzieren kann, merkt dies oft sogar an einem geringen Gewichtsverlust. Davon abgesehen gibt es wenige extrem fettleibige Menschen, die gravierende gesundheitliche Nachteile haben und bei denen es aus mehreren Gründen sinnvoll wäre, Gewicht zu reduzieren. Für diese wenigen Menschen hat die Medizin bisher keine wirkungsvollen Therapien entwickelt außer chirurgische Verstümmelungen von Magen und Darm, deren Langzeitfolgen nicht sicher erforscht sind.

Gerade Kinder würden immer dicker und die gesundheitlichen Folgen wären unabsehbar, lesen wir ständig. Vielleicht erstaunt Sie wie mich, dass es jedoch keine Langzeitergebnisse gibt, die mit statistisch korrekt ermittelten Stichproben diese Behauptung untermauern würden. Lassen Sie sich von Zeitungen und Fernsehen nicht täuschen. Dort werden die Katastrophenmeldungen über die angebliche Übergewichtsepidemie immer mit Bildern sehr fettleibiger Menschen verbunden. Das ist irreführend. Die Daten, die wir zum Übergewicht haben, wie die Untersuchung von Schulanfängern, zeigen, dass die Zahl von übergewichtigen Kindern in keiner Weise besorgniserregend ist. Deshalb machen Sie sich lieber ein eigenes Bild und schauen Sie in die Schulklasse oder Kindergärten Ihrer Kinder. Wo sind sie denn, die Massen dicker Kinder? Es ist eher so, wie es immer war. Es gibt 1, 2 Bohnenstangen und 1, 2 Moppelchen. Vom Übergewichtigendrama keine Spur.

Meilenstein Bewegungsmangel

Ein bisschen Bewegung schadet nicht. Das sagten schon die Großeltern, und wer will dem widersprechen? Nur, was ist ein bisschen Bewegung und um welche Art von Bewegung geht es? Seit Framingham überbieten sich Sportwissenschaftler und -mediziner mit Behauptungen über die fantastischen gesundheitlichen Effekte von Sport, ohne jedoch eine brauchbare, qualitativ hochwertige Studie zuwege zu bringen, die dies auch belegen kann. Wohingegen Sportverletzungen und Dauerinfektionen bei Menschen, die intensiv Sport treiben, gut nachgewiesen sind. Doch dadurch würde ich mir nicht den Spaß am Sport verderben lassen. Unsportliche Menschen jedoch mit der Drohung, sie bekämen sonst Krebs oder Herzinfarkt, zum Sport zu nötigen, ist nicht begründbar. Wenn man über Sport Freude und Körpergefühl, Stressabbau, Gemeinschaft und Naturerlebnisse vermittelt, dann braucht man keine Studien, um ihn als positiv einzuschätzen – er ist es. Deshalb sollten Sportprogramme aber lieber über Vereine statt von Krankenkassen angeboten werden, die dann wieder über Krankheitsrisiken, also Ängste, zur Teilnahme motivieren.* Aus dem *Lexikon der Fitnessirrtümer* nun ein Beispiel, wie selbst die Koryphäen der Sportwissenschaft mit Daten umgehen.

Die berühmte Harvard-Alumni-Studie, Teilnehmer waren ehemalige Absolventen der Harvard University, wird immer dann zitiert, wenn jemand belegen will, dass Bewegung nachweislich zu weniger Krankheiten führt. Nur leider ist die Harvard-Alumni-Studie in meinen Augen nichts als Datentrickserei. Die Forscher mischten über mehrere Veröffentlichungen hinweg 8 Bewegungsgruppen je nach Bedarf durcheinander. Ursprüng-

---

* Weiterführend Udo Pollmer, Susanne Warmuth, Gunter Frank: *Lexikon der Fitnessirrtümer*

lich schnitten die Bewegungsfaulsten gesundheitlich am schlechtesten und die Sportlichsten am besten ab. Nur leider waren die Zweitsportlichsten gesundheitlich die Zweitschlechtesten, die fünfte Gruppe dafür am Zweitbesten. Daraus lässt sich eben nicht ableiten, dass mehr Sport zu mehr Gesundheit führt, sonst wäre eine kontinuierliche Verbesserung zu sehen gewesen. Erst durch Neukombination derselben Daten und Zusammenlegen einiger Gruppen konnten die späteren Publikationen das Bild einer kontinuierlichen Abnahme des Erkrankungsrisikos bei Zunahme von Bewegungsaktivität malen. Ein billiger Bilanztrick. Der verantwortliche Harvard-Professor und Ultramarathonläufer Ralph Paffenbarger und sein Team veröffentlichten Dutzende Artikel. Paffenbarger wurde sehr einflussreich in der amerikanischen Gesundheitspolitik und 1996 für seine Forschung mit dem ersten olympischen Preis für Sportwissenschaften ausgezeichnet. Manipulation und olympische Ehrungen, das scheint nicht auf sportliche Leistungen begrenzt zu sein.

Meilenstein ungesunde Ernährung

Ähnlich wie beim Thema Bewegung und Gewicht wurden seit Framingham unzählige wissenschaftliche Studien veröffentlicht, die die angeblichen Gefahren ungesunder Ernährung nachweisen wollten. Doch nach den Maßstäben des Studien-TÜV gibt es keinen einzigen handfesten Nachweis, dass eine der Ernährungsempfehlungen, die uns in den letzten 60 Jahren als gesund verkauft wurden, tatsächlich gesundheitliche Vorteile bietet gegenüber einem Ernährungsverhalten, bei dem man einfach isst, was einem schmeckt. Die wenigen aussagekräftigen Studien, wie die qualitativ hochwertige amerikanische Women's Health Initiative (WHI), bei der fast 49 000 Frauen im Alter zwischen 50 und 69 Jahren über einen Zeitraum von 8 Jahren beobachtet wurden, belegen dies eindeutig. Die Teilnehmerinnen, die die ganze Zeit über eine fettarme, an Obst, Gemüse und Ballaststoffen reiche Ernährung zu sich genommen hatten, litten nicht weniger unter Herz- und Kreislauferkrankungen oder Brust- und

Darmkrebs. Die Liste ließe sich beliebig weiterführen. Wer heute noch behauptet, Obst und Gemüse schütze vor Krebs oder Fettreduktion vor Herzinfarkt, hat seine Hausaufgaben nicht gemacht. Oder wie soll man die konsequente Nichtbeachtung wissenschaftlicher Fakten eigentlich nennen?

Wer sich über den Stand des statistischen Wissens zum Thema Prävention und Lebensstil informieren möchte, findet bei Ingrid Mühlhauser Rat, Professorin an der Universität Hamburg. Sie hat auf diesem Gebiet in Deutschland den besten Überblick, was als wissenschaftlich gesichert gelten kann, und was nicht.

Meilenstein Rauchen

Es ist heute statistisch eindeutig belegt, dass ein Raucher, wenn er aufhört zu rauchen, länger lebt. Je früher er aufhört, umso besser. Empfehlungen, mit dem Rauchen aufzuhören oder besser erst gar nicht damit anzufangen, machen also medizinisch Sinn. Das ist die einzige Behauptung aus der Framingham-Studie, die in gut gemachten und seriös interpretierten Studien bestätigt wird.

Obwohl die anderen Aussagen der Framingham-Studie von Anfang an leicht zu widerlegen gewesen wären, haben sie sich dennoch durchgesetzt. Der Erfolg der Framingham-Studie und die vielen medizinischen Karrieren, die darüber möglich wurden, haben für mich bis heute den Maßstab gesetzt, wie man mit manipulativem Datenumgang Therapien in der Medizin etabliert.

Zum Wohle des Patienten?
Wem die Lehrmeinung in Wahrheit dient

Die Hüter über die Regeln wissenschaftlichen Arbeitens in der Medizin sind die Hochschulen und die dort tätigen Professoren und Chefärzte. Lehre und Forschung gehören in unserer Hochschulphilosophie zusammen und sollen garantieren, dass Studenten anhand der neuesten Erkenntnisse ausgebildet werden. Um dies zu leisten, müssen die Professoren jedoch in der Lage sein, nach den Regeln guter Medizin Bekanntes stets zu überprüfen, neue Erkenntnisse objektiv und unabhängig zu diskutieren, zu prüfen und die Lehrmeinung dann nach sorgfältiger Abwägung anzupassen. Sie haben auch die Verpflichtung, Fehler ohne Rücksicht auf Gesichtsverlust der alten Meinungsführer zu revidieren, um Schaden vom Patienten abzuwenden. Die Professoren an den medizinischen Fakultäten der Hochschulen haben somit die Aufgabe, uns vor schlechter Medizin zu schützen. Genau dafür werden sie aus Steuergeldern der Gemeinschaft bezahlt.

Und sie legen schließlich auch selbst höchsten Wert darauf, dass man sie an diesem Anspruch misst. Aus diesem Grund war die Wissenschaftswelt äußerst aufgebracht, als Anfang 2010 herauskam, dass der damalige Verteidigungsminister Karl-Theodor zu Guttenberg bei seiner Doktorarbeit in großem Ausmaß »geschummelt« hatte. 20 Prozent seines Textes waren teils wörtlich, teils leicht verändert von anderen Autoren übernommen worden, ohne die Herkunft überhaupt oder fachlich korrekt zu benennen. Keine Kleinigkeit, zumal ein Doktorand vorher schriftlich versichert, dass er seine Arbeit eigenständig, ohne die Hilfe Dritter verfasst und nur mit den angegebenen Quellen und Hilfsmitteln angefertigt hat. Über 20 000 Wissenschaftler unterschrieben einen offenen Brief an die Bundeskanzlerin, in dem unter anderem Folgendes zu lesen war:

»Die meisten von uns unterrichten zudem jüngere Studierende. Nicht selten ist es unsere Aufgabe, ihnen die Grundlagen wissenschaftlichen Arbeitens zu vermitteln. Wir halten die Studierenden dabei dazu an, von Anfang an sehr genau darauf zu achten, korrekt zu zitieren und jedes Hilfsmittel als solches kenntlich zu machen. Wir tun dies nicht, weil wir ›Fußnotenfanatiker‹ sind oder im ›Elfenbeinturm‹ sitzen und nicht wissen, was im wahren Leben zählt. Es geht uns schlicht darum, das Verständnis dafür weiterzugeben, dass wissenschaftlicher und damit gesellschaftlicher Fortschritt allein dann möglich ist, wenn man sich auf die Redlichkeit in der ›scientific community‹ verlassen kann. ... Durch die Behandlung der Causa Guttenberg als Kavaliersdelikt leiden der Wissenschaftsstandort Deutschland und die Glaubwürdigkeit Deutschlands als ›Land der Ideen‹.«

Das sind klare Worte. 20 000 Wissenschaftler beschrieben in diesem Brief, wie sie ihre eigene Arbeit als deutsche Wissenschaftler wahrnehmen, nämlich als ehrlich und redlich. Angesichts des vielfältigen Regelbruchs in der medizinischen Forschung frage ich mich, wie hoch die Latte für Redlichkeit und Anstand dort tatsächlich liegt, und wundere mich schon, mit welcher Selbstsicherheit manche prominente Vertreter der Hochschulmedizin in der Causa Guttenberg aufgetreten sind. Prof. Dr. med. Karl Lauterbach, Mediziner, Wissenschaftler und gesundheitspolitischer Sprecher der SPD, sagte in einem Redebeitrag im Deutschen Bundestag: »Dann können wir die wissenschaftliche Arbeit einstellen, ich kann doch niemals mehr einem Studenten irgendetwas vorwerfen, wenn wir das durchgehen lassen. ... Das wird langfristig den Wissenschaftsstandort in Deutschland massiv beschädigen ... es geht auch um die Grundlage unserer Wissenschaftsrepublik ... wir können nicht einen Bildungs- und Wissenschaftsbetrüger im Amt belassen.«

Führende Vertreter der Wissenschaft nehmen also eine geschummelte Doktorarbeit zum Anlass, den Wissenschaftsstandort bedroht zu sehen? Auch wenn diese Doktorarbeit von einem ehemaligen Minister stammt, ist es doch viel entscheidender für den Wissenschaftsstandort Deutschland, ob die führenden Repräsentanten deutscher Universitäten ordentlich arbeiten. Denn ihre Arbeit verstaubt nicht in irgendwelchen Archiven, sondern ist der Maßstab für die Ausbildung Tausender Nachwuchswissenschaftler und in der Medizin für die tägliche Behandlung von Patienten. Ganz entscheidend für die Medizin ist dabei die Frage, wie die wissenschaftliche Grundlage von Diagnostik und Therapie, gemeinhin als Lehrmeinung bezeichnet, entsteht.

Wie entsteht eine Lehrmeinung?

Unter Lehrmeinung in der Medizin versteht man das therapeutische Vorgehen, das Studenten lernen müssen, um ihre Prüfung zu bestehen. Sie prägt ganz entscheidend die Behandlung in Krankenhäusern und Arztpraxen und wird sehr stark von Hochschulprofessoren beeinflusst, die auch meist in den Vorständen der Fachgesellschaften tonangebend sind. Da ich aus vielen, zum Teil bereits beschriebenen Gründen der Meinung bin, dass sowohl die statistische Datenlage als auch die therapeutischen Erfahrungen gegen viele angewandte Therapien sprechen, deren Befürworter aber wiederum für sich in Anspruch nehmen, die Lehrmeinung zu vertreten, wollte ich wissen, wie man sich das Zustandekommen der Lehrmeinung heute eigentlich vorstellen muss.

Genau diese Frage habe ich den wichtigsten Institutionen im Gesundheitssystem gestellt. Wer legt die Lehrmeinung fest und setzt sie durch? Wie wird sie überprüft und von wem? Ich wandte mich unter anderem an den Spitzenverband der gesetzlichen Krankenkassen, die Kassenärztliche Bundesvereinigung, die

Bundesärztekammer, das Bundesministerium für Gesundheit und die Deutsche Krankenhausgesellschaft e.V.

Zunächst überrascht, dass keiner meine Frage so genau beantworten konnte. Es gibt keinen gesetzlichen Auftrag, der festlegt, wer für das Erstellen der Lehrmeinung zuständig ist und wie dabei vorgegangen werden soll. Letztlich gibt es keine klare Regelung, wie die Behandlungsempfehlungen entwickelt werden sollten. Der Gesetzgeber erklärt sich für nicht zuständig und delegiert diese Aufgabe an die ärztliche Selbstverwaltung lediglich mit der Vorgabe aus dem Sozialgesetzbuch V § 2: »Qualität und Wirksamkeit der Leistungen haben dem allgemein anerkannten Stand der medizinischen Erkenntnisse zu entsprechen und den medizinischen Fortschritt zu berücksichtigen.« Eine Lehrmeinung zu entwickeln, ist also Privatsache der Ärzte. Es gab dafür lange keine Strukturen, durch die man hätte erkennen können, ob der Lehrmeinung eine gründliche Analyse des aktuellen Forschungsstandes voranging oder ob sie mehr oder weniger den Privatinteressen einflussreicher Hochschulprofessoren folgte.

Der Sachverständigenrat im Gesundheitswesen, ein Beratergremium für das Bundesgesundheitsministerium vergleichbar mit den 5 Wirtschaftsweisen, war wohl deshalb mit der langjährigen Praxis, den anerkannten Stand in der Medizin festzulegen, nicht zufrieden und bat in seinem Sondergutachten im Jahr 1995, »eine Sammlung von diagnostischen und therapeutischen Empfehlungen, Leitlinien und Richtlinien (Standards) zu beginnen, die dem Ziel der Verbesserung der Qualitätssicherung dienen soll«. Diese Aufgabe wurde der Arbeitsgemeinschaft der Wissenschaftlichen Medizinischen Fachgesellschaften e.V. (AWMF) übertragen, die derzeit 158 medizinische Fachgesellschaften wie die Deutsche Gesellschaft für Chirurgie, die Deutsche Gesellschaft für Angiologie (Gefäßmedizin) oder die Deutsche Gesellschaft für Innere Medizin repräsentiert. Jede Fachgesellschaft soll nach Vorgaben der AWMF die Behandlungsleitlinien für ihr Fachgebiet erstellen, die Deutsche Hochdruckliga also die Leitlinien für Bluthochdruck, die Deutsche Diabetes Gesellschaft jene für die Behandlung von Zuckerkrankheit. Und auf genau diese Leitlinien verwiesen mich alle angeschriebenen Institutionen.

In der Praxis werden die Leitlinien zumeist von Hochschulprofessoren verantwortet und können auf der Homepage der AWMF aufgerufen werden. Um ihre Qualität zu sichern, werden die Fachgesellschaften auch in Deutschland dazu angehalten, ihre Leitlinien nach den Regeln für gute Medizin, also der Evidenzbasierten Medizin (EBM), die mittlerweile international anerkannt sind, zu erstellen. Damit jeder schnell beurteilen kann, ob eine Leitlinie auf qualitativ hochwertigen Quellen basiert, sollen sie mit Evidenzklassen versehen werden. Es ist unabdingbar, dass die darauf fußenden Empfehlungsgrade fachlich korrekt vergeben werden. Doch anders als bei der Vergabe von Hotelsternen, die von einer übergeordneten Stelle, dem Deutschen Hotel- und Gaststättenverband e.V. (DEHOGA), vergeben und überprüft werden, unterziehen die Autoren die Quellen ihrer medizinischen Leitlinien zwar einem Studien-TÜV, vergeben die Empfehlungsgrade aber selbst. Die Vertreter der Lehrmeinung gehen zwar zum TÜV, prüfen aber selbst und geben sich anschließend selbst die Plakette. Eine Qualitätssicherung, wie sie für unsere Autos entwickelt wurde, hat die Medizin offenbar nicht nötig.

Man geht also davon aus, dass die Fachgesellschaften dazu in der Lage sind, den Studien-TÜV korrekt durchzuführen. Und genau da liegt das Problem. Selbstverständlich kann ich als einzelne Person die Leitlinien von 153 Fachgesellschaften nicht alle bewerten und überprüfen. Es sind sicher sorgfältig erstellte und hochwertige Leitlinien darunter. Aber in den Gebieten, auf die ich spezialisiert bin, sowohl als praktisch tätiger Arzt als auch durch Studium der entsprechenden internationalen Literatur, stoße ich auf viele Ungereimtheiten in den Leitlinien. Das betrifft zum Beispiel die Adipositas-Leitlinien (Fettsucht-Leitlinien), die Leitlinien der Diabetologen, der Herzspezialisten, für Krebsvorsorge, der Ernährungsmediziner. Hier hege ich große Zweifel bezüglich ihrer soliden Basis, und das ist ein ernsthaftes Problem. Zwar betonen alle Institutionen, es handle sich bei diesen Leitlinien nicht um bindende Therapieempfehlungen an die Ärzte, und jeder Arzt könne selbst entscheiden, ob er sich daran hält. Doch machen wir uns nichts vor: Was passiert einem praktizierenden Arzt denn im Falle einer gerichtlichen Auseinandersetzung wegen einer angeblich falschen Behandlung? Der Richter würde Gutachter bestellen, und zwar genau aus dem Umkreis der AWMF, denn sie gilt als höchste fachliche Instanz, und anschließend im Sinne solcher Leitlinien entscheiden. De facto ist der stark bindende Charakter der Leitlinien gegeben.

Nehmen wir als Beispiel die evidenzbasierte Adipositas-Leitlinie. In der Leitlinie »Prävention und Therapie der Adipositas« von 2007, herausgegeben von der Deutschen Adipositas-Gesellschaft, der Deutschen Diabetes Gesellschaft, der Deutschen Gesellschaft für Ernährung, der Deutschen Gesellschaft für Ernährungsmedizin, erstellt von den führenden Hochschulprofessoren der entsprechenden Universitätsinstitute, kann man Hypothesen lesen, die längst widerlegt sind. So wird zum Beispiel erklärt, dass Übergewichtige mehr an Zuckerkrankheiten, Herzkrankheiten, Gicht oder Asthma leiden, verschwiegen wird jedoch, dass Übergewichtige oft länger leben! Sie überstehen eine Krankheit oft besser. Weiter heißt es in den Leitlinien, dass Übergewichtige häufiger Krankheiten haben, und zwar umso mehr, je übergewichtiger sie sind, gemessen an einem angeblichen Normalgewicht. Auch dieser Zusammenhang lässt sich mitnichten halten. Sichtet man die weltweit verfügbaren Studien, muss man zu dem Schluss kommen, dass zwar extrem dünne und extrem dicke Menschen gesundheitliche Nachteile haben, die Millionen Molligen dazwischen jedoch mindestens genauso gesund sind wie Schlanke, besonders in höherem Alter. Wieso lesen wir davon nichts in einer evidenzbasierten Leitlinie?

Da wir das Thema der gesundheitlichen Gefahr durch Fettverzehr schon umfassend als Marketingmaßnahme entlarvt haben, schauen wir uns einmal an, was die Autoren zum Thema

Fett und Gewicht zu sagen haben. Dazu lesen wir auf Seite 41: »Nach einer hypokalorischen Kost von ca. 500 kcal/Tag erwies sich aber eine fettarme, kohlenhydratreiche Ernährung hinsichtlich Gewichtsstabilisierung und Langzeitergebnissen einer energiedefinierten Mischkost von ca. 1800 kcal/Tag überlegen, sodass ein solches Ernährungsregime besonders für die Stabilisierung des Körpergewichtes und nach Gewichtssenkung zu empfehlen ist (Toubro et al., 1997, Evidenzklasse Ib, Empfehlungsgrad A).«

Begründet wird diese Aussage durch die Studie eines Wissenschaftlers namens Toubro. Besonders diejenigen Empfehlungen in solchen Leitlinien, denen 1er-Klassen und A-Grade verliehen werden, müssen genau geprüft werden, gelten sie doch als »gesichert«. Schauen wir uns die Studie einmal genauer an. Die Untersuchung begann mit 43 übergewichtigen Teilnehmern. Diese machten eine mehrwöchige Diät. Diese Diät beendeten 37 Teilnehmer. Nach dieser Diät wurden die verbliebenen 37 nun in 2 unterschiedliche Ernährungsgruppen eingeteilt, in eine, die fettarme kohlehydratreiche Lebensmittel zu sich nahm (wenig Butter, viel Spaghetti), und eine Gruppe, die dies nicht praktizierte.

Die Gruppe mit der fettarmen Ernährung zeigte im Gegensatz zu der anderen Gruppe in den 6 Monaten nach der ursprünglichen Diät sogar eine weitere Gewichtsabnahme. Dies ist für mich ein Indiz dafür, dass diese Gruppe letztlich eine verlängerte Diät machte und nicht eine als Dauerernährung geeignete Kostform gefunden hatte. Jeder, der schon einmal eine Diät gemacht hat, weiß, dass ein solches Essverhalten zwar eine Weile funktionieren kann, aber eben nur eine Weile. So folgte ein weiteres Jahr später dann auch in der fettarmen Ernährungsgruppe der Jo-Jo-Effekt, nur eben zeitversetzt. Nach diesem Jahr wurden aus den verbliebenen 37 dann 28 Teilnehmer ausgewählt, die weiter beobachtet wurden. Wieso die anderen 9 nicht berücksichtigt wurden, wird nicht erläutert. Weil ihre Daten dennoch anhand ihrer letzten Messung hochgerechnet wurden, blieben sie sozusagen virtuell in der Studie.

Das Ergebnis nach weiteren 2 Jahren: Alle verbliebenen 28 Teilnehmer hatten wieder an Gewicht zugelegt. Wenn in den Leitlinien von einer Gewichtsstabilisierung durch fettarme Ernährung gesprochen wird, so halte ich das für Irreführung. Bei den 13 verbliebenen Teilnehmern in der entsprechenden Gruppe setzte der Jo-Jo-Effekt lediglich zeitlich verzögert ein. Und so muss man festhalten, dass die Bewertung der Studie aus meiner Sicht 2 Kriterien nicht erfüllt. Zum einen, weil die Studie für ihre Aussage Grad A in Anspruch nimmt, jedoch, wenn man genau hinschaut, nicht Gewichtsstabilisierung durch fettarme Ernährung belegt, sondern lediglich eine Verzögerung des Jo-Jo-Effekts. Zum anderen schreiben die Regeln für die Vergabe der Qualitätsklasse 1b »wenigstens einen ausreichend großen, methodisch hochwertigen RCT« (*Randomized Controlled Trials*: hochwertige Studien auf Champions-League-Niveau) vor. Wenn bei einer solch komplexen Fragestellung wie der einer Gewichtsstabilisierung nach einer Diät die Gesamtstudie nur 43 Teilnehmer erfasst, von denen am Ende der Studie nur 28 übrig bleiben, dann kann man diese Studie nicht als hochwertig bezeichnen. Auch die Vergabe von 1b ist somit für mich nicht gerechtfertigt.

Von der Leitlinie in unser Leben

Nun hört sich das für Sie vielleicht wie ein typischer Expertenstreit an, doch diese Leitlinien reichen in ihrer Wirkung bis auf Ihren Frühstückstisch, in Ihr Betriebsrestaurant oder die Kindergartenküche. Regierungsprogramme und Krankenkassenschulungen bauen auf den Empfehlungen auf, die die Autoren dieser Leitlinie geben. Und das in dem Vertrauen, dass bei ihrem Zustandekommen wissenschaftlich korrekt gearbeitet wurde. Dass kein Zusammenhang zwischen fettarmer Ernährung und Gesundheit besteht und es somit aus gesundheitlicher Sicht keinen Sinn macht, sich fettarm zu ernähren, haben wir bereits gesehen. Doch die meisten Menschen achten auf eine fettarme Ernährung, weil sie angeblich hilft abzunehmen. Sie greifen im Laden zum fettarmen Joghurt, obwohl ihnen der fetthaltige besser schmeckt. Und das wiederum in dem Vertrauen, dass dies gut für ihre Linie ist. Was halten Sie davon, nachdem Sie gesehen haben, dass die einzige belastbare Begründung für eine fettarme Ernährung zur Stabilisierung einer dauerhaften Gewichtsreduktion eine einzelne Studie sein soll, mit 43 Teilnehmern, von denen nach 2 Jahren noch 28 übrig sind, und die die getroffene Aussage gar nicht stützt? Würden Sie auf dieser Grundlage Ihr Essverhalten ändern, obwohl es Ihnen dann schlechter schmeckt? Die Leitlinienautoren sind der Meinung, dass Sie das tun sollten. Ich hingegen würde empfehlen, sich die Butter bloß nicht vom Brot nehmen zu lassen. Sie hat langfristig gar nichts mit Ihrem Gewicht zu tun und mit Ihrer Gesundheit schon gar nicht.

Am Beispiel von Prof. Dr. med. Berthold Koletzko vom Dr. von Haunerschen Kinderspital der Universität München, einem der Autoren der besprochenen Adipositas-Leitlinie, zeige ich Ihnen nun, was passiert, wenn man Leitlinienautoren auf solche Unstimmigkeiten anspricht. Die Autoren solcher Leitlinien gelten als die führenden Experten ihres Fachs und werden für Krankenkassen- oder Regierungsprogramme als Berater und Entwickler beschäftigt. So entwickelte Berthold Koletzko für die AOK das Powerkids-Programm, ein Abspeckprogramm für Kinder. Auf der Homepage www.powerkids.de findet man eine Reihe von Empfehlungen, deren schädliche Wirkung durch Studien guter Qualität seit Langem belegt ist. Es ist längst bekannt, dass Kinder, denen man Esskontrolle beibringt und einredet, sie müssten abnehmen, gerade dadurch eher noch dicker werden und später zu Essstörungen neigen. Kinder, die an solchen Programmen teilgenommen haben, leiden häufiger unter Depressionen als vergleichbare Kinder, die dies nicht taten. Trotzdem lernen Powerkids-Kinder weiterhin, dass Fett dick macht, und bekommen in einem Punktesystem »Winnies«, wenn sie fettarme Produkte wählen. Wenn sie etwas falsch machen, gibt es

»Schlaffies«. Angesprochen werden die Kinder direkt, und zwar so: »PowerKids ist besonders für Kids, die ein bisschen schlanker werden möchten. Für Kids, die ein paar Pfunde mit sich herumschleppen, die sie gerne loswerden wollen.« Das ständige Thematisieren von Abnehmvorgaben führt dazu, dass Kinder schon mit 10 Jahren von selbst anfangen, eine Diät zu machen, weil sie sich zu dick fühlen, selbst wenn sie ein durchschnittliches Gewicht haben. Aus meiner Sicht kann der Erfolg solcher Programme nicht an kurzfristigen Effekten gemessen werden. Erst wenn die gesunden, körpereigenen Gegenregulationen einsetzen, kann man sehen, was man angerichtet hat. Dies alles war sogar im *Deutschen Ärzteblatt* zu lesen. Ich hätte mich gerne eines Besseren belehren lassen, nicht zuletzt weil ich einige mollige Kinder als Patienten habe, die gemobbt werden, sodass ich ungefährliche und erfolgreiche Langzeitabnehmstrategien durchaus mit den Eltern besprechen würde.

Aus diesem Grund habe ich die AOK in einem offenen Brief gebeten, das Programm zu überprüfen und sich bei der statistischen Auswertung von Experten beraten zu lassen. Aufgrund der von mir genannten Studien wäre es nämlich gut möglich, dass das Programm eingestellt werden muss, um Schaden von Kindern fernzuhalten. Die Krankenkassen haben sogar Abteilungen mit solchen Experten, die mir bereits berichtet hatten, dass die Krankenkassenvorstände bei ihren eigenen Gesundheitsprogrammen genauso wirklichkeitsfremd agieren würden, wie sie das zuweilen Ärzten vorwerfen. Seine schönen bunten Abnehmprogramme als Marketinginstrument will man sich nicht von den eigenen Statistikexperten infrage stellen lassen. Stattdessen verwies mich die AOK an Berthold Koletzko, der neben der Entwicklung auch den Auftrag hatte, das Ergebnis zu überprüfen. Auch nach hartnäckigem Nachfragen hat Berthold Koletzko keine einzige Veröffentlichung vorgelegt, anhand deren man die erhobenen Messdaten der Überprüfung der Powerkids-Programme einsehen konnte. Alle Fragen, die man zur Überprüfung seriöserweise stellen muss, etwa nach Vergleichsgruppen oder Messdaten, blieben für mich unbeantwortet. Mit keinem Wort ging er auf Argumente ein, die ich durch hochwertige Studien begründete.

In der Zeitschrift *Kinderärztliche Praxis* schrieb er 2002, man habe bei Powerkids-Kindern nach 15 Monaten eine Abnahme des Body Mass Index (BMI) gemessen. In einer ernst zu nehmenden wissenschaftlichen Auseinandersetzung werden solche Messergebnisse in einer anerkannten wissenschaftlichen Zeitschrift veröffentlicht. Genau ein solcher wissenschaftlicher Zeitschriftenartikel zur Powerkids-Bewertung war sogar als Quelle angegeben. Also suchte ich im Verbund der Universitätsbibliotheken nach Zeitschrift und Artikel, heute sehr einfach per Internet machbar, nur wurde ich in diesem Fall nicht fündig. Eine ungewöhnliche Situation. Erst nachdem ich Prof. Koletzko per Einschreiben nachdrücklich bat, mir die Quelle zugänglich zu machen, sagte er mir, dass es sich lediglich um Vortragszusammenfassungen handele, die noch nirgends offiziell veröffentlicht sind. Wie soll man das nun nennen? Täuschung durch Unterlassen?

Mittlerweile haben über 30 000 Kinder am Powerkids-Programm teilgenommen, ohne dass sich irgendjemand dafür interessieren würde, ob die AOK das Programm auch überprüft. Leider ist es naiv anzunehmen, dass die AOK dankbar wäre, wenn ein kritischer Arzt den Nachweis anmahnt, der durch Berthold Koletzko nicht geliefert wurde. So etwas stört bei den schönen Presseberichten mit glücklichen Kindern, und so lässt sich die Reaktion aller Beteiligten folgendermaßen auf den Punkt bringen: Weder die AOK noch Universitätsprofessoren in Kinderspitälern, Ernährungspsychologen der Universität Gießen noch das Bundesgesundheitsministerium interessiert offenbar wirklich, ob Kinder ohne Not möglicherweise folgenschweren Abspeckprogrammen ausgesetzt werden. Den Schaden haben die Kinder. Bei Erwachsenen weiß man, dass ständige Gewichtsschwankungen die Lebensdauer verkürzen. Was es bedeutet, wenn man damit schon im Kindesalter beginnt, können wir nur ahnen: Kinder werden in einen permanenten Jo-Jo-Effekt getrieben und suchen noch dazu die Schuld ihres ständigen Scheiterns und der vorprogrammierten Fressanfälle nicht bei den Entwicklern solcher Programme, sondern bei sich selbst. Und das wird ihre Seele krank machen.

Inzwischen wird dieses in meinen Augen unverantwortliche Treiben ausgeweitet auf Kindertagesstätten. Schon Dreijährige bekommen bei »Tigerkids« eine Gehirnwäsche verpasst, die sie ein Leben lang gegen ihren natürlichen Appetit und ihren Körper ankämpfen lässt. Wer trägt eigentlich die Verantwortung für die Langzeitfolgen, wer haftet dafür? Schützen Sie Ihre Kinder vor derlei Unsinn. Wenn man versucht, Sie auf unredliche Weise und durch das Schüren von Ängsten dazu zu bringen, Ihre Kinder an solchen Programmen teilnehmen zu lassen, dann fordern Sie, dass zuerst der Programmleiter mit seiner Unterschrift versichert, dass er die Verantwortung für die wahrscheinlichen Langzeitschäden übernimmt. Das wirkt ganz hervorragend.*

Wo beschwere ich mich?

Die Frage ist nun, was ich als Arzt tun kann, wenn ich erkenne, dass ich meine Patienten falsch behandeln würde, wenn ich mich an die Leitlinien hielte. An wen kann ich mich wenden? Die Kassenärztliche Bundesvereinigung leitete diese Frage an einen bekannten Experten aus der Leitlinienentwicklung weiter. Er regte an, sich bei kontroversen Einschätzungen doch direkt an die Autoren der Leitlinien zu wenden. Ich schrieb ihm zurück, dass ich dies im Falle der Adipositas-Leitlinie schon getan hätte, ohne eine angemessene Reaktion erhalten zu haben. Seine Antwort (er möge mir verzeihen) halte ich für so ehrlich wie bezeichnend, dass ich sie hier anonym, jedoch im Wortlaut zitiere:

»Sehr geehrter Herr Kollege Frank,
recht herzlichen Dank für die interessante Rückmeldung.
Ich kann Ihre Argumentation sehr gut nachvollziehen.

---
* Mehr dazu: www.lizenz-zum-essen.de

M.E. ist Öffentlichkeit der richtige Weg, um Leitlinienautoren zu einer berechtigten Diskussion zu bewegen. Im konkreten Fall: Wir könnten unter www.leitlinien.de ein ›Diskussionsforum Leitlinien in der Praxis‹ einrichten – im Sinne eines Blogs. Mich würde wundern, wenn Herr K. auf so etwas nicht reagiert.

Bezüglich der Interventionsmöglichkeiten der AWMF: die hat genügend Probleme, die formalen Aspekte des Leitliniengeschäftes zu steuern. Die inhaltlichen Ungereimtheiten zu beeinflussen, da wird es schon schwieriger.

Lassen Sie mich doch wissen, ob mein Vorschlag ein Weg sein könnte, oder ob Ihnen dies zu banal erscheint.

Bin auf die weitere Diskussion gespannt.

Mit freundlichen Grüßen«

Es ist ehrenhaft und notwendig, in Deutschland ein Bewertungssystem zu etablieren, welches hilft, gute und schlechte Medizin zu unterscheiden. Einer der Verantwortlichen für die Umsetzung eines solchen Systems sagt mir in seiner erstaunlich offenen Antwort jedoch nichts anderes, als dass man schon froh sein könne, wenn die formalen Kriterien von Leitlinien eingehalten würden. Eine Überprüfung, ob diese Bewertung auch zutreffend ist, übersteige allerdings die Möglichkeiten. Das Angebot, einen Blog zu begründen, auf dem Kritik veröffentlicht werden kann, in der Hoffnung, mit den Autoren der Leitlinien eine Diskussion anzustoßen, klingt gerade so, als sei ich der erste Arzt, der überhaupt Kritik äußert. Doch in Wahrheit geht es hier nicht nur um eine sachliche Diskussion, sondern auch um Macht. Seit 10 Jahren weise ich auf solche Irrtümer hin, mit niederschmetterndem Ergebnis. Auf Druck hin werden höchstens kleine Eingeständnisse gemacht. Aber eine solche Salamitaktik hilft Hunderttausenden falsch behandelter Menschen nicht viel. Sie werden weiterhin viel zu oft einer Behandlung ausgesetzt, die nicht auf sachlicher Diskussion, sondern auf Fehlern beruht. Und daran haben die Leitlinien in meinen Augen großen Anteil.

Von der Redlichkeit in der Wissenschaft:
Der Fall Lauterbach

Die deutsche Wissenschaftswelt nimmt redliches Arbeiten und hehre Ziele wie selbstverständlich für sich in Anspruch. Ich möchte noch einmal auf Karl Lauterbach zurückkommen, der diesen Anspruch ganz ausdrücklich auch auf sich selbst bezieht. Doch wie sieht es in Wirklichkeit aus? Karl Lauterbach ist nicht nur Bundestagsabgeordneter, sondern auch Direktor des Instituts für Gesundheitsökonomie und klinische Epidemiologie der Universität zu Köln. Er ist also Arzt und Wissenschaftler und steht in dieser Eigenschaft einem Universitätsinstitut vor, das sich vor allem damit beschäftigt, wie sich die Verteilung von Krankheiten in einer Bevölkerung entwickelt und welche Faktoren diese Verteilung beeinflussen. Institute wie das, dem Karl Lauterbach vorsteht, sind ganz besonders dazu verpflichtet, sich an die Regeln des statistischen Handwerks zu halten, und haben die Aufgabe, die Bevölkerung wissenschaftlich korrekt zu informieren. Genau diesen Anspruch erhebt Lauterbach auch öffentlich.

Als häufiger Gast in Talkshows äußert er sich gerne zum gesunden Lebensstil. Er betont stets, wie wichtig gesunde Ernährung sei, worunter er fettarmes Essen mit viel Obst und Gemüse versteht. Er warnt vor gegrilltem Fleisch und fast allem, was dem Durchschnittsbürger nun mal gut schmeckt: Zucker, Süßigkeiten, Salz und Deftiges. Wer dies beachte und sich zusätzlich noch viel bewege, sei gesund und könne dramatisch zunehmenden Zivilisationskrankheiten wie Diabetes oder Herzinfarkt vorbeugen. Alle Gegenargumente entkräftet er mit der Begründung, die Zusammenhänge seien unbestreitbar Konsens unter allen führenden Wissenschaftlern.

Als Karl Lauterbach in einer »hart aber fair«-Sendung im November 2009 das Grillen wieder einmal verteufelte, fettarme Ernährung pries und vor Übergewicht warnte, konnte ich mich nicht mehr zurückhalten. Ich schrieb zunächst an die Redaktion, sie möge mir doch bitte die Quellen, auf die sich ihr Studiogast beruft, zusenden. Eigentlich keine Schwierigkeit, denn Formate wie »hart aber fair« führen in ihren Redaktionen einen Faktencheck durch. Doch dieser Faktencheck beruht darauf, dass etablierte Experten, die ihre Position ihrer Treue zur herrschenden Lehrmeinung verdanken, ob sie richtig oder falsch ist, einen anderen etablierten Experten beurteilen, der genau diese Lehrmeinung vertritt. Wer kritisiert sich denn schon gerne selbst?

Die Redaktion konnte mir die entsprechenden Quellen nicht nennen, gleichwohl der Faktencheck durchgeführt worden war. Stattdessen verwies man mich an das Büro von Karl Lauterbach. Nach Anfrage sendete man mir eine Quelle zu, mit der die Aussagen von Prof. Lauterbach belegt werden sollten. Es handelte sich um die evidenzbasierte Leitlinie zur Behandlung von Adipositas in Deutschland aus dem Jahr 1998. Es ist die Vorgängerversion der Leitlinie aus dem Jahr 2007, die weiter oben bereits Thema war. Ich habe dort an einem Beispiel gezeigt, dass sie Empfehlungsgrade falsch vergeben hat, mit Folgen bis auf Ihren Frühstückstisch. 1998 war Prof. Lauterbach einer der Autoren, er verfasste sogar das Vorwort. Darin erklärt er: »Die Handlungsempfehlungen basieren auf den ›besten, verfügbaren Beweisen‹.« Dies bedeutet nichts anderes, als dass diese Leitlinien nach den höchsten Qualitätskriterien entwickelt wurden, dafür steht er mit seinem Namen ein. Doch wenn die Autoren tatsächlich die besten verfügbaren Beweise berücksichtigt hätten, hätten sie aus meiner Sicht zwingend andere Rückschlüsse ziehen müssen.

Sehen wir uns die Leitlinien von 1998 genauer an. Nach den geltenden Regeln sollte man die Finanzierung solcher Leitlinien offenlegen, und so findet man unter dem Stichwort »Interessenskonflikt« auf Seite 3 folgenden Eintrag:

»Wir danken der Knoll Deutschland GmbH und der Knoll AG sowohl für die finanzielle als auch die personelle Unterstützung bei der Erstellung und Verbreitung dieser Leitlinie. Das Diabetes-Forschungsinstitut an der Heinrich-Heine-Universität Düsseldorf führt in Zusammenarbeit mit dem Institut für Gesundheitsökonomie, Medizin und Gesellschaft an der Universität zu Köln und der Knoll Deutschland GmbH eine Kosteneffektivitätsstudie des Wirkstoffs Sibutramin durch. Professor Wirth ist Leiter einer klinischen Prüfung zur Wirksamkeitsprüfung von Sibutramin.«

Das machte mich stutzig. Sibutramin war bis zu seinem Verbot 2010 der am meisten verkaufte Appetitzügler, mit dem die damalige Herstellerfirma Knoll seit seiner Einführung 1998 ein sehr gutes Geschäft gemacht hatte. Doch Sibutramin stand von Anfang an unter Verdacht, bei nur geringem Abnehmerfolg massive Nebenwirkungen auszulösen. Jetzt geht es also nicht mehr nur um unser Frühstück, sondern um mögliche Todesfälle.

Auf Seite 43 der Leitlinien lesen wir zu Sibutramin Folgendes: »Randomisierte, kontrollierte Studien haben bei adipösen Patienten eine dosisabhängige Gewichtsreduktion gezeigt ..., die über einen Zeitraum von 12 Monaten aufrechterhalten werden konnte (Bray et al., 1994; Jones et al., 1995; Evidenzklasse 1b). Die Gewichtsabnahme war mit einer Abnahme des Quotienten aus Taillen- und Hüftumfang sowie einer Verbesserung der Plasmalipid- und Blutglukosewerte verbunden (Griffiths et al., 1995). Nebenwirkungen von Sibutramin sind Übelkeit, trockener Mund, Obstipation [Verstopfung], Schwindel und Schlaflosigkeit. Geringe Erhöhungen der Blutdruckwerte (im Mittel 3 bis 5 mmHg) und der Herzfrequenz (im Mittel 4 bis 5 Schläge pro Minute) wurden ebenfalls festgestellt. ... Die blutdrucksteigernde Wirkung der Substanz wird im Verlauf der Behandlung durch den gewichtsbedingten Abfall des Blutdrucks mehr als aufgehoben (Lean, 1997a). Die Zulassung von Sibutramin wurde beantragt.«

Das halte ich für einen echten Skandal. Der unabhängige Arzneimitteldienst *arznei-telegramm* (a-t) schreibt dazu 1998, also im selben Jahr: »Nach Absetzen von Sibutramin steigt das Gewicht ›wie erwartet‹, am schnellsten bei denen, die am meisten abgenommen haben (Jo-Jo-Effekt). In einer zwölfmonatigen Studie ist nach 6 Monaten die maximale Gewichtsabnahme erreicht (3 bis 4 kg mehr durch 10–15 mg Sibutramin als unter Placebo) und bleibt für weitere 6 Monate weitgehend konstant mit einer Tendenz zur Gewichtszunahme am Ende des Jahres.« Entscheidend ist das Fazit des *arznei-telegramms:* »Unerwünschte Wirkungen und ungeklärte Risiken – zum Beispiel Anstieg von Blutdruck und Herzfrequenz bei Sibutramin – können das medikamentöse Abspecken zur Tortur machen bzw. mehr Schaden als Nutzen anrichten. Behauptete positive Auswirkungen auf Laborwerte sind erst dann relevant, wenn sie sich im Langzeitversuch bestätigen und die Lebenserwartung günstig beeinflussen. Hierzu fehlen Daten. Wir raten von der Verwendung wegen der zum Teil beträchtlichen unerwünschten Folgen ab.«

Obwohl also ganz wesentliche Fragen nicht beantwortet sind, die eine ernst zu nehmende Gefahr für die Gesundheit darstellen, empfahl Karl Lauterbach, das Medikament in Deutschland zuzulassen, und rechtfertigt diese Empfehlung mit Studien der höchsten Kategorie 1b. Folgerichtig wurde Sibutramin (der Markenname lautete Reductil) am 1.9.1999 zugelassen und mit den üblichen Abnehmversprechen beworben. Da die Lauterbach'schen Leitlinien Abnehmen als gesund deklarieren, glauben die Menschen sogar, etwas für ihre Gesundheit zu tun, wenn sie Abnehmpillen kaufen. Dies dürfte den Verkauf weiter angekurbelt haben. Da aber der Jo-Jo-Effekt nach Absetzen nicht lange auf sich warten ließ, musste das Medikament dauerhaft eingenommen werden – zu einem Tagespreis von damals 10 bis 15 Deutsche Mark, das entspricht etwa 200 Euro pro Monat. Ein einträgliches Geschäft. 1999 warnte das *arznei-telegramm* nochmals eindringlich vor zu erwartenden negativen Auswirkungen auf die Herzgesundheit sowie vor gefährlichem Lungenhochdruck und riet erneut von der Anwendung ab.

2002 wurde nach Berichten von schweren Nebenwirkungen und sogar Todesfällen in den ersten Ländern die Zulassung von Sibutramin zurückgenommen. »Das italienische Gesundheitsministerium hat am 6. März 2002 den Vertriebsstopp Sibutramin-haltiger Appetithemmer angeordnet. Auslösend sind 50 Berichte über unerwünschte Wirkungen, von denen 2 tödlich verlaufen sind.«

Und das *arznei-telegramm* warnte weiter: »Auch das vor 3 Jahren eingeführte Antiadipositum Sibutramin (REDUCTIL) kam gegen Expertenrat auf den Markt. Die klinische Prüfung ließ bereits vor der Zulassung bei geringem Einfluss auf das Körpergewicht Anstiege des Blutdrucks erkennen, die für Übergewichtige gefährlich sein können. Die FDA [die behördliche Arzneimittelzulassungsbehörde der USA] überblickt derzeit 29 Todesfälle in Verbindung mit Sibutramin, darunter 19 aus kardiovaskulärer Ursache, einschließlich Herzinfarkt. Bei 143 Patienten sind Arrhythmien beschrieben. In den internen Zulassungsdossiers der FDA findet sich die Einschätzung, dass Sibutramin wesentliche Übergewicht-bedingte Begleiterkrankungen nicht verbessert, sondern in einigen Fällen verschlechtert.«

Im Jahr 2009 wurden Ergebnisse von Langzeitstudien veröffentlicht, die die Warnungen von 1998 bestätigten. Im Vergleich zu einer Placebo-Gruppe kam es bei Übergewichtigen unter Einnahme von Sibutramin deutlich häufiger zu Schlaganfällen, Herzinfarkten und Todesfällen. 2010 konnte das *arznei-telegramm* dann vermelden: »Endlich: Appetithemmer Sibutramin (REDUCTIL) vom Markt. Die europäische Arzneimittelbehörde EMA empfiehlt seit Januar 2010 das Ruhen der Zulassung des Appetithemmers Sibutramin (REDUCTIL).«

12 Jahre hat es gedauert, bis Abnehmwillige – und wer ist das heute nicht – vor einem gefährlichen Medikament geschützt wurden. 12 Jahre hat es gedauert, bis die von Anfang an bestehenden Warnungen endlich zum Entzug der Zulassung geführt haben. 12 Jahre nachdem die verharmlosende Leitlinie unter der Aufsicht von Prof. Lauterbach die deutsche Zulassung von Sibutramin befürwortet hatte und dieser sich bei der Erstellung vom Hersteller finanziell und personell hatte unterstützen lassen.

Die finanziellen Zuwendungen zum Erstellen der Leitlinie dürften sich bis dahin als Investition mehr als gelohnt haben, aber war die Gefahr von Todesfällen nicht voraussehbar?

Das alles scheint Lauterbach nicht zu bedrücken. Noch Ende 2009 (!) lässt er mir diese Leitlinien als Beleg für seine wissenschaftliche Unangreifbarkeit zusenden. Zu dieser mit »besten, verfügbaren Beweisen« erstellten Leitlinie zieht das *arznei-telegramm* schon 1999 folgendes Fazit: »Für ärztliche Ermahnungen an gesunde Übergewichtige zum Abnehmen, jetzt auch in Form einer ›Evidenz-basierten‹ Leitlinie, gibt es keine valide Datenbasis. Die derzeit beste Evidenz lässt keinen Nutzen im Sinne eines verringerten Mortalitätsrisikos durch Abnehmen erkennen. Es gibt vielmehr Hinweise, dass das Sterblichkeitsrisiko dieser Menschen durch Gewichtsreduktion sogar zunimmt. Das gesellschaftlich vorherrschende Schönheits- und Gesundheitsideal setzt übergewichtige Menschen einem starken psychosozialen Druck aus und diskriminiert sie. Bevor gesicherte Empfehlungen für gesunde Übergewichtige ausgesprochen werden können, sind die Ergebnisse randomisierter Interventionsstudien abzuwarten.«

Auf gut Deutsch, diese Leitlinie ist nutzlos bis gefährlich. Da sie ihre Empfehlungen sogar irreführenderweise mit höchsten Gütekriterien wissenschaftlicher Qualität versieht, stellt sie in meinen Augen eine vorsätzliche und gesundheitsgefährdende, von der Firma Knoll finanzierte und unterstützte Irreführung der Bevölkerung dar. So viel zum Thema Faktencheck.

Was sagte Karl Lauterbach in seiner Guttenbergrede vor dem Deutschen Bundestag: »Der einzige Arbeitsplatz, wo man trotz Abschreibe, trotz Plagiat, trotz wissenschaftlicher Fehlversuche seinen Arbeitsplatz nicht verliert, ist im Kabinett von Frau Merkel, überall sonst fliegt man raus, meine Damen und Herren.«

Offensichtlich gilt dies jedoch nicht für ihn.

Aber leider geht es bei derartigen Missständen nicht um Einzelpersonen. Es ist das medizinische Wissenschaftssystem, das Irreführung und Betrug begünstigt.

Der Expertenkonsens

Spätestens jetzt wird deutlich, wie wichtig es ist, dass im Studien-TÜV eine Expertenmeinung nur den niedrigsten Empfehlungsgrad D erhält. Selbst wenn alle führenden Kardiologen der Welt sich zusammensetzen und sich darauf einigen würden, dass zum Beispiel die Senkung des Cholesterinspiegels ab einem Blutwert von 200 mg/dl medikamentös behandelt werden sollte, bekommt dieser sogenannte Expertenkonsens den niedrigsten Stellenwert, wenn er sich nicht auf Studien beziehen kann, die Meinung also nicht statistisch überprüft wurde. Ist das eine Geringschätzung beruflicher Erfahrung, wie viele Gegner der Evidenzbasierten Medizin behaupten?

Definitiv nicht, aber man muss schon genau hinschauen, wie das gemeint ist. In der Forschung sollen Wissenschaftler gute Ideen entwickeln, auf denen dann gute Therapien aufbauen. Wenn ein Wissenschaftler zu solchen Therapien jedoch keine hochwertigen Studien vorweisen kann und dennoch behauptet, seine Therapien seien wissenschaftlich belegt, ist dies nichts als Irreführung. Daran ändert auch ein Professorentitel nichts. In einer wissenschaftlichen Auseinandersetzung darf er lediglich behaupten, dass dies seine eigene wissenschaftliche Hypothese ist. Die ungeprüfte und vorschnelle breite Anwendung privater Hypothesen von Wissenschaftlern hat schon zu oft in der Vergangenheit und auch in der Gegenwart zu vielen unwirksamen bis schädlichen Therapien geführt. Echte Geistesblitze, aus denen wirkungsvolle Therapien entstehen, sind nämlich leider die Ausnahme. Jeder seriöse Forscher weiß das und unterwirft sich diesen Regeln.

In der täglichen Praxis mit Patienten jedoch kann eine medizinische Expertenmeinung trotz fehlender Belege extrem wichtig sein. Wenn ich zum Beispiel einen Patienten mit einer Erkrankung habe, für die es nur Therapien gibt, deren Überprüfung im Studien-TÜV nur Kreisklassenniveau erreicht, suche ich Rat bei Experten, die sich mit dieser Erkrankung gut auskennen und schon viele solcher Patienten behandelt haben. Sagen diese mir, dass das Medikament X zugelassen ist und sie bei ihren Patienten gesehen haben, dass es gut hilft, dann werde ich dies dem Patienten empfehlen und nicht das Ergebnis einer Champions-League-Studie abwarten, das womöglich erst in 10 Jahren vorliegen wird. Das bedeutet, ich verschreibe ein Medikament, obwohl es nur mit Grad D beurteilt ist. Die allermeisten Empfehlungen in der Medizin sind nicht mit hohen Empfehlungsgraden abgesichert. Das muss aber nicht gleich heißen, dass sie alle falsch sind. Das mag daran liegen, dass qualitativ hochwertige Studien teuer sind und auch lange dauern. Es wird auch schlichtweg nicht möglich sein, für jede Fragestellung in der Medizin eine Champions-League-Studie durchzuführen.

Ich habe auch nichts dagegen, eine Therapie mit einer guten klinischen Praxis zu begründen. Aber nur dann, wenn es sich um Therapien handelt, die der Experte auch tatsächlich selbst beurteilen kann. Das kann ein Chirurg zum Beispiel bei der Frage, welche Nahttechnik eine Operationswunde am besten verheilen lässt. Auch bei der Frage, wie man die Ursache von Atemnot oder Ohnmacht feststellt und effektiv behandelt, kann man viel von »alten Hasen« auf diesem Gebiet lernen. Problematischer wird es schon bei der Frage, welche Chemotherapie welche Lebensdauer mit welcher Qualität ermöglicht. In meinen Augen unmöglich wird der Expertenkonsens bei der Frage, welche Ernährungsform vor Krebs schützt, welcher Blutdruckwert der richtige ist oder ob eine Impfung empfohlen werden soll. Hier kapituliert die Urteilskraft des Einzelnen. Je weiter der mögliche Erfolg in der Zukunft liegt, desto mehr brauche ich statistische Studien.

Die Frage, die sich stellt, lautet: Wie definiert man einen Experten? Wenn Experten sich zwar durch ein hohes wissenschaftliches Amt legitimieren, aber gar nicht in der Lage sind, auch nur eine wissenschaftlich hochwertige Studie zu benennen, die ihre Aussage belegt, dann entfällt für mich die Grundlage, sie als Experten zu bezeichnen. Dann frage ich womöglich mit mehr Erfolg bei einer Großmutter nach, die 6 Kinder durchgefüttert hat, was für sie gesunde Ernährung bedeutet.

Besonders wenn nebenwirkungsreiche Therapien oder Therapien mit immenser Breitenwirkung empfohlen werden oder wenn sehr viel Geld damit verdient wird, muss es eine solide Datenbasis geben. Wenn es für etablierte Therapien oder Gesundheitsempfehlungen innerhalb von 30 Jahren nicht gelungen ist, hohe Empfehlungsgrade wie A oder wenigstens B zu vergeben, dann stimmt etwas nicht. Wenn solche Empfehlungen jahrzehntelang lediglich durch »Expertenkonsens« begründet werden, dann beweist dies für mich eher, dass sie unzutreffend sind.

Nationale Versorgungsleitlinien

Die anscheinend schwer zu fassenden Qualitätsunterschiede in den vielen Leitlinien der Fachgesellschaften, die sich auch zum Teil widersprechen, hat die Bundesärztekammer dazu veranlasst, 2002 das Programm der Nationalen Versorgungsleitlinien zu starten. Beteiligt sind die Kassenärztliche Bundesvereinigung und die oben genannte AWMF. Hier sollen Autoren fachübergreifende evidenzbasierte Leitlinien zu einem speziellen Krankheitsbild praxisnah erstellen und dabei einen Konsens zwischen allen beteiligten Fachgesellschaften herbeiführen. Die Erarbeitung und Finanzierung wird dem Ärztlichen Zentrum für Qualität (ÄZQ) unterstellt, welches als GbR agiert. Eigentümer sind die Bundesärztekammer und die Kassenärztliche Vereinigung.

Weil fast jedes Krankheitsbild auch die Hausärzte betrifft, wird nun die Vertretung der Allgemeinärzte, die Deutsche Gesellschaft für Allgemeinmedizin und Familienmedizin (DEGAM), sehr oft hinzugezogen, und das hat Folgen. Bisher blieben die

Leitlinien zu einem Krankheitsbild wie Diabetes in der Hand der Fachärzte. Und diese verdienen besser, wenn die Krankheit bei möglichst vielen Patienten diagnostiziert wird, die dann möglichst viele Therapien brauchen. Da die korrekte Interpretation der Studien unter Umständen aber bedeuten würde, dass es deutlich weniger Patienten mit einer solchen Erkrankung gäbe und man auch bei der Vergabe von Therapien deutlich zurückhaltender wäre, tun sich die Fachgesellschaften damit offensichtlich sehr schwer. Ich kenne kaum einen Hochschulprofessor, der sich zu den hier vorgestellten Zuständen öffentlich kritisch und lautstark äußern würde. Höchstens dann, wenn er in Pension ist. Einige der wenigen Ausnahmen werden in diesem Buch gewürdigt.

Aber inzwischen regt sich unter den Hausärzten innerhalb der DEGAM vermehrt Unmut. Ich kenne einige hervorragende Kollegen, die sich im Rahmen der Nationalen Versorgungsleitlinien engagieren, um endlich zu korrekten Ergebnissen zu kommen, und das, obwohl sie umsonst arbeiten und ohne Pharmasponsoring. So zeigte zum Beispiel die Überprüfung der Behandlung von Diabetes in den letzten großen Studien desaströse Ergebnisse. Typ-2-Diabetiker (Altersdiabetes), die nach bisherigen Vorgaben normwertnah eingestellt wurden, lebten kürzer als diejenigen, die eher an der langen Leine gehalten wurden. Also da, wo die Behandlung mit Ernährungsberatung, Sportprogrammen und engmaschig kontrollierter Medikamentenverordnung genau durchgeführt wurde, verstarben mehr Menschen. Insbesondere durch tödliche nächtliche Unterzuckerung. Die Diabetesleitlinie der Deutschen Diabetes Gesellschaft versucht dieses Desaster abzuschwächen, indem sie in ihrem Kommentar darauf hinweist, dass solche Studien unter besonderen »Umständen« durchgeführt wurden. Doch sie sind hochwertig und aussagekräftig und sollten zum Anlass genommen werden, bei der Forderung, Typ-2-Diabetiker streng einzustellen, Vorsicht walten zu lassen. Es existieren zwar auch kleinere Studien, die einen positiven Effekt einer intensiven medikamentösen Behandlung zeigen. Doch hier wurden Patienten mit bereits eingetretenen

Folgeschäden an den Nieren ausgewählt, was lediglich bedeutet, dass der Schutz der kranken Nieren durch die intensive Medikation die dadurch ausgelösten Fälle tödlicher Unterzuckerung zahlenmäßig übersteigt. Wie so oft reden wir über gute Therapien, die aber alle zu früh und zu umfangreich angesetzt werden. Wenn es nämlich darum geht, Überdiagnosen und Übertherapien zu rechtfertigen, haben Fachgesellschaften keine Skrupel, völlig wertlose Studien als Begründung heranzuziehen.

Einige engagierte Hausärzte akzeptieren dieses Messen mit zweierlei Maß inzwischen nicht mehr und durchschauen auch zunehmend die Inkompetenz an den Universitäten. Sie drängen nun darauf, Behandlungsempfehlungen, die im Rahmen der Nationalen Versorgungsleitlinien gegeben werden, wenn nötig zu korrigieren, auch wenn dies für sie weniger Patienten, weniger Behandlungen und weniger Umsatz bedeuten könnte.

Der Geburtsfehler der Nationalen Versorgungsleitlinien besteht darin, dass sie die sich teils widersprechenden Einzelleitlinien zu einem Konsens führen sollen. Wie muss man sich das vorstellen? Wie stellt man einen Konsens her zwischen den Vertretern der Meinung »Die Erde ist eine Scheibe« und jenen mit der Auffassung »Die Erde ist eine Kugel«? Geht es da noch um das Feststellen der besten Therapievorschläge? Und sagt man dann: »Die Erde ist eine gewölbte Scheibe«? Was bedeutet dies für die richtige oder falsche Behandlung von Patienten? Wer den Konsens in einer medizinischen Leitlinie sucht, möchte eine halb richtige oder halb falsche Behandlung erreichen. Spätestens jetzt muss man den Fachgesellschaften die Frage stellen, für wen sie eigentlich Leitlinien erstellen. Wenn es um die beste Behandlung des Patienten geht, darf es nicht um Konsens gehen, sondern braucht es die Fähigkeit zur Selbstkritik und das sofortige Eingeständnis eigener Irrtümer, sollten bessere Argumente vorliegen. Ansonsten geht viel zu viel Zeit verloren, in der Menschen falsch behandelt werden und deswegen sogar sterben.

So wird derzeit versucht, die Nationale Versorgungsleitlinie zur Diabetes gegen die desaströsen Ergebnisse der großen Langzeitstudien zu verteidigen und deren Auswirkung auf den Umsatzverlust zu minimieren. Spätestens jetzt wird für mich deutlich, dass es bei Leitlinien zu oft nicht um die beste Behandlung der Patienten, sondern um die möglichst breite Behandlung von möglichst vielen Patienten geht, so weit, wie man es gerade noch begründen kann. Und manchmal fällt sogar diese Schamgrenze. Auch wenn es an Hochschulen Professoren gibt, für die das Patientenwohl oberste Priorität hat, so habe ich große Zweifel, dass sie innerhalb der Meinungsführer die Mehrheit darstellen. Die folgenden Kapitel werden diese Vermutung noch untermauern. Die Einberufung der Nationalen Versorgungsleitlinien ist deshalb ein Schritt in die richtige Richtung, aber ein kleiner gemessen an den skandalösen Umständen, unter denen Leitlinien entstehen.

Es wird höchste Zeit, dass wir Ärzte uns sehr ernsthaft und sehr zügig der Frage stellen, ob wir mit den Freiräumen, die uns die Politik gibt, nämlich die Lehrmeinung eigenverantwortlich festlegen zu dürfen, auch verantwortungsvoll umgehen. Wenn wir es nicht bald schaffen, glaubwürdig und patientenorientierter dabei vorzugehen und konsequenter vor allem gegen die Gefahren von Überdiagnosen und Übertherapien anzugehen, kann man mit allem Recht der Welt verlangen, dass diese Aufgabe in Zukunft andere Institutionen übernehmen sollten.

Ein Quantum Hoffnung: Das IQWiG

Die oben gestellten Fragen stellt sich zunehmend auch der Staat, zumindest einige vernünftige Leute in einflussreichen Positionen. Und zwar besonders dann, wenn es um die finanziellen Auswirkungen von Überdiagnose und Übertherapie geht. Wenn's ums Geld geht, werden auch die Krankenkassen zunehmend empfindlicher, es sei denn, es handelt sich um Aktionen, bei denen man sich selbst als Gesundheitsförderer darstellen möchte, etwa den AOK-Powerkids. Im Jahr 2004 wurde das Institut für Qualität und Wirtschaftlichkeit im Gesundheitswesen, kurz

IQWiG, mit Sitz in Köln gegründet, welches schon auf Seite 63 beschrieben wurde. Es handelt sich dabei um eine Institution, die die Mittel und auch die personelle Ausstattung bekam, um systematische Übersichtsarbeiten durchzuführen und so vernünftige Entscheidungsgrundlagen für medizinische Fragestellungen zu erarbeiten. Im Vergleich zu anderen großen Ländern wie Großbritannien hat es lange gebraucht, bis in Deutschland endlich eine derart wichtige Institution eingerichtet wurde. Entscheidend beim IQWiG ist, dass die Ersteller von Gutachten und Übersichten kein Interesse daran haben, ihre eigene Lehrmeinung zu verteidigen, sondern korrekt nach den Regeln der Evidenzbasierten Medizin arbeiten. Das ist für eine offizielle Einrichtung neu. In einem zweiten Schritt werden die Ergebnisse dann sogar noch weiteren Gutachtern zur Gegenprüfung übergeben, und die Resultate werden offen und transparent im Internet (www.iqwiq.de) jedem zugänglich gemacht. Und das, obwohl die Resultate nicht selten eine schallende Ohrfeige für die Platzhirsche des deutschen Gesundheitssystems und ihren jahrzehntelangen Missbrauch wissenschaftlicher Daten sind. Hier ein paar Beispiele:

Fragestellung: Zusammenhang zwischen Kochsalz und Bluthochdruck (Rapid Report A05-21B, Nichtmedikamentöse Behandlungsstrategien bei Hypertonie: Kochsalzreduktion, Version 1.0, 18.6.2009)
Resultat IQWiG: »Ein Nutzen oder ein Schaden einer kochsalzreduzierten Diät bei Patienten mit Bluthochdruck ist hinsichtlich patientenrelevanter Endpunkte auf Basis randomisierter kontrollierter Studien bislang nicht belegt.«
Meine Deutung: Freispruch für Salz aus Mangel an Beweisen, die jahrzehntelange Verteufelung von Kochsalz beruht allein auf Spekulation. Wenn man jahrelang behauptet, Salz fördere den Bluthochdruck, und auch nach 50 Jahren keine einzige kontrollierte Studie vorlegen kann, die dies belastbar belegt, dann beweist dies eher, dass die gesamte These falsch ist.

Fragestellung: Sport als Therapie von Bluthochdruck (Rapid Report A05-21D, Nichtmedikamentöse Behandlungsstrategien bei Hypertonie: Steigerung der körperlichen Aktivität, Version 1.0, 23.8.2010)
Resultat IQWiG: »Es liegt somit insgesamt kein Beleg für und kein Hinweis auf einen patientenrelevanten Nutzen bzw. Schaden vor.«
Meine Deutung: Sport macht vielen Menschen Spaß, und genau dann empfehle ich ihn auch. Menschen jedoch zu Sport zu nötigen, weil es gut fürs Herz sei, entbehrt jeder wissenschaftlichen Grundlage.

Fragestellung: Gewichtsreduktion hilft übergewichtigen Patienten mit Typ-2-Diabetes (Vorbericht V09-02, Behandlung der Adipositas bei Patienten mit Diabetes mellitus Typ 2, Institut für Qualität und Wirtschaftlichkeit im Gesundheitswesen (IQWiG), Version 1.0, 4.10.2011)
Resultat IQWiG: »In Adipositas- und Diabetesleitlinien wurde für Patientinnen und Patienten mit Adipositas und Diabetes mellitus Typ 2 grundsätzlich eine Gewichtsreduktion und zur Behandlung der Adipositas insbesondere eine Ernährungs-, Bewegungs- und Verhaltenstherapie empfohlen. Einige Leitlinien nannten zudem ab einem BMI ≥ 27 kg/m^2 bzw. ≥ 28 kg/m^2 die medikamentöse Therapie und ab einem BMI ≥ 35 kg/m^2 die operative Therapie als eine therapeutische Option. Die Leitlinienempfehlungen waren mit einem uneinheitlichen oder fehlenden Grade of Recommendation und/oder Level of Evidence hinterlegt.

Zur Therapie der Adipositas bei Patientinnen und Patienten mit Diabetes mellitus Typ 2 lagen keine systematischen Übersichten vor, die für diesen Bericht relevante Summationsergebnisse zu patientenrelevanten Endpunkten enthielten. Die eingeschlossenen systematischen Übersichten lieferten wenige für diesen Bericht relevante Einzelergebnisse aus RCTs. Diese lassen möglicherweise Rückschlüsse auf eine erhöhte Rate unerwünschter Ereignisse bei der medikamentösen Therapie mit Orlistat und auf eine erhöhte Diabetesremissionsrate nach einer operativen Therapie zu. Eine genauere Prüfung und Bewertung der in den systematischen Übersichten berichteten Einzelergebnisse aus RCTs auf Studienebene erfolgte jedoch nicht.

Aufgrund der fehlenden Ergebnisse aus systematischen Übersichten ist eine Bewertung der Evidenzbasis der Leitlinienempfehlungen auf Basis der systematischen Übersichten nicht möglich.«

Meine Deutung: Obwohl fast jeder Diabetesexperte jahrzehntelang reflexartig übergewichtige Zuckerpatienten zum Abnehmen nötigte, gibt es keinerlei Nachweis darüber, ob er seinen Patienten damit einen Gefallen getan hat. Adipositas-Leitlinien sind bei der Vergabe von Empfehlungsgraden äußerst schlampig vorgegangen. Im Rahmen von Appetitzüglern (Orlistat) oder operativen Methoden zur Gewichtsreduktion gibt es sogar Hinweise, dass man Patienten dadurch Schaden zugefügt hat.

Fragestellung: Nutzenbewertung einer langfristigen, normnahen Blutzuckersenkung bei Patienten mit Diabetes mellitus Typ 2 (Rapid Report A05-07, Normnahe Blutzuckersenkung bei Diabetes mellitus Typ 2, Institut für Qualität und Wirtschaftlichkeit im Gesundheitswesen [IQWiG], Version 1.0, 6.6.2011)

Resultat IQWiG: »Bei Patienten mit Diabetes mellitus Typ 2 ist für keinen der hier untersuchten patientenrelevanten Endpunkte ein Nutzen bzw. Schaden einer ›normnahen‹ Blutzuckersenkung belegt, d.h. weder für die Gesamtmortalität noch für Folgekomplikationen des Diabetes mellitus (tödliche oder nicht-tödliche Myokardinfarkte, tödliche oder nicht-tödliche Schlaganfälle, terminale Niereninsuffizienz, Amputationen oder Erblindung) und auch nicht für die gesundheitsbezogene Lebensqualität. Ein belegter Nutzen bzw. Schaden hinsichtlich therapieassoziierter Faktoren (schwere Hypoglykämien oder schwerwiegende unerwünschte Ereignisse) liegt ebenfalls nicht vor. Auch ein vorteilhafter bzw. nachteiliger Effekt auf Surrogate wie Vorstufen der

Erblindung oder Vorstufen der terminalen Niereninsuffizienz ist nicht nachgewiesen.

Allerdings bestehen Hinweise auf einen Schaden durch vermehrte schwere Hypoglykämien und vermehrte schwerwiegende unerwünschte Ereignisse unabhängig von Hypoglykämien.«

Meine Deutung: Jahrzehntelang hat man Zuckerpatienten bezüglich des Blutzuckers mit Medikamenten scharf eingestellt, ihre Werte also auf die Norm gesenkt. Ein positiver Effekt lässt sich jedoch dadurch allgemein nicht erzielen. Wahrscheinlicher ist es, dass solche Patienten mit den Folgen schwerer Unterzuckerung und anderen Komplikationen rechnen müssen. Dies entspricht auch den Ergebnissen bereits zitierter Diabetes-Studien. Dort hat die normnahe Einstellung des Blutzuckerspiegels sogar zu einer erhöhten Todesrate geführt. Eher lax eingestellte Patienten, die nicht so viele Tabletten einnahmen, lebten länger. Tragisch für viele Diabetesambulanzen, die als Folge viele unnötig verstorbene Diabetespatienten zu verantworten haben.

Das IQWiG drückt seine Ergebnisse, die jeder auf der Patientenseite www.gesundheitsinformation.de nachlesen kann, nicht so drastisch aus, wie ich es in diesem Buch tue. Ich würde mir auf dieser Homepage noch deutlichere Hinweise wünschen, welche der aufgeführten Empfehlungen, obwohl sie der Lehrmeinung entsprechen, noch gar nicht klar in ihrem Nutzen belegt sind. Denn ganz besonders dann, wenn wir über solche Empfehlungen sprechen, die seit Jahrzehnten nur mit einem Expertenkonsens begründet werden, ist mehr als Vorsicht angebracht. Da diese klaren Hinweise fehlen, kann der Eindruck entstehen, das IQWiG stünde hinter diesen Empfehlungen. An den Stellen aber, an denen eine klare Meinung geäußert wird, für oder gegen eine Therapie, können Sie davon ausgehen, dass diese kompetent nach den Regeln des Studien-TÜV erarbeitet wurde. Berücksichtigt man dies, bietet diese Homepage zurzeit die beste wissenschaftliche Information, die Sie im Internet im Bereich Medizin finden können.

Die Ergebnisse des IQWiG haben große ökonomische Folgen. Zum einen für Anbieter von Medizinprodukten und ärztlichen Leistungen, wenn es zum Beispiel eine teure Therapie als nutzlos oder sogar schädlich bewertet und dadurch Umsatzeinbrüche drohen. Zum anderen für Kostenträger wie Krankenkassen, wenn es teure Therapien oder Hightech-Verfahren als nützlich bewerten sollte und damit Gründe für deren Bezahlung liefert. Je einflussreicher die Arbeit des IQWiG wird, desto größer wird die Versuchung sein, Druck auf dessen Ergebnisse auszuüben. Deshalb ist es unabdingbar, die Unabhängigkeit des IQWiG, wie sie zurzeit besteht, zu erhalten. Ich würde mir wünschen, dass die Medien das IQWiG in seiner Aufgabe, schlechte Medizin zu entlarven und gute Medizin besser durchzusetzen, stärker wahrnehmen und unterstützen.

Denn bald könnte es für das IQWiQ tatsächlich stürmisch werden, denn es hat damit begonnen, systematische Leitlinienbewertungen durchzuführen. Allerdings vergleicht es bisher nur bestehende Leitlinien und bewertet sie formal vor allem danach, ob sie evidenzbasiert erstellt wurden, ob also die Quellen korrekt benannt und sie den Evidenzklassen zugeordnet wurden. Ob die Leitlinienautoren den Empfehlungsgrad korrekt vergeben haben, prüft das IQWiG noch nicht, obwohl es dringend notwendig wäre. Ich bin der festen Überzeugung, dass eine solche Überprüfung der Quellen zu derart katastrophalen Ergebnissen führen wird, dass heftige Reaktionen vorprogrammiert sind. Die Profiteure schlechter Medizin würden nicht untätig bleiben. Besonders die vielfältigen finanziellen Verflechtungen im Gesundheitssystem sind ein gravierendes Problem, das sich besonders im Bereich der Leitlinienerstellung verheerend auswirkt, jedoch nicht nur dort. Es wird Zeit, über die Ursachen von schlechter Medizin zu reden. Fangen wir mit den falschen finanziellen Anreizen und Geldflüssen an.

TEIL II

Die Ursachen schlechter Medizin

*»Die Wahrheit triumphiert nie,
die Gegner sterben nur aus.«*
Max Planck

Geld regiert die Welt:
Wie gekaufte Meinungsführer den medizinischen Alltag diktieren

Jetzt geht es ums Geld. Also ums Eingemachte. Eine Sache sollten wir uns vorab klarmachen. Wir leben in einer marktwirtschaftlichen Demokratie. Ich lebe gern in dieser Gesellschaftsform, ich kenne keine bessere. Doch das bedeutet nicht, dass ich die Augen davor verschließe, dass es in einer marktwirtschaftlichen Demokratie bei allen Gesundheitsinformationen, die uns erreichen, nicht in erster Linie um unser Wohlergehen, sondern um unsere Wählerstimmen und natürlich um unser Geld geht. Um wie viel genau, kann man den Zahlen des Statistischen Bundesamtes entnehmen. Im Jahr 2009 wurden in Deutschland 278 Milliarden Euro für das Gesundheitswesen ausgegeben. Hier eine Auflistung darüber, wer wie viel bezahlt hat:

Gesundheitsausgaben 2009 nach Ausgabenträgern

Ausgabenträger	Millionen EUR
Ausgabenträger insgesamt	278 347
Öffentliche Haushalte	13 655
Gesetzliche Krankenversicherung	160 854
Soziale Pflegeversicherung	20 312
Gesetzliche Rentenversicherung	4 014
Gesetzliche Unfallversicherung	4 459
Private Krankenversicherung	25 957
Arbeitgeber	11 592
Private Haushalte, private Organisationen ohne Erwerbszweck	37 504

Quelle: Statistisches Bundesamt

Nach Einrichtungen

Die größten Empfänger dieser Leistungen bezogen auf die Einrichtungen stellten dabei die Krankenhäuser mit 71, Arztpraxen mit 42,8, Apotheken mit 40,1 und Zahnarztpraxen mit 17,3 Milliarden Euro dar. Die Einrichtungen der (teil-)stationären Pflege verschlangen 21 Milliarden und die Verwaltung 16 Milliarden Euro.

Nach Art der Leistung

Wenn man die Kosten nach Leistungen aufschlüsselt, zeigt sich, dass ärztliche Grundleistungen 23 Milliarden (Hausarzt, körperliche Untersuchungen), ärztliche Sonderleistungen 38 Milliarden (Facharzt, Chirurgie), Labor 6,8 und Strahlendiagnostik 7,5 Milliarden Euro kosteten. Alle Pflegeleistungen einschließlich Unterkunft und Verpflegung in den Krankenhäusern lagen bei 66 Milliarden Euro. Arzneimittel bei 45 Milliarden, Hilfsmittel bei 14 Milliarden und Zahnersatz bei 6 Milliarden Euro.

Die gesetzliche Krankenversicherung

Ein besonders wichtiger Teilbereich ist die gesetzliche Krankenversicherung, da sie die weitgehend kostenfreie Versorgung von über 90 Prozent aller Menschen in unserem Staat absichert. Dort wurden 2009 etwa 160 Milliarden Euro ausgegeben, wobei die Krankenhausbehandlung mit 56 Milliarden am stärksten ins Gewicht fällt, gefolgt von den Arzneimitteln mit 31 Milliarden und den Arztkosten mit 28 Milliarden Euro, wobei der Anteil der Arzneikosten am Gesamtkuchen seit Jahren ansteigt.

Im internationalen Vergleich

Wie stehen wir damit im internationalen Vergleich zu anderen Industriestaaten da? Folgende Zahlen, die sich auf den Anteil des Gesamtwertes aller Produkte eines Landes beziehen, zeigen, dass wir im oberen Drittel liegen, ganz vorn die USA.

Gesundheitsausgaben 2007 im internationalen Vergleich

	In Prozent des Bruttoinlandsprodukts
USA	16
Frankreich	11
Schweiz	10,8
Deutschland	10,4
Kanada	10,1
Niederlande	9,8
Schweden	9,1
Italien	8,7
Australien	8,7
Großbritannien	8,4
Japan	8,1

Aus: Hartmut Reiners: *Krank und pleite? Das deutsche Gesundheitssystem*

Wir investieren also etwa 10 Prozent unserer Wertschöpfung in unsere Gesundheit. Das ist viel Geld, in einer freien Marktwirtschaft löst dies zwischen den verschiedenen Anbietern einen Konkurrenzkampf um das größte Kuchenstück aus. Zusätzlich wird Druck ausgeübt, damit der zu verteilende Kuchen immer größer wird. Das führt nicht automatisch zu schlechten Ergebnissen. Doch der Gesundheits»markt« folgt dabei ganz eigenen Regeln.

Der Gesundheitsmarkt

In einer funktionierenden Marktwirtschaft reguliert sich der Markt durch Angebot und Nachfrage, weshalb besonders forsche Experten meinen, im Gesundheitssystem müsse mehr Markt, sprich Konkurrenz, herrschen. Dann würden sich die besten Produkte von allein durchsetzen, und der Patient könnte sich dann das günstigste Angebot aussuchen. Nun gibt es sicher Branchen, in denen dies gut funktioniert, etwa in der Autoindustrie.

In anderen gilt diese Selbstregulierung nur eingeschränkt, wie man an den verschiedenen Immobilien-, Banken- und Schuldenkrisen beobachten konnte. Dort gilt Marktwirtschaft nur für die Gewinne, also finanzielle Belohnung nur für diejenigen, die Erfolg haben. Bei Verlusten gilt Sozialismus, sprich sie werden auf alle verteilt, auch wenn man gar nichts mit ihnen zu tun hat. Aber ganz besonders gelten die Regeln einer Marktwirtschaft nicht für das Gesundheitssystem, obwohl die Forderung nach mehr Wettbewerb im Gesundheitswesen eine der Lieblingsfloskeln in der Politik ist.

Den Gesundheitsmarkt kann man nicht Angebot und Nachfrage frei überlassen, denn er wird vom Anbieter dominiert und der Kunde hat keine Wahl. Stellen Sie sich vor, Sie möchten ein neues Auto kaufen, und im Autohaus zeigt Ihnen der Verkäufer 3 Modelle: einen Golf, einen Mercedes und einen Ferrari. Nun wägen Sie ab, was für Ihre Entscheidung maßgeblich ist: Emotionen, Alltagstauglichkeit oder die Höhe Ihres Bankkontos. Nach reiflicher Überlegung werden sich die meisten für den Golf entscheiden, manche für den Mercedes und sehr wenige für den Ferrari. Basierend auf dieser Nachfrage werden mehr Golfs gebaut als teure Sportwagen. In der Medizin ist das anders. Sie sind erkrankt und gehen zum Anbieter, also dem Arzt. Dieser stellt Ihnen 3 Therapien vor, eine günstige, eine teure und eine sehr teure. Nun sagt er Ihnen, die besten Heilungschancen besitzen Sie ausschließlich mit der sehr teuren Therapie, die 2 anderen sind in ihrer Heilungsaussicht stark eingeschränkt und haben große Nebenwirkungen. Was können Sie anderes tun, als dem Arzt zu glauben? Vielleicht holen Sie noch eine zweite Meinung ein, mit dem gleichen Ergebnis. Ein unabhängiges Institut wird vielleicht warnen, die teure Therapie wäre gar nicht besser. Aber Ihr Arzt wird dagegenhalten, dass dieses Institut nur den Krankenkassen Geld sparen helfen und Sie aus diesem Grund von der besseren Therapie abhalten will. Hier vom Patienten zu verlangen, er solle die Qualität der Therapie (des Produkts) verschiedener Anbieter und den Preisunterschied abwägen und sich dann ökonomisch sinnvoll entscheiden, ist zynisch. Jemand, der um sein Leben fürchtet, wird immer den Versprechungen glauben und das teuerste Produkt anstreben. Fußt die Empfehlung auf falschen Annahmen, so haben Sie kaum die Möglichkeit, dies zu durchschauen. Sie werden deshalb mit allen Mitteln probieren, die sehr teure Therapie zu bekommen, weil Sie Ihr Leben und das Ihrer Lieben nicht riskieren wollen. Aus diesem Grund herrscht auf dem Gesundheitsmarkt immer die Dominanz der Anbieter.

Und aus diesem Grund explodieren auch die Kosten genau da, wo die größte Marktfreiheit herrscht, nämlich in den USA. Dort wird eine apparatetechnische und serviceoptimierte Hochleistungsmedizin angeboten, aber nur dem, der sie auch bezahlen kann. In den meisten Fällen bekommt der zahlungskräftige Patient dann eine Übertherapie, die medizinisch nicht unbedingt einen Vorteil bietet, dafür aber im Ambiente eines Luxushotels stattfindet. Mit der Folge, dass Krankenversicherungen immer teurer werden und eine schwere Erkrankung eine Mittelschichtsfamilie in den finanziellen Ruin treiben kann. Ganz bestimmt kein Vorbild für uns.

Auch ein zweiter Marktmechanismus trifft für das Gesundheitssystem nur bedingt zu. In der Automobilindustrie konnte man gut beobachten, dass Marktwirtschaft zu einer größeren Vielfalt von besseren, leistungsstärkeren und sichereren Autos führt als in einer Planwirtschaft. Man vergleiche nur Golf, Mercedes, Audi, BMW mit einem Trabi. In der Medizin heißt schneller und leistungsfähiger aber nicht immer besser. Oft sogar schlechter. Die Faktoren für gute Medizin sind – wie wir gesehen haben – viel komplexer. Dazu kommen noch Erfahrung, das Wissen um Grenzen, Individualität, Zuwendung und Aufmerksamkeit. Diese Eigenschaften haben nicht nur mit technischen Kennziffern oder Evidenz zu tun, sondern auch mit einer inneren Haltung. Und die entsteht nicht in erster Linie durch finanzielle Anreize, sondern durch Vorbild, Wertschätzung, Motivation und Menschlichkeit.

Die Chancen auf ein großes Kuchenstück steigen im Gesundheitswesen beträchtlich, wenn man seine Angebote mit dem Segen der Wissenschaft versehen kann. Deswegen haben all die Studien, über die wir in diesem Buch schon gesprochen haben, auch starke finanzielle Konsequenzen. Es liegt in der Logik einer Marktwirtschaft, dass deshalb Anbieter versuchen, die Ergebnisse solcher Studien nach ihren Vorstellungen zu beeinflussen. Eine gut dokumentierte Praxis. Noch wirkungsvoller ist es jedoch, die Lehrmeinung direkt zu beeinflussen, zum Beispiel durch finanzielle Anreize für die Leitlinienautoren. Denn wenn eine Therapie in einer Leitlinie erst einmal empfohlen wird, dann ist das gleichbedeutend mit einer offiziellen Empfehlung an alle Ärzte, diese Therapie zu verordnen, und das beste Argument dafür, von den Kassen die Finanzierung zu verlangen. Hat man die Meinungsführer dann in der Tasche, braucht man keine guten Studien mehr, denn der Studien-TÜV wird ja von den Leitlinienautoren selbst durchgeführt, und keiner kontrolliert später das Ergebnis. Es gibt unzählige Veröffentlichungen, die auf dieses Problem hinweisen. Eine der neuesten ist eine Analyse aus den USA, bei der herauskam, dass mehr als die Hälfte aller Autoren von kardiologischen Leitlinien finanzielle Beziehungen zur Industrie haben. Es waren exakt 277 von 498. Nicht wenige sind sogar Aktionäre der Firmen, deren Produkte sie in den Leitlinien bewerten. Besonders gravierend dabei ist, dass die Chefs der Leitlinien, also die Vorsitzenden der Autorenkomitees, zu 81 Prozent solche Interessenkonflikte aufwiesen. Auch die kardiologischen Fachgesellschaften finanzieren sich zum Teil durch Spendengelder aus der Industrie.

Ärzte weisen eine dadurch entstehende Beeinflussung ihrer Objektivität weit von sich. Doch dies erscheint naiv. Stellvertretend für zahllose Untersuchungen, die solche Einflussnahmen belegt haben, zitiere ich eine Übersichtsstudie zur Einschätzung von schädlichen Nebenwirkungen bestimmter Blutdrucksenker. Die zur Blutdrucksenkung eingesetzten Calcium-Antagonisten waren in den Verdacht geraten, selbst Krankheiten auszulösen.

Die Verfasser der Übersichtsstudie unterteilten die Autoren der untersuchten Studien in Befürworter des Medikaments, Neutrale und Kritiker. Dabei zeigte sich, dass 96 Prozent der Befürworter des Medikaments finanzielle Bindungen zum Hersteller hatten. Die Redaktionen, bei denen die Autoren ihre Arbeiten veröffentlichten, wurden nur in 2 Fällen über die finanzielle Verbindung der Wissenschaftler informiert.

In den USA kann man per Gesetz Pharmafirmen dazu zwingen, ihre finanziellen Zuwendungen an Ärzte offenzulegen. Demnach zahlte die Firma Pfizer, welche unter anderem an Cholesterinsenkern gut verdient, im Jahr 2010 insgesamt 177 Millionen US-Dollar an etwa 200000 Ärzte. Der Konzern GlaxoSmithKline, der unter anderem den Schweinegrippeimpfstoff Panderix herstellt, gab im Jahr 2009 Zuwendungen an 5331 Ärzte mit 56,8 Millionen Dollar an. Plus 28,5 Millionen an medizinische Institutionen zwecks Durchführung von Studien. Merck & Co. investierte im Jahr 2010 einen Betrag von über 20,4 Millionen Dollar in 2088 Ärzte. Doch wie stellt sich das Problem für Deutschland dar?

Mietmäuler

Die Frage, warum in deutschen Leitlinien die wissenschaftliche Erkenntnislage häufig keine Chance hat, habe ich dem *arznei-telegramm**[*] gestellt, dem medizinischen Fachblatt, das seit Jahren zeigt, wie man hochwertige, evidenzbasierte Bewertungen von Therapien unabhängig anbieten kann. Das *arznei-telegramm* kann man nur im Abonnement beziehen, allein darüber finanziert es sich und ist frei von Werbung. Ich beziehe diese Zeitschrift schon lange, und meiner Erfahrung nach halten ihre Aussagen einer Überprüfung der Quellen stand. Das zeigte zum Beispiel die richtige Analyse zu den Gefahren des Medikaments

---

[*] www.arznei-telegramm.de

Sibutramin, welches in den Lauterbach-Leitlinien angepriesen wurde. Mit Erlaubnis des Leiters zitiere ich seine Antwort vom 14. Oktober 2011 wörtlich:

»Sehr geehrter Herr Dr. Frank,

Sie beschreiben das Problem, dass die Umsetzung von gesicherten Erkenntnissen in der Medizin in die Praxis in einigen Bereichen viel zu lange dauert. Das mag auch daran liegen, dass zahlreiche Experten eher Meinungsbildner sprich Mietmäuler sind, die keine wissenschaftlichen Erkenntnisse verbreiten, sondern Thesen, die dem Marketing von Firmen dienen, in deren Lohn und Brot sie stehen. Das ist zumindest in einigen Bereichen keine Übertreibung, sondern Realität.

Wir erfahren dies in solchen Situationen, in denen wir – selbstverständlich mit entsprechender Untermauerung durch die vorhandenen wissenschaftlichen Daten – Bewertungen veröffentlichen, die der jeweils aktuell verbreiteten Ansicht entgegenlaufen, beispielsweise wenn es um die Risiken bestimmter neuerer Kontrazeptiva ging, um die Risiken der sogenannten Hormonersatztherapie oder um die fragliche Wirksamkeit von Antidepressiva. Der Aufschrei mancher Fachgesellschaften, besser gesagt von einigen meinungsbildenden Ärzten, die Fachgesellschaften vertreten, ist dann groß und geht bis zur Diffamierung. Einige Jahre später ist die Diskussion dann allgemein angekommen und wird allmählich umgesetzt.

Mit den besten Grüßen aus Berlin
Wolfgang Becker-Brüser (Arzt und Apotheker)
Redaktion *arznei-telegramm*«

Das ist deutlich. In der Tat ist der Begriff »Mietmaul« in der Pharmabranche gut bekannt, wenn es darum geht, Ärzte zu finden, die helfen, ein neues Medikament durchzusetzen oder den Umsatz etablierter Medikamente zu sichern. Mietmäuler sind in Deutschland ganz besonders wichtig. Während der skandinavisch- und englischsprachige Raum in der Pharmaszene als *Evi-*

dence-Belt bezeichnet wird, weil man dort gute (oder gut manipulierte) Studien braucht, um Neues auf dem Markt durchsetzen zu können, nennt man den deutschsprachigen Raum *Eminenz-Belt*, da man hier nur die Eminenz, also den Chef überzeugen muss, und schon wird das Neue umgesetzt, und zwar kritiklos. In Südeuropa, im Pharmajargon *Garlic-Belt*, muss das Produkt lediglich neu sein, um für den Verkauf interessant zu werden.

Will man also in Deutschland ein neues Medikament durchsetzen, dann engagiert man eine führende Persönlichkeit aus dem universitären Umfeld, die die Meinung der entsprechenden Fachgesellschaft vorgibt. Wie eine Firma ihr Geld dabei einsetzt, kann nur vermutet werden, denn die Firmen sind nicht dazu verpflichtet, dies offenzulegen. Aber man kann davon ausgehen, dass es ähnlich wie in den USA über Beraterverträge, irgendwie verbuchte Forschungszuwendungen, Reisen oder sonstige Honorare geschieht. Es wird zwar gefordert, die Finanzierung einer Studie oder auch der Leitlinie selbst offenzulegen, aber was die unterschiedlichen Verbindungen der einzelnen Autoren betrifft, gibt es keine wirkungsvollen Verpflichtungen. Deswegen ist es einfach, einen Interessenkonflikt schlichtweg zu leugnen und Nachfragen versanden zu lassen. Transparenz sieht anders aus.

Dass in der Hochschulwelt ganz offensichtlich wenig Problembewusstsein herrscht, zeigt auch das öffentlich zugängliche Protokoll einer Anhörung im Rahmen des IQWiG-Leitlinienvergleichs zum Thema Diabetes. Dort wird den Betroffenen von Pharmafirmen bis zu Fachgesellschaften die Möglichkeit geboten, zu den Ergebnissen des Vergleichs Stellung zu beziehen. Man merkt sofort, dass einige Teilnehmer eine Aufweichung des Studien-TÜV erreichen wollen, um so Ergebnisse wirtschaftsfreundlicher ausgehen zu lassen.

Sehr aufschlussreich ist eine Aussage von Prof. Dr. med. Ernst Adolf Chantelau, einem anerkannten Diabetologen, der nicht als Vertreter einer Firma, sondern als Privatperson an dieser Anhörung teilnahm und Klartext sprach:

»Es ist natürlich klar, dass die Leitlinien kontaminiert sind durch die Interessenkonflikte der Autoren dieser Leitlinien. ... Zum Beispiel ist die Leitlinie Angiologie [Gefäßerkrankungen] oder so etwas in einer S3-Leitlinie [S3-Leitlinien sind die am höchsten bewerteten und damit einflussreichsten Leitlinien] der Arbeitsgemeinschaft Wissenschaftlicher Fachgesellschaften von Herrn Lawall und Herrn Diem gemacht worden. Herr Lawall hat einen glasklaren Interessenkonflikt, weil er Honorare von verschiedenen Firmen angenommen hat, die hier zum Teil auch vertreten sind – ich will das nicht weiter ausführen –, ich meine nur: Wenn man weiß, dass ein Leitlinienautor, der eine Leitlinie Neuropathie [Nervenerkrankungen] verantwortet, Honorare der Firma Pfizer bekommen hat, dann braucht man gar nicht mehr weiterzulesen.«

Es ist davon auszugehen, dass es eine direkte Einflussnahme der Industrie auf die Leitlinienerstellung in Deutschland gibt. Aber es bestehen kaum Chancen, diejenigen Leitlinienautoren zu identifizieren, die sich solcher Einflussnahme durch Annahme aller möglichen Zuwendungen aussetzen. Die investierten Gelder der Hersteller werden sich um ein Vielfaches auszahlen. Die Verlierer sind die Patienten, denn sie werden so systematischen Falschbehandlungen ausgesetzt. Solche Einflussnahme gibt es überall in der Gesellschaft. Wenn sich ein Ministerpräsident auf besonders günstige Kredite oder sonstige Vergünstigungen von reichen »Freunden« einlässt, dann resultiert daraus vielleicht eine besonders schnell erteilte Baugenehmigung oder eine Gesetzesvorlage, welche Steuerhinterziehung erleichtert. In der Medizin bedeutet diese Form von Korruption Millionen falsch behandelter Patienten, Schmerz, Leid und frühen Tod. Das ist der Unterschied. Insofern ist es nicht tolerabel, dass die deutsche Wissenschaft diese skandalösen Zustände nicht schnellstmöglich laut und deutlich thematisiert und effektiv bekämpft. Warum passiert das nicht? Weil zu viele um ihre Privilegien fürchten? Man will es angesichts des Schadens, der von Ärzten aus reiner Geldgier angerichtet wird, nicht glauben, aber es scheint so zu sein.

Fortbildungsfarce

Die Hersteller, insbesondere die Pharmaindustrie, nehmen also massiv Einfluss auf wissenschaftliche Veröffentlichungen und Meinungen. Dagegen könnte helfen, dass Ärzte sich regelmäßig fortbilden und durch qualifizierte Fortbildungen diese Propaganda besser entlarven, verstehen und ihr auch widerstehen könnten. Ein sinnvoller Gedanke, der im Gesundheitsmodernisierungsgesetz 2004 als Pflicht zur ärztlichen Fortbildung verankert wurde. Seitdem muss jeder Arzt auf einem Fortbildungskonto innerhalb von 5 Jahren 250 Fortbildungspunkte sammeln, um zum Beispiel seine Kassenzulassung zu behalten. Dabei können Fortbildungen von beinahe jedem veranstaltet und die Punkte vergeben werden. Es genügt ein Antrag bei der Ärztekammer mit Informationen zu Inhalt und Referenten, die meist Ärzte sein müssen. So fordern es manche Landesärztekammern. Ausrichter der Fortbildung können also Praxen, Kliniken, Fachgesellschaften, die Pharmazie, im Prinzip auch der Männergesangsverein »MGV fröhliche Kehlchen« sein, sofern sie die Vorgaben der Ärztekammer erfüllen.

Je nachdem, für wie qualifiziert die Ärztekammer die Fortbildung hält, und je nach Dauer kann der Anbieter dann Fortbildungspunkte vergeben. Dabei sind natürlich diejenigen Fortbildungen beliebt, bei denen es viele Fortbildungspunkte gibt, weil wir Ärzte ja zu Punktesammlern geworden sind. Ich habe in den vergangenen 20 Jahren an sehr vielen Fortbildungen dieser Art teilgenommen, die von Ärztekammern, Krankenhäusern, Universitäten, aber auch naturheilkundlichen Vereinigungen angeboten wurden, und in den allermeisten Fällen wurden fast immer nur Referate gehalten, die keinerlei Transparenz bezüglich der Qualität ihrer Aussagen ermöglichten. Regelwidriges

Arbeiten und der Sache nicht dienlicher Einfluss von außen waren überall zu spüren. Nicht selten war ich unter 400 Zuhörern der einzige, der eine kritische Frage stellte, auf andere Studienergebnisse hinwies und darauf, dass die vorgetragenen Inhalte längst widerlegt waren. Doch die Professoren wollten sich nicht kritisieren lassen und die meisten Kollegen nur ihre Zeit absitzen.

Hochgradig frustrierend, und schließlich hatte ich es satt, meine Zeit in solche Showveranstaltungen zu investieren. Stattdessen recherchierte ich, las Studien und suchte Fachleute auf, um Antworten auf meine Fragen zu finden, die dann auch Eingang in meine Bücher gefunden haben. Sie können sich wahrscheinlich vorstellen, wie viel Arbeit damit verbunden ist, doch die Ärztekammer teilte mir mit, dass ich pro Buch mit nicht mehr als 1 Punkt rechnen könne. 1 Punkt für 9 Monate intensive Beschäftigung mit medizinischen Themen, während ich für 3 Stunden Absitzen bei einer Propagandaveranstaltung eines biologisch-dynamischen Arzneimittelherstellers 3 Punkte bekomme plus ein kostenfreies Büfett im Anschluss? Manche Kollegen beginnt das zu ärgern. Mich auch, und so weigerte ich mich, an solchen Fortbildungen teilzunehmen. (Beziehungsweise, wie es durchaus üblich ist, mir Blanko-Teilnahmebescheinigungen von Kollegen mitbringen zu lassen. Sorry, liebe Kollegen, das musste mal gesagt werden.)

Als Student mag man das lustig finden, mit einer kostenlosen Umhängetasche und einem warmen Essen im Bauch nach Hause zu gehen, aber für diesen Unsinn fühle ich mich einfach zu alt. Doch als sich die Fünfjahresfrist 2009 dem Ende zuneigte, erreichte mich ein Schreiben der Kassenärztlichen Vereinigung (KV) mit der Drohung, mir meine Kassenzulassung zu entziehen. Da ich die Zusammenarbeit mit meinem damaligen Kollegen in einer kassenärztlichen allgemeinmedizinischen Praxis sehr schätzte und weiterführen wollte, bat ich die Kassenärztliche Vereinigung, mir einen Weg zu weisen, wie ich durch Fortbildungen, die diese Bezeichnung tatsächlich verdienen, meinen Punktestand auffüllen könnte. Ich bat sie, mir eine Liste von Fortbildungsveranstaltungen zu geben, die explizit als herstellerfrei gekennzeichnet sind, also nicht von der Pharmaindustrie oder von den Herstellern medizinischer Geräte finanziert werden.

In dem Antwortschreiben vom 7. Juli 2010 an mich steht Folgendes:

»Sie können auf der Homepage der Landesärztekammer Baden-Württemberg (LÄK) nachsehen, welche Fortbildungen angeboten werden und wer der Veranstalter ist. Die LÄK nimmt Veranstaltungen von Pharmaunternehmen nur dann in den Fortbildungskalender auf, wenn diese versichern, dass die jeweilige Veranstaltung neutral ist. Eine Liste über herstellerfreie Fortbildungen gibt es allerdings nicht. Da der Fortbildungskalender der LÄK immer den Veranstalter nennt, haben Sie auf jeden Fall eine Orientierungshilfe.«

Das ist nun Realsatire. Ein Sponsor muss der Landesärztekammer nur zusichern, dass er keinen Einfluss nimmt, und schon ist für die Kassenärztliche Vereinigung gesichert, dass kein Einfluss stattfindet. Hinzu kommt, wenn nun eine Klinik, eine Praxis oder ein Verband eine Fortbildung zum Thema »Blutdrucksenkende Medikation« anbietet, mögen diese zwar der Veranstalter sein, trotzdem sind solche Fortbildungen häufig von der Industrie gesponsert. Und die wird nur solche Fortbildungen mitfinanzieren, in denen ihr Produkt offen oder verdeckt ins richtige Licht gerückt wird. Das ist ganz normale Kaufmannslogik, egal wie blind sich die Kassenärztliche Vereinigung auch immer stellt.

Die Pharmaindustrie gibt heute deutlich mehr Geld aus für Werbung und Marketing als für Forschung. Das muss man sich immer vor Augen halten. Und die Methoden, Einfluss zu nehmen, sind äußerst raffiniert und beginnen mit den Besuchen von Pharmareferenten in den ärztlichen Praxen und Krankenhäusern. Ich persönlich habe noch kein einziges Mal erlebt, dass Pharmavertreter in der Lage waren, einen Nachweis über den Nutzen ihrer Produkte vorzuweisen, der auch nur einer kleinen Überprüfung standgehalten hätte. Es waren Hochglanzprospekte mit nichtssagenden Kurven, die all jene vorgeführten Ungereimtheiten enthielten. In meiner Praxis haben Pharmavertreter deshalb Hausverbot.

Beliebt sind auch telefonisch durchgeführte »Anwenderstudien«. Alle 2 Wochen erhalte ich in meiner Praxis einen Anruf mit der Bitte, an einer »wissenschaftlichen« Befragung teilzunehmen, honoriert mit 50 Euro, versteht sich. Die »Ergebnisse« dieser Befragung werden dann in »Fachblättern« wie der *Apothekenumschau* oder einfach als Pressemeldungen in den Zeitungen abgedruckt, nach dem Motto »Krankheit X nimmt rasant zu, therapeutische Anstrengungen müssen verstärkt werden, es gibt aber wirkungsvolle Medikamente …«. Den armen Mitarbeitern der Callcenter, die sicher liebend gerne einen anderen Job machen würden, setze ich dann auseinander, dass wir es hier doch im Ansatz mit versuchter Korruption zu tun haben, und merke an ihrer Reaktion das Unbehagen.

Bürokratie und Budgets

In den 1970er Jahren machte der Anteil der Gesundheitsausgaben am Bruttoinlandsprodukt einen Sprung von 3,5 Prozent im Jahr 1970 auf 5,7 Prozent im Jahr 1975 und weiter auf 8,4 Prozent im Jahr 1980. Der nachfolgende Anstieg von 8,8 Prozent 1985 auf 10,1 Prozent im Jahre 1995 wird den Kosten durch die Wiedervereinigung zugerechnet. Seitdem stabilisiert sich der Anteil zwischen 10 und 11 Prozent.

Ausgabenentwicklung im deutschen Gesundheitswesen

	1970	1975	1980	1985	1995	2000	2005	2008
Anteil der Gesundheitsausgaben am Bruttosozialprodukt in Prozent	3,5	5,7	8,4	8,8	10,1	10,3	10,7	10,5

Aus: Hartmut Reiners: *Krank und pleite? Das deutsche Gesundheitssystem*

Die großen Sprünge in den 70er Jahren haben jedoch andere Gründe. Sie sind auf einen enormen Anstieg der Ausgaben in den gesetzlichen Krankenkassen zurückzuführen. Damals wurde die Abrechnung von Einzelleistungen der Ärzte stark gefördert, und so konnte ein Kassenarzt jeden Handgriff, jeden Laborwert und jedes EKG einzeln der Krankenkasse in Rechnung stellen. Das war die Zeit, in der man als praktischer Arzt 6 Monate nach Beendigung des Studiums eine eigene Praxis eröffnete und 2 Jahre später seine Villa mit Hallenbad abbezahlt hatte. Es war die Zeit, als Chefärzte alle Einnahmen aus Privatbehandlungen in voller Höhe auf ihrem Konto verbuchten, obwohl sie Krankenhauspersonal und Räumlichkeiten dafür nutzten. Nicht selten führten Assistenzärzte, die vom Krankenhaus bezahlt wurden, die Privatstunden durch, und trotzdem bekam der Patient die Chefarztrechnung. Wer darüber hinaus die Erlaubnis hatte, als Chefarzt ambulante Kassenleistungen abzurechnen, wie zum Beispiel Pathologen, Radiologen oder vor allem Labormediziner, besaß die Lizenz zum Gelddrucken.

Damals gab es noch kein Chipkärtchen, welches beim Arzt eingelesen wird, und auch keine 10 Euro Praxisgebühr. Es gab einen Kassenschein, den man beim ersten Besuch in einem Quartal in der Hausarztpraxis abgab und auf dem dann der Arzt die Leistungen vermerkte, die er der Krankenkasse in Rechnung stellte. Es war durchaus üblich, dass die Großmutter am Anfang eines Quartals mit den gesamten Scheinen der Großfamilie zum Doktor ging und sich ein »Kopfgeld« pro Schein auszahlen ließ. Die 5 oder 10 DM waren gut investiert. Denn selbst wenn die Familienmitglieder gar nicht zum Arzt gingen, konnte man auf dem Schein eine Untersuchung nach der anderen »virtuell« durchführen, keiner überprüfte dies. Aus den gleichen Gründen wurden gesunde Patienten regelmäßig am Ende des Quartals aufgerufen, dennoch ihren Krankenschein abzugeben.

So haben wir Ärzte das System gemolken, und unsere Standesorganisationen wie die Kassenärztlichen Vereinigungen konnten der Profitsucht nicht Einhalt gebieten. Warum auch, je mehr Geld die Ärzte verdienten, desto mehr Geld floss auch auf deren Konten. Es wurde verschrieben und untersucht, was das Zeug hielt. Es war auch das Eldorado für Pharmareferenten, die durch vielfältige Gefälligkeiten den Verschreibungswahn weiter ankurbelten. Vielleicht auch weil die Kollegen meinten, dass Überdiagnostik und Übertherapie nicht schaden, außer dem Geldbeutel anderer. Ein fataler Irrtum. Solche schlechte Medizin, die ihren Patienten massenweise unnötige Untersuchungen verordnete, wurde durch das System leider nicht bestraft, sondern belohnt. Einige niedergelassene Ärzte, die ich damals als Medizinstudent kennenlernte, versuchten ihre Kollegen für dieses Problem zu sensibilisieren, verzweifelten jedoch fast angesichts deren Desinteresse.

So kam, was kommen musste, seit Anfang der 1990er Jahre wurde beginnend mit dem damaligen Gesundheitsminister Horst Seehofer eine gezielte Kostendämpfungspolitik eingeleitet. Heute regeln Budgets und Pauschalen die Abrechnungsmöglichkeiten der Ärzte. Der Vorwurf, dadurch würde ein Anreiz gesetzt, Patienten Leistungen vorzuenthalten, weil der Arzt sie nicht mehr einzeln abrechnen kann, steht im Raum. Messungen der Häufigkeit von Arztbesuchen seit der Einführung von Pauschalen scheinen diesen Vorwurf zunächst zu bestätigen.

So ging die Häufigkeit der Arztbesuche in der Gruppe derer mit den häufigsten Besuchen von 28,3 Besuchen im Jahr 2003 auf 23,2 Besuche 2006 zurück. Mit der Einführung der Praxisgebühr wird dies wenig zu tun haben, sie wird nur einmal im Quartal fällig, danach ist der Besuch beim Arzt kostenfrei. Vielmehr dürfte der Rückgang mit den Pauschalbeträgen in Verbindung stehen, die der Arzt inzwischen pro Patient bekommt, unabhängig davon, wie häufig er den Patienten einbestellt. Der Anreiz, einen Patienten sehr oft in die Praxis zu bitten, ist entfallen.

Ich halte diese Entwicklung nicht für ein Zeichen von schlechterer Versorgung, sondern im Gegenteil für ein Zeichen von Regulierung einer problematischen Übertherapie. Meine Einschätzung ist, dass viele Kollegen sich der Problematik einer

Überdiagnostik und Übertherapie nicht bewusst sind, auch weil die Hochschulen diese eher fördern. Wenn es aber darum geht, eine lebenswichtige Untersuchung oder Therapie zu verordnen, werden sich die allermeisten Kollegen ihrem ärztlichen Eid verpflichtet fühlen und das Richtige veranlassen.

Wenn wir Ärzte uns über diese für uns ungünstige Entwicklung beklagen, dann müssen wir uns zuallererst eingestehen, dass wir uns dies selbst eingebrockt haben. Es ist eine der schwierigsten Aufgaben der Gesundheitspolitik, die rein ökonomisch begründete Ausweitung medizinischer Leistungen einzudämmen und entsprechende Reglementierungen zu finden. Weil aber nach einiger Zeit die Lücken von den Anbietern immer gefunden und ausgenutzt werden, haben wir inzwischen ein bürokratisches Monster herangezüchtet, das jeden Arzt, der nicht den ganzen Tag mit Betriebswirtschaft verbringen will, verzweifeln lassen kann. Das fördert Frust und nimmt Energien, die besser der Behandlung zugute kämen.

Also scheint zu gelten, was ein bekannter Fachmann des britischen Gesundheitssystems auf die Frage, welches Vergütungssystem denn am geeignetsten sei, geantwortet hat: »Alle paar Jahre ein neues, damit es sich niemand darin bequem machen kann.«

Allerdings nicht um den Preis von noch mehr Bürokratie. Denn auf der Strecke bleiben sonst vor allem jene Kollegen, die ihren Beruf so verstehen, dass sie in erster Linie für die Patienten da sind. Nicht um als Abrechnungskönige maximalen Profit zu machen, und nicht um das System optimal zu melken, sondern weil sie ihren Beruf als Berufung sehen und für ihre Patienten die beste Behandlung suchen. Genau denjenigen, die, anstatt Abrechnungslücken aufzuspüren, ihre Zeit lieber einem Hausbesuch widmen und Verordnungen und Rezepte gewissenhaft ausstellen, wird die Arbeit in fast schon bösartiger Weise erschwert.

Doch unsere Standesvertretung, die Kassenärztliche Vereinigung, und die Krankenkassen behandeln niedergelassene Ärzte immer mehr als Bittsteller. Ich kenne viele gute und redliche Ärzte, die einen alten Kombi fahren, keine Ferienhäuser besitzen, sich rund um die Uhr für ihre Patienten einsetzen und immer erschöpfter werden. Wachsende Reglementierung, sinkende Einnahmen, eine immer komplexere Medizinverwaltung – viele Kollegen sind mit ihrer Freude am Beruf am Ende angelangt und spielen mit dem Gedanken, ihre Praxis zu verkaufen. Nur gibt es keine Käufer mehr. Ganz besonders in ländlichen Gebieten, aber nicht nur da. Auch in Gemeinden, die zum Beispiel 20 Kilometer von Heidelberg entfernt liegen, mit bester S-Bahn-Anbindung, finden alteingesessene Arztpraxen keinen Nachfolger mehr. Das ist persönlich tragisch für die Kollegen, die den Praxisverkauf als Teil ihrer Altersversorgung eingeplant hatten, und dramatisch für die Gesellschaft. Insbesondere die hausärztliche Versorgung wird in den nächsten Jahren kaum mehr zu gewährleisten sein. Obwohl die Zahl der Medizinstudenten gleich geblieben ist. Die Absolventen von heute suchen sich lieber einen Job in der Wirtschaft oder im Ausland. Eine ärztliche Praxis zu führen, wird in Deutschland immer unattraktiver.

Medizin als Businessplan

Prof. Karl Lauterbach kritisiert in seinem Buch *Gesund im kranken System* und wiederholt auch in den Medien das fehlende Qualitätsmanagement in deutschen Arztpraxen. Dazu gibt es, wie wir gesehen haben, allen Grund. Interessant wird es bei der Frage, wem eine ständige Thematisierung der Missstände in deutschen Arztpraxen besonders nützt.

Die Rhön-Klinikum AG ist ein privater Klinikbetreiber, der wie Asklepios, Sana oder Fresenius ein kommunales Krankenhaus nach dem anderen kauft. Krankenhäuser, die unter den herrschenden Rahmenbedingungen unrentabel arbeiten und für die kommunalen Betreiber, Städte oder Landkreise, zu einer finanziellen Belastung geworden sind. Doch warum sind unrentable Krankenhäuser für private Investoren interessant? Wo liegen die Gewinnaussichten? Nur mit Stellenstreichungen und zentralem Einkauf werden sich solche Häuser auch in Zukunft nicht rechnen. Diese Häuser werden nur dann betriebswirtschaftlich erfolgreich arbeiten, wenn zusätzliche Einnahmequellen erschlossen werden und die Umsätze in den Krankenhäusern selbst besser planbar werden. Dazu müsste jedoch erst ein Störfaktor ausgeschaltet werden, der bisher für die Einweisung in die Krankenhäuser zuständig war und damit über die Verteilung der Krankenhauspatienten maßgeblich bestimmte: der selbstständige Arzt in seiner Praxis.

Der Gesetzgeber hatte den Arztpraxen in der ambulanten Patientenversorgung quasi eine Monopolstellung zugewiesen. Und das aus gutem Grund. Es liegt im natürlichen Interesse der marktwirtschaftlich agierenden Anbieter von Medikamenten und Verfahren, viel zu verkaufen, während auf der anderen Seite Krankenkassen eher Kosten dämpfen wollen. Zwischen diesen Interessenkonflikten soll der in seiner Entscheidung freie Arzt steuernd eingreifen. Patienten nur das verschreiben, was sie tatsächlich brauchen, sich aber dort für teure Therapien einsetzen, wo sie sinnvoll sind. Darin lag die weise Absicht des Gesetzgebers, als er nur Ärzten erlaubte, eine Arztpraxis zu eröffnen. Und zwar nur eine. Dafür hatten die Ärzte Konkurrenzschutz. Ein Krankenhaus durfte nur in ganz bestimmten Ausnahmefällen Sprechstunden für den ambulanten Bereich anbieten. Und privaten Investoren und Unternehmen war es gänzlich untersagt. Eine Arztpraxis galt deshalb auch nicht als Gewerbe und hatte klare Einschränkungen, was Werbung, Außenauftritt und Verkauf von Gesundheitsprodukten betrifft. Es sollte ein sinnvolles Steuerungselement sein, um die marktwirtschaftlichen Kräfte im Zaum zu halten.

Im Jahr 2004 trat nun weitgehend unbeachtet eine Gesetzesänderung in Kraft, die es auch privaten Investoren erlaubt, Kassenzulassungen zu kaufen und Ärzte einzustellen. So wurde die Gründung von Medizinischen Versorgungszentren (MVZ) ermöglicht, und seitdem können also nicht nur selbstständige, freie Arztpraxen Patienten ambulant behandeln und in Krankenhäuser einweisen, sondern auch Unternehmen, die sich für diesen Zweck Ärzte anstellen dürfen. Es entstand eine Konkurrenzsituation. Unternehmensgesteuerte MVZs sprießen nun wie Pilze aus dem Boden. Die Rhön-Klinikum AG will beispielsweise eine flächendeckende ambulante Versorgung erreichen, indem sie an jedes Krankenhaus ein MVZ angliedern will. Karl Lauterbach hat übrigens schon lange einen Sitz im Aufsichtsrat der Rhön-Klinikum AG inne und war genau zu der Zeit Mitglied des Sachverständigenrates der Bundesregierung und einflussreicher Berater der damaligen Gesundheitsministerin Ulla Schmidt, als das GKV*-Modernisierungs-Gesetz, das die Versorgungszentren erst ermöglichte, vorbereitet wurde.

Schöne neue Versorgungswelt

Wem nützt ein Medizinisches Versorgungszentrum? Interessant sind solche Versorgungszentren vor allem für all jene im Gesundheitssystem, deren Bilanz stark vom Verschreibungs- und Überweisungsverhalten der niedergelassenen Ärzte abhängt, also Pharmaunternehmen, Klinikketten und Krankenkassen. Ein Arzt, der sein Verhalten vor allem am Patientennutzen orientiert, beurteilt sinnvolle Therapien vielleicht anders als die Krankenkassen, verschreibt Medikamente des teureren Herstellers und überweist einen Patienten in ein Krankenhaus, wenn er es aufgrund seiner Erfahrung für richtig hält, und nicht weil es finanzielle Vorteile mit sich bringt. Das stört die Businesspläne von Unternehmen, die Planungssicherheit anstreben.

Der Bevölkerung verkauft man die neuen Zentren als Segen, alles besser organisiert, Personal besser ausgebildet, mehrere Fachärzte unter einem Dach versammelt. Sogar die bis dahin selbstständigen Ärzte mögen, erschöpft vom bürokratischen

---

* Gesetz zur Modernisierung der gesetzlichen Krankenversicherung, 2004

Kleinkrieg, die Anstellung in einem Medizinischen Versorgungszentrum als Rettung ansehen. Endlich keine unternehmerische Verantwortung mehr, keine Papierschlachten, keine Personalsorgen, alles professionell betreut von einem übergeordneten Praxismanager. Bürgermeistern und Landräten wird man die Übernahme der verschuldeten Krankenhäuser als Lösung für zunehmende Engpässe bei der Versorgung präsentieren, so sie auch der Gründung eines im Krankenhaus angesiedelten MVZ zustimmen. Auf diese Weise wird die klassische Arztpraxis endgültig zum Auslaufmodell.

Doch der Businessplan wird seinen Tribut fordern. Das bessere Medikament A verordnen, obwohl die Krankenkasse einen Vertrag mit dem Hersteller von Medikament B hat? Wird schriftlich untersagt. Einweisung in Krankenhaus C, weil dort der bessere Chirurg ist? Es folgt die Anordnung, nur noch in Krankenhaus D zu überweisen, weil dieses Krankenhaus dem Betreiber des Medizinischen Versorgungszentrums gehört. Im Jahr 2015 zu wenig Herzkatheter-Patienten ins Herzzentrum C überwiesen? 2016 bitte Steigerung um 10 Prozent. So geht es in der Wirtschaft zu. Wird so bald auch der Alltag der ambulanten Sprechstunde aussehen? Ärzte, die sich nicht gefügig zeigen, kann man nun abmahnen und entlassen?

Die freie Arztwahl für den Patienten wird gleich mit entsorgt, weil die Medizinischen Versorgungszentren mit den Krankenkassen günstige Verträge abschließen, die eine Behandlung nur noch bezahlen, wenn sie ebendort vorgenommen wurde. So entsteht ein medizinisch-industrieller Komplex wie in den USA, der sich unkontrollierbar das ganze Gesundheitssystem einverleibt. Voraus geht die Zerstörung kleinerer Einheiten, die Vielfalt, persönliche Nähe und Kontinuität garantierten. So wie es in den 1970er Jahren mit den kleinen, selbstständig geführten Lebensmittellädchen geschah, als große Supermarktketten ihre Einkaufsmacht nutzen, um ein brutales Preisdumping durchzuführen, bis die Konkurrenz verschwunden war. Heute dominieren wenige Betreiber den gesamten Lebensmittelmarkt und diktieren selbst großen Lebensmittelherstellern die Preise. Auf der Strecke bleibt die Qualität. Man kann sich ausmalen, was eine solche Entwicklung für die Medizin bedeutet.

Auch wenn in der Geschäftsführung großer Unternehmen wie der Rhön-Klinikum AG keine Unmenschen arbeiten, liegt es doch in der Natur der Sache, dass sie Betriebswirtschaft im Zweifel vor Patientenwohl stellen müssen. Natürlich werden in Einzelfällen auch andere Entscheidungen getroffen werden und von professionellen Marketingabteilungen als fantastische Beispiele selbstlosen Einsatzes für das Patientenwohl in den Medien verkauft. Aber lassen wir uns nicht täuschen. Ich glaube, dass es für private Klinikbetreiber eine Überlebensfrage darstellt, die Medizinischen Versorgungszentren unter ihre Kontrolle zu bringen und an ihre Kliniken anzubinden. Und damit die Macht in der ambulanten Versorgung zu übernehmen.

Was tun?

Obwohl wir Ärzte für die Missstände, wie sie in diesem Buch beschrieben werden, die Hauptverantwortung tragen, glaube ich nicht, dass die Steuerung durch Großkonzerne uns besser vor schlechter Medizin schützen wird – ganz im Gegenteil. Nun sind MVZs aber einmal da, abschaffen wird man sie nicht mehr können. Es gilt, die Rahmenbedingungen neu zu ordnen, damit sie nicht noch mehr schlechte Medizin produzieren, als wir ohnehin schon haben. Vielleicht lässt sich sogar noch etwas Gutes daraus machen. Dazu muss Folgendes passieren:

Der Einfluss der Investoren wird beschränkt: Ein Gesetz muss her, welches großen Konzernen verbietet, sich in Medizinische Versorgungszentren einzukaufen. Kein Investor, der im Gesundheitssystem bereits aktiv ist, darf dann in ein solches Zentrum investieren. Bevorzugt werden lokale Investoren, die Interesse an einer hochwertigen wohnortnahen Versorgung haben, vor allem Gemeinden und Landkreise, die es Ärzten erleichtern wollen, bei ihnen tätig zu werden. Kommunen als Mitbetreiber hätten den Vorteil, dass sie nicht an Profit interessiert sind, sondern an einer guten Versorgung ihrer Bürger. Auf diese Weise würden therapeutische Entscheidungen nicht in einer 500 Kilometer entfernten, schicken Firmenzentrale getroffen, wo ein Patient nur noch ein Posten in einer Excel-Tabelle ist.

Entscheidungen bleiben in ärztlicher Hand: Die Anteilsmehrheit in den Medizinischen Versorgungszentren muss in ärztlicher Hand bleiben, damit auch in Zukunft eine unabhängige Steuerfunktion ausgeübt werden kann. Lokale Investoren können so besonders in ländlichen Gebieten Starthilfe leisten, aber mit der Möglichkeit, dass Ärzte später Anteile zu fairen Preisen erwerben können. Im Gegenzug verzichten Ärzte auf das komplette Sponsoring von Fortbildungen und empfangen keine Pharmavertreter mehr. Es werden stattdessen flächendeckend unabhängige, Studien-TÜV-geprüfte Weiterbildungen in IQWiG-Qualität entwickelt und angeboten. Es gilt, besser als bisher zu beweisen, dass der beste Berater des Patienten, der beste Lotse im Gesundheitsdschungel immer noch der selbstständige Arzt ist. Vielleicht ist dies die letzte Chance, unsere Selbstständigkeit und damit unsere Unabhängigkeit zu retten.

Großgeräte-Zentren werden vom Überweiser getrennt: Es ist sinnvoll, dass diejenigen, die lukrative Großgeräte betreiben, nicht dieselben sind, die den Patienten diese Untersuchungen auch verordnen. Leider ist das im Rahmen großer Facharztpraxen bereits sehr oft der Fall. Wenn ein Orthopäde einen Computertomografen (CT) oder ein Kardiologe ein Kernspingerät (MRT) kauft, dann muss die Maschine laufen, sonst lohnt es sich nicht. In Medizinischen Versorgungszentren, wo Patienten zwischen Klinik und Sprechstunde nach Plan hin- und hergeschoben werden können, stellt sich dieses Problem in noch viel größerem Ausmaß. Deshalb würde es die Glaubwürdigkeit der Ärzte als Anwälte des Patientenwohls enorm erhöhen, wenn wir uns von derlei finanziellen Zwängen befreien und uns nicht als kleine Großunternehmer betätigen würden. Überlassen wir den Kliniken oder privaten Investoren die Möglichkeit, spezielle Großgeräte-Zentren zu gründen, solange wir ohne finanziellen Druck die medizinisch korrekte Überweisung dorthin kontrollieren und somit Patienten vor Überdiagnostik und Übertherapie schützen können.

Wer ist schuld?

Wen haben wir noch vergessen, der schuld sein könnte, dass das Geld in der Medizin oft nicht im Sinne des Patientenwohls eingesetzt wird? Die Antwort scheint einfach, und wir lesen sie häufig: die böse, böse Pharmaindustrie. Doch wie naiv ist das eigentlich? Welche Aufgabe hat der Vorstand eines großen Pharmakonzerns? In erster Linie, das Überleben des Unternehmens zu sichern, um die Einkommen seiner Mitarbeiter, Steuern für den Staat und eine gute Rendite für die Aktionäre bezahlen zu können. Nur daran wird er gemessen. Niemand wird ihm ein Denkmal bauen, wenn er ein nutzloses, aber gewinnbringendes Medikament vom Markt nimmt.

Pharmaunternehmen sind eben dies: Unternehmen, die versuchen, den maximalen Gewinn zu erwirtschaften. Ob sie bei ihrem Streben, Produkte zu verkaufen, Positives für die Gesellschaft erreichen oder ihr eher Schaden zufügen, hängt von den Rahmenbedingungen ab, auf die sie treffen. Solche Rahmenbedingungen zu schaffen, ist Aufgabe der Politik, die diese im Falle der Medizin weitgehend an die sogenannte Selbstverwaltung im Gesundheitswesen delegiert. Soll heißen, im Fall der Leitlinien an die medizinischen Hochschulen. Gelingt es einem Pharmaunternehmen, Professoren dafür zu bezahlen, dass sie sich für die Verschreibung eines Medikaments einsetzen, dann hat der Hersteller eines ähnlichen Produkts, der keine Vorteilsnahme erwirkt, ein Problem. Er muss das Spiel mitmachen und sich ebenfalls Mietmäuler suchen, sonst wird der Konkurrent das Rennen machen.

Aus diesem Grund sind es die Professoren, an die sich die Kritik an erster Stelle zu richten hat, wenn wir über den unzulässigen Einfluss von Herstellern und Pharmaindustrie auf medizinische Wissenschaft und damit auf die Verordnungspraxis der

Ärzte sprechen. Die Professoren der medizinischen Hochschulen beziehen ihre Gehälter aus unseren Steuern, damit sie uns genau vor dieser Einflussnahme schützen, das ist ihr Auftrag. Doch zu viele wissenschaftliche Würdenträger versagen dabei. Und an den Universitäten gibt es noch keine effektive Eigenkontrolle.

Eine leistungsfähige Pharmaindustrie ist entscheidend für eine leistungsfähige Medizin. Gute, sichere und innovative Medikamente bringen uns voran im Kampf gegen Leid und frühzeitigen Tod. Dafür soll die Pharmaindustrie auch viel Geld bekommen, um eine gute Forschung und sichere Herstellung zu gewährleisten. Problematisch ist jedoch, dass die Rahmenbedingungen einen guten Verdienst nur über Masse und den breiten Einsatz von Medikamenten ermöglichen. Deswegen ist die Forderung nach immer billigeren Medikamenten der falsche Ansatz. Denn dadurch wird der Druck, immer mehr Tabletten an immer mehr Patienten zu verkaufen, eher noch erhöht.

Gute Medizin braucht intelligente Rahmenbedingungen, um wirtschaftlichen Erfolg mit Patientennutzen zu verbinden. Es wäre wünschenswert, dass dabei alle an einem Strang ziehen würden. Doch momentan sehe ich hier eher schwarz. Wir beobachten stattdessen Entwicklungen, die die Medizin immer stärker marktwirtschaftlichen Mechanismen aussetzen. Folgerichtig steigt der Anteil für Marketing und Vertrieb an den Gesundheitsausgaben immer weiter an, und ich halte es für alarmierend, dass er inzwischen die Forschungsausgaben übersteigt. Marketing und Vertrieb werden nämlich genau dazu eingesetzt, um den ganzen Wahnsinn weiter anzuheizen. Ich glaube, es ist weder Aufgabe des Gesundheitssystems, Pharmareferenten und Hochglanzbroschüren zu bezahlen, noch, Kongresse und Fortbildungen zu finanzieren, die doch nur den Standpunkt des Herstellers vermitteln. Ganz besonders unschön ist es, wenn indirekt über Krankenkassenbeiträge die Aufwendungen für Mietmäuler an den Hochschulen beglichen werden, mit dem Ziel, möglichst oft schlechte Medizin durchzusetzen.

Der Gott in Weiß:
Die Hybris der ärztlichen Omnipotenz

Wissenschaftler verschiedener Fachgebiete staunen oft darüber, wenn sie in Gremien oder bei Veranstaltungen mit Medizinern zusammentreffen, wie genau die Ärzte die Welt erklären können. Da macht der Internist als Stoffwechselexperte dem Biochemiker begreiflich, wie Omega-3-Fettsäuren oder Vitamine funktionieren. Der Chirurg als Statistikexperte erläutert dem Biometriker, welche Schlüsse man aus einer Studie zu ziehen hat, und der versierte Naturheilkundler erklärt als Experte für Quantentheorie einem Physiker, wie man die Wirkung einer Bioresonanztherapie über die Wellenmechanik verstehen kann. Es ist häufig einfach nur peinlich. Doch meist sind es die Mediziner, die mehr Aufmerksamkeit in den Medien bekommen. Journalisten möchten sich die Ergebnisse einer großen Ernährungsstudie eben nicht von einem Mathematiker erklären lassen, das wäre ja viel zu kompliziert und anstrengend. Lieber hört man sich die selbstsichere Meinung des Mediziners an, der die Resultate passend zur gefragten Weltanschauung druckreif präsentiert. Nur leider oft fachlich falsch.

Wieso glauben wir Mediziner eigentlich, auf jedem Feld Experten zu sein? Stimmt, wir haben eine breit gefächerte Ausbildung genossen. Doch wie sah das konkret aus? In den ersten 4 Semestern des Medizinstudiums, der sogenannten Vorklinik, hatten wir während eines Semesters (4 Monate) jeweils ein paar Stunden Chemie, Physik, Biochemie und später auch ein bisschen Mathematik. Diese Kurse hießen dann »Chemie für Mediziner« oder »Physik für Mediziner«. Unterricht haben uns oft Fachstudenten, also angehende Physiker und Chemiker, die sich wie Strafversetzte mit unserer Halbbildung herumschlagen mussten. Entsprechend beliebt waren die Kurse sowohl bei den Ausbildern als auch bei uns Studenten. Für die Ausbilder, weil sie immer, wenn es schwierig wurde, einen Gang zurückschalten mussten, und für uns, weil wir uns bei den Experten als fünftes Rad am Wagen fühlten, was man uns auch spüren ließ. Geprüft wurde mit Multiple-Choice-Fragen mit 5 Antwortmöglichkeiten, ähnlich wie in Günther Jauchs Show »Wer wird Millionär«. Sonst hätte man wohl zu einfache Fragen stellen müssen.

Nach dem Vordiplom, dem Physikum, hörte der Spuk auf, und wir konnten die klinischen Fächer lernen, also Innere Medizin, Gynäkologie, Chirurgie – über 20 Fächer, in denen wir von Universitätsärzten unterrichtet wurden. Wir blieben zwar fünftes Rad am Wagen – kaum ein Professor, geschweige denn ein gestresster Stationsarzt hatte Lust, sich mit uns zu beschäftigen –, aber immerhin, jetzt ging es nur noch ums Auswendiglernen und nicht mehr um das Verstehen von komplizierten Naturgesetzen.

Doch diese naturwissenschaftliche Schmalspurausbildung hinderte uns später nicht daran, die statistische Wahrscheinlichkeitsrechnung in Studien selbst anzuwenden, Laboranalysen verstehen zu wollen oder über das kleinste Milligramm in Nahrungsmitteln Bescheid zu wissen. Fachleute der Mathematik, Chemiker oder Lebensmittelanalytiker schlagen schon lange die Hände über dem Kopf zusammen bei dem, was wir Mediziner so von uns geben. Stellt man einem Ernährungsmediziner eine simple Frage, zum Beispiel wie man eigentlich Kalorien misst, dann erntet man meist – nichts. Es funktioniert folgendermaßen: Das zu messende Nahrungsmittel wird in einen speziellen Stahlbehälter mit elektrischem Glühdraht gesteckt, der in einem Wasserbad steht. Die Hitze, die durch das Verbrennen des Nahrungsmittels entsteht, erwärmt das Wasser, und diese Erwärmung wird umgerechnet in Kalorien (Brennwert). Und nun die Preisfrage: Befindet sich im menschlichen Verdauungsapparat ein Glühdraht? Ich kenne keinen Chirurgen, der jemals einen gefunden hat. Was hat also dann die Kalorienmessung mit der menschlichen Ernährung zu tun? Genau, viel weniger, als man denkt. Sie ist höchstens eine sehr grobe Richtlinie bei der Berechnung des individuellen Ernährungsbedarfs.

Wenn ein Schreiner nach langjähriger Ausbildung ein Gesellenstück oder später das Meisterstück abliefert, täte es ihm in der Seele weh, einen Tisch auf die Schnelle zusammenzustümpern. Ein Hobbybastler weiß aber gar nicht, wie ein Tisch fachmännisch hergestellt wird, und hat mit Pfusch deshalb kein Problem. Natürlich gibt es auch unter Medizinern echte Fachleute auf dem Gebiet der Biometrie, der Chemie oder der Physik. Doch diese haben oft ein Doppelstudium vorzuweisen oder sich intensiv von Naturwissenschaftlern schulen lassen.

Normale Medizinabsolventen erkennen oft die Fallstricke nicht, in die wir durch eine oberflächliche Anwendung der Naturwissenschaften geraten. Lieber berufen wir uns auf höhere Werte, es geht ja schließlich darum, Menschen zu helfen, und da bringen Nebensächlichkeiten wie die Grundlagen chemischer Analysen oder die korrekte Berechnung systematischer Fehler in einer Statistik kaum weiter.

Im Rahmen meiner Referententätigkeit bin ich auch für die St. Galler Business School tätig und als Projektleiter zuständig für den Bereich Gesundheitsmanagement. Manchmal habe ich Führungskräfte von Pharmakonzernen in der Seminargruppe. Meist Chemiker oder Pharmakologen. Was ich von diesen bezüglich der Kommunikation mit medizinischen Hochschulprofessoren zu hören bekomme, spottet zum Teil jeder Beschreibung. Selten werden Namen genannt, doch umso mehr wird Frustration darüber erkennbar, wie wenig fachliche Kompetenz medizinische Professoren in einen Forschungsprozess einbringen und wie viel Engagement sie demgegenüber bei der Honorierung zeigen. Da Professoren in Unikliniken aber entscheiden, welche Medikamente dort getestet werden dürfen, müssen Pharmamitarbeiter sie hofieren. Eine Führungskraft antwortete mir auf die Frage, wie man denn solche Missstände in der Medizin beheben könne: »Ach, da glaubt noch jemand an Wahrhaftigkeit in der Forschung.« Das ist schon bitter.

Mathematik und Medizin

Besonders auf dem Feld der Mathematik wirkt sich in der Medizin Halbwissen fatal aus. Weil wir es zumeist mit komplizierten Zusammenhängen zu tun haben, brauchen wir Spezialisten, die helfen, sich in den Untiefen der Statistik zurechtzufinden. Spezialisten, die Mathematik studiert haben, oder andere Naturwissenschaftler, die über ein ausgeprägtes mathematisches Wissen verfügen. Diesen Spezialisten kommt eine Schlüsselrolle in der modernen Medizin zu. Sie haben das Wissen, in Studien große Datenmengen solide zu beurteilen und uns Ärzte zu informieren, welche Rückschlüsse über die Wirkung einer Therapie zu ziehen sind und welche nicht.

Wir Ärzte sind Experten, wenn es darum geht, Forschungsergebnisse mit der Wirklichkeit abzugleichen und im konkreten Patientenfall zu beurteilen. Dazu braucht es Erfahrung, eine gute Beobachtungsgabe und die Fähigkeit, den eigenen Weltanschauungen immer wieder zu misstrauen. Ähnlich dem alten Angler in unserem Forellenbeispiel sollten wir Empfehlungen, die Experten anderer Fachgebiete aufgrund der Ergebnisse von Studien fachgerecht erstellt haben, in der Wirklichkeit überprüfen. Das können nur Ärzte, die auch jahrelang Patienten behandelt haben.

Ganz bestimmt sind diejenigen Mediziner überfordert, die einen Fulltimejob in der Klinik haben und zwischen 2 anstrengenden Nachtschichten gleichzeitig auch noch Forschung betreiben müssen. Viel solidere Forschung dürften wir erwarten, wenn sie von jemandem gemacht wird, der 1 bis 2 Jahre von der Arbeit in der Klinik freigestellt ist. Das schließt leidenschaftliches Arbeiten nicht aus, jedoch die Einmischung von Chefärzten, die nicht entsprechend ausgebildet sind, aber schnell noch ein passendes Forschungsergebnis für den nächsten Kongress benötigen.

Das gilt auch für mich. Auch ich habe keine naturwissenschaftliche Zusatzausbildung. Aber ich habe mich eingehend mit Biometrie und Ernährungsphysiologie befasst, sodass ich zumindest erkennen kann, ob und wann ich Fachleute aus anderen Gebieten zur Beratung hinzuziehen muss. Und erstaunlicherweise sind schon geringe Kenntnisse ausreichend, um die Schwächen viel zu vieler Studien zu sehen, so banal und leicht zu entlarven sind die Manipulationen. Manchmal wünschte ich mir den systematischen Irrsinn in der modernen wissenschaftlichen Medizin raffinierter, dann hätte man wenigstens eine Erklärung dafür, dass er nicht längst aufgeflogen ist und sanktioniert wird.

Bereits 1919 verfasste übrigens der bekannte Psychiater Eugen Bleuler eine Schrift mit dem Titel *Das autistisch-undisziplinierte Denken in der Medizin und seine Überwindung*. Wahrscheinlich würde sich der Autor kaum wundern, erführe er, dass sein Buch auch heute noch Gültigkeit besitzt. Es ist wohl kaum übertrieben, zu behaupten, dass die in den Berufsgenen verankerte Überschätzung von Ärzten in Bezug auf ihre naturwissenschaftlichen Fähigkeiten für einen beträchtlichen Teil schlechter Medizin verantwortlich zu machen ist.

Ideologie verdrängt Wissenschaft:
Wie Irrtümer zementiert werden

Geld und Selbstüberschätzung erklären vieles, was im heutigen Medizinbetrieb schiefläuft. Doch wenn der meinungsführende Teil der medizinischen Fachwelt die Augen davor verschließt, wenn Professoren jahrzehntelang an längst widerlegten Irrtümern festhalten und Studie um Studie mit den immer gleichen Fehlern produzieren, dann steckt noch eine andere Triebfeder dahinter.

Wissenschaft, Weltanschauung und Ideologie

»Der Autor misst epidemiologische Studien an den gängigen Methoden der Biometrie. Das Ergebnis ist niederschmetternd. Die zeitgenössische Epidemiologie missbraucht Daten, um wirklichkeitsfremde Paradigmen glaubwürdig zu machen. Niemand scheint sich an diesem Missbrauch zu stoßen. Eine ungehinderte Diskussion über den Missbrauch findet nicht statt.«

Dieser Text aus Herbert Immichs Buch zur Framingham-Studie skizziert, worum es geht. Doch was versteht Immich unter einem Paradigma in der Wissenschaft? Ein Paradigma ist eine Aussage, von der man allgemeine Gültigkeit annimmt und die deshalb nicht hinterfragt wird. Ein Paradigma hat den Charakter einer Weltanschauung, und Kritik daran kommt einer Majestätsbeleidigung gleich. Hat sich ein Paradigma erst einmal durchgesetzt, darf die Welt nur noch innerhalb dieser Weltanschauung erklärt werden. Ein Paradigma des Mittelalters war beispielsweise die Sichtweise, die Erde sei eine Scheibe. Jeder, der damals erklärte, die Erde sei eine sich drehende Kugel, wurde nicht ernst genommen oder ihm drohte Schlimmeres. Von einer sich drehenden Kugel würde man ja herunterfallen, dachte man. Die Gesetze der Schwerkraft waren noch unbekannt.

Oft sind es große neue Entdeckungen, die ein Paradigma auf einen Schlag ab absurdum führen. Die Menschen reagieren meist beunruhigt und mit Angst, weil sie glauben, dass sich die Welt durch eine neue Sichtweise verändert. Doch die Welt bleibt gleich, es verändert sich nur unsere Vorstellung von der Welt.

Da das Wort Paradigma sehr inflationär gebraucht wird, spreche ich bei einem Einzelparadigma besser von »Glaubenssatz« und bei der Summe sich aufeinander beziehender Glaubenssätze von »Weltanschauung«. Betrifft ein Glaubenssatz religiöse Fragen, spricht man auch von einem Dogma. Ein Dogma der katholischen Kirche ist zum Beispiel die jungfräuliche Geburt Marias. Vor 500 Jahren konnte man als Ketzer auf dem Scheiterhaufen landen, wenn man ein Dogma infrage stellte. Das ist heute anders, aber wenn ich bei Podiumsdiskussionen erkläre, dass es aus evolutionären Gründen für den Menschen notwendig war, Essen lange zu kochen und Weißmehl zu produzieren, bekomme ich eine Ahnung davon, wie sich die Menschen des Mittelalters gefühlt haben müssen, die an Glaubenssätzen rüttelten.

Zunächst klingt Weltanschauung wie das Gegenteil von Wissenschaft. Die Aufgabe der Wissenschaft besteht ja gerade darin, eine Sichtweise zu hinterfragen. Der daraus entstehende produktive Streit führt zu Erkenntnisgewinn und neuen Problemlösungen. So weit die Theorie. In Wirklichkeit durchziehen die Wissenschaften genauso viele Glaubenssätze wie Dogmen die Religionen. Und das muss erstaunlicherweise zunächst gar nicht schlimm sein, vielleicht ist es sogar notwendig, wie der amerikanische Wissenschaftsphilosoph Thomas S. Kuhn meinte. Ihm zufolge entwickelt sich Wissenschaft nicht kontinuierlich durch ständiges sachliches Abwägen neuer und alter Forschungsergebnisse, sondern sprunghaft. So gesehen braucht die Wissenschaft sogar Glaubenssätze, denn die Möglichkeiten der Natur sind zu groß, um einfach ins Blaue hinein zu forschen. Man muss beispielsweise an die Existenz von Atomen glauben, obwohl sie kein Mensch sehen kann, um chemische Forschung betreiben zu können. Kuhn unterscheidet die wissenschaftliche Wirklichkeit in 2 sich abwechselnde Phasen, die Normalwissenschaft und die Revolution.

Normalwissenschaft

Der Glaubenssatz gibt die Regeln vor, anhand derer dann Lösungen für Probleme gesucht werden. Zum Beispiel stellt man sich Elektrizität als Teilchenfluss vor, und alle Probleme, die in der Elektrizität gelöst werden sollen, werden im Rahmen dieses Glaubenssatzes erforscht. Das bedeutet, alle Anstrengungen konzentrieren sich darauf, diese Glaubenssätze zu bestätigen und an ihnen zu feilen. Dadurch werden Lösungen und Methoden innerhalb des Glaubenssatzes immer mehr verfeinert und Fortschritte erzielt.

Ohne solche Glaubenssätze wäre die Forschung in weiten Teilen zu konfus, um praktische Lösungen entwickeln zu können und an Verbesserungen zu feilen. Auf der anderen Seite sorgen Glaubenssätze dafür, dass sie nicht infrage gestellt werden dürfen. Wer dies tut, setzt sich dem Verdacht aus, minderwertig geforscht zu haben, denn sonst hätte er ja eine Lösung innerhalb der herrschenden Weltanschauung finden müssen. Glaubenssätze in der Wissenschaft machen also durchaus Sinn, aber eben nur bis zu einem gewissen Grad. Und den gilt es zu definieren.

Stellen Sie sich einmal vor, Sie hätten den Verdacht, dass der Verzehr von Fett zu Herzkrankheiten führt. Sie führen Forschungen durch, die in Ihren Augen diese These festigen, und Sie machen damit Karriere. Sie werden Direktor eines Universitätsinstituts, werden zu Kongressen eingeladen, Politiker suchen Ihren Rat bei der Umsetzung nationaler Gesundheitsprogramme. Kurz, Sie haben sich zum Meinungsführer in Ihrem Fachgebiet entwickelt und genießen diese Position. Zudem betreuen Sie an Ihrem Institut junge Nachwuchsforscher. Eines

Tages kommt eine talentierte Forscherin mit ihren Forschungsergebnissen zu Ihnen. Sie hat deutliche Hinweise darauf gefunden, dass Fett völlig ungefährlich ist. Zunächst ist es nachvollziehbar, sie zu bitten, die Daten noch einmal nachzurechnen. Vielleicht tun Sie es selbst und müssen feststellen, dass die Berechnungen der jungen Kollegin Hand und Fuß haben. Was tun Sie? Der jungen Frau gratulieren und sie zum nächsten Kongress mitnehmen, um sie stolz als neues Talent zu präsentieren? Das würden *Sie* vielleicht tun, aber in der Wissenschaft läuft das Spiel anders. Dort fürchtet man vielmehr um seine Position und seinen Einfluss.

Je mehr Wissenschaftler sich auf eine bestimmte Weltanschauung einlassen, desto mehr wächst auch die Angst. Man weiß nicht, was passieren würde, wenn eine neue Weltsicht sich durchsetzte. Was würde von den bislang geltenden Erklärungsmustern, die man beherrscht, übrig bleiben? Und was würde aus der lange erkämpften Position in der Fachwelt und den damit verbundenen persönlichen Netzwerken? Wäre man überhaupt in der Lage, einen solchen Wechsel mitzumachen, oder würde man ganz schnell ins Hintertreffen geraten? Man wird also die junge Forscherin mit Nachdruck bitten, die Daten nochmals nachzurechnen, doch bitte diesmal genauer. Und zwar so lange und so genau, bis die Ergebnisse wieder die bestehenden Glaubenssätze stützen. Untersuchungsgruppen werden neu gefasst, Messwerte neu zusammengerechnet, die Werte, die nicht stimmen dürfen, werden weggelassen, und irgendwann passt das Ergebnis. In kurzer Zeit wird die Nachwuchsforscherin verstanden haben, dass ihr die Veröffentlichung ihrer Daten mit der klaren Aussage, die Lehrmeinung des Chefs ist falsch, einen gehörigen Karriereknick verpassen würde. Manch eine von ihnen versucht dann, in der Überschrift und in der Zusammenfassung die Daten so darzustellen, als würden sie die Lehrmeinung belegen, und im Kleingedruckten bringt sie doch ihr akademisches Gewissen unter. Dies fällt meist niemandem auf, und man kann später, falls der Wind sich dreht, darauf verweisen, man habe es damals schon bemerkt. So wird die Position des Chefs gestärkt, und die Karriere der Nachwuchsforscherin ist nicht gefährdet. Alle sind zufrieden. Und so entstehen diese komischen Verrenkungen in den Studien, dieser seltsame Wissenschaftsmurks, den wir in Kapitel »Schlechte Medizin« ausführlich analysiert haben.

Revolution

Doch irgendwann lassen sich offene Fragen mit den alten Glaubenssätzen nicht mehr beantworten, egal wie intensiv und aufwendig man daran forscht. Der Glaubenssatz selbst steht einer Lösung im Weg. Wenn man zum Beispiel ständig beobachtet, dass man von einem sich nähernden Schiff stets zuerst die Mastspitze und dann erst den Schiffsbauch sieht, dann lässt sich das mit dem Glaubenssatz Erde-ist-flache-Scheibe einfach nicht erklären. Wenn in Semmelweis' Geburtskliniken reihenweise all die Frauen sterben, die von Ärzten untersucht wurden und nicht von Hebammen, dann wird eine Erklärung mit dem Glaubenssatz Arzt-ist-unfehlbarer-Halbgott nicht gefunden werden. Immer dann also, wenn es nicht mehr zu verschweigen ist, dass man neue Wege suchen muss, beginnt eine Art Unruhe in der Wissenschaftswelt.

Dann werden wieder Grundsätze diskutiert und aus neuen Erkenntnissen neue Glaubenssätze entwickelt und durchgesetzt. Allerdings nicht ohne Gegenwehr, wie es schon Max Planck, einer der berühmtesten Wissenschaftler, vor 100 Jahren in dem Zitat ausdrückte, das diesem Buchteil voransteht. Die Langfassung lautet: »Eine neue wissenschaftliche Wahrheit pflegt sich nicht in der Weise durchzusetzen, dass ihre Gegner überzeugt werden und sich als belehrt erklären, sondern vielmehr dadurch, dass ihre Gegner allmählich aussterben und dass die heranwachsende Generation von vornherein mit der Wahrheit vertraut gemacht ist.« Heute würde man vielleicht nicht von »Aussterben« sprechen, sondern davon, dass die entsprechenden Meinungsführer an den Universitäten in Pension gegangen sind. Dann trauen sich die Andersdenkenden aus den

Schützengräben heraus, wechseln die Fahnen und stürmen die Festung der alten Weltanschauung. Nicht umsonst hat Thomas Kuhn dafür den Begriff »Revolution« gewählt. Haben sich dann alle in der Festung der neuen Lehrmeinung gemütlich eingerichtet, geht das Spiel von vorne los.

Vielleicht muss man also Glaubenssätze und Weltanschauungen als Teil der Wissenschaft akzeptieren. Auch führt ein gewisser Zwang, zunächst an einem Glaubenssatz festzuhalten, manchmal zu wertvollen Ergebnissen. Doch die entscheidende Frage ist, wie weit man zu gehen bereit ist, um seine Glaubenssätze zu verteidigen. Vor allem dann, wenn es sachlich nichts mehr zu verteidigen gibt, man persönlich aber viel zu verlieren hat. Oder wenn man Weltanschauung mit Wahrheit verwechselt und sich deshalb das Recht herausnimmt, jede andere Meinung erbittert zu unterdrücken, wie es in der Menschheitsgeschichte in Politik und Religion mehrfach der Fall war. Ab wann geht es nur noch um Machterhalt? Wird dann der Regelbruch, die Trickserei, der Betrug zum Normalfall in der wissenschaftlichen Arbeit? Kann dann auch in der Wissenschaft eine Weltanschauung zur unerbittlichen Ideologie ausarten, die mit allen legalen und illegalen Mittel verteidigt wird? Und die über Leichen geht?

Seit der Framingham-Studie haben sich folgende Glaubenssätze in der Medizin durchgesetzt:

1. Zivilisationserkrankungen werden durch äußere Risikofaktoren verursacht.
2. Diese Risikofaktoren sind: erhöhtes Cholesterin, ungesundes Essen, zu wenig Bewegung und Übergewicht.
3. Risikofaktoren sind messbar durch Abweichung von Normwerten.
4. Bei jedem Menschen lässt sich anhand dieser Abweichung sein individueller Gefährdungsgrad beziffern.
5. Um sich vor Zivilisationskrankheiten zu schützen, müssen bei Abweichungen wieder Normwerte angestrebt werden durch

Änderung des Lebensstils und Medikamente. Auch wenn keine Krankheitssymptome vorliegen.
6. Jeder Mensch reagiert auf gleiche Weise auf Therapien, die zum Ziel haben, den Normwert wiederherzustellen.

Die daraus abgeleitete Weltanschauung, die sich inzwischen zur folgenden, wirklichkeitsfremden Ideologie entwickelt hat, lautet: Prävention verhindert Zivilisationserkrankungen.

Framingham hat hier den Pflock eingeschlagen und als erste epidemiologische Studie mit allen Mitteln moderner Propaganda diese Glaubenssätze als Weltanschauung etabliert. Von Anfang an mit unwissenschaftlichen Mitteln. Inzwischen gibt es zahllose Studien, die statistisch besser aufgebaut sind als Framingham, sogar die Framingham-Studie selbst liegt in zweiter Generation vor, doch seither gehen alle nachkommenden Forscher mit der Annahme an ihre Studien heran, dass ein hoher Cholesterinspiegel, ein Mangel an Bewegung und eine falsche Ernährungsweise in einem Zusammenhang mit der Entstehung von Herzinfarkt, Schlaganfall, Diabetes und Krebs stehen. Aus diesem Grund wird jede noch so kleine Messung, die diese Thesen bestätigen könnte, mit dem Vergrößerungsglas interpretiert und aufgeblasen. Jedes noch so deutliche Ergebnis, welches andere Rückschlüsse zwingend macht, wird nicht wahrgenommen.

Herbert Immich sagt nichts anderes, als dass in der Epidemiologie seit Framingham alles dieser Ideologie geopfert wird, sowohl die Redlichkeit im Umgang mit wissenschaftlichen Daten als auch jegliche kritische Diskussion über Alternativen. Die Epidemiologie wird selbst zur Ideologie, indem sie die Wissenschaft ausgrenzt. Es ist das Ende der Epidemiologie als wissenschaftliches Fach.

Weitere Beispiele aus dem Horrorkabinett der medizinischen Wissenschaften ließen sich nun endlos fortführen. Sie laufen immer nach dem gleichen Schema ab, als mehr oder weniger bewusster Versuch, Daten falsch zu erheben oder die Auswertung der Daten unsachgemäß vorzunehmen. Es geht nicht um Wissen, es geht um Ideologie. Was hier gemacht wird, ist schlechte Wissenschaft, und eigentlich ist es gar keine Wissenschaft mehr, sondern Täuschung und Betrug. Und es führt unmittelbar zu schlechter Medizin. Es gibt zahlreiche hochqualifizierte Bücher, die diese schweren Missstände beschreiben. Stellvertretend möchte ich nennen: Gerd Gigerenzer: *Better doctors, better patients, better decisions*; Gilbert Welch: *Overdiagnosed*; Ben Goldacre: *Wissenschaftslüge*; Marco Finetti, Armin Himmelrath: *Der Sündenfall*; Udo Pollmer, Uffe Ravnskov: *Mythos Cholesterin* oder Imogen Evans, Hazel Thornton, Iain Chalmers (deutsche Bearbeitung: Franz und Ingrid Porzsolt): *Medizin auf dem Prüfstand*. Doch diese zahlreichen gut begründeten Fachbücher finden nur wenig Resonanz an den Universitäten, und das seit 60 Jahren. Ginge es nach Thomas Kuhn oder Max Planck, müsste eine Revolution oder der Generationenwechsel doch schon längst an den unbrauchbar gewordenen Weltanschauungen rütteln. Doch nichts passiert. Die Irrtümer werden als generationenübergreifende Ideologien weitergegeben. Es gibt schon die nächste Generation von Framingham-Forschern, unfähig zur Reflexion über die Fehler ihrer Vorgänger. Wie kann es sein, dass sich ein Irrtum über mittlerweile 60 Jahre halten kann? Und das trotz einer explosionsartigen Zunahme an medizinischen Kongressen und Publikationen, also den Plattformen, wo solche Irrtümer aufgedeckt und fachlich diskutiert werden sollten? Wieso werden Irrtümer in der Medizin zementiert und eisern jahrzehntelang durchgezogen, obwohl der Schwindel mit Händen zu greifen ist? Sämtliche wissenschaftlichen Korrektive scheinen außer Kraft gesetzt zu sein. Nichts passiert, die Verbohrtheit nimmt sogar zu.

Der Impact Factor: Die Zementierung des Irrtums in der Wissenschaft

Die Antwort lautet: Weil der Irrtum heute nicht an eine Person geknüpft ist, die dann irgendwann die Bühne freimacht, sondern an ein System. Die medizinische Wissenschaft produziert heute weitgehend Forschung, die nicht dem Erkenntnisgewinn, dem Herausfinden von Vor- und Nachteilen einer Therapie dient, sondern nur dem einen Zweck, die Lehrmeinung zu verteidigen, auch dann, wenn sie schon längst zur Ideologie geworden ist. Damit verrät sie das, was eine Wissenschaft eigentlich ausmacht: Objektivität und produktiver Streit um die beste Lösung. Sie ist zum Feind echter Wissenschaft geworden.

Der Mannheimer Professor für Betriebswirtschaftslehre und Organisationstheorie Alfred Kieser beschreibt diese negative Entwicklung in einer Arbeit, die gekürzt auch in der *Frankfurter Allgemeinen Zeitung* zu lesen war. Er erklärt die Art und Weise, wie heute Forschung betrieben werden muss, um beruflich erfolgreich zu sein, für sein Fach Wirtschaftswissenschaften und nennt als Gründe den sogenannten Impact Factor der Forschung und die dadurch definierten Rankingsysteme der Hochschulen. Diese heute gängige Praxis gilt auch für die medizinische Forschung.

Wie muss man sich heute als Forscher verhalten, um Karriere zu machen? Erfolg in der Forschung zu messen, ist gar nicht so einfach. Bahnbrechende Entdeckungen bleiben den meisten Forschern versagt, nur wenige schaffen es bis ins Rampenlicht der Öffentlichkeit oder bis zum Nobelpreis. Auch lassen sich wissenschaftliche Ergebnisse nicht miteinander vergleichen. Was ist bedeutender, die Entdeckung des Penicillins durch Alexander Fleming oder die Beschreibung der Relativitätstheorie durch Albert Einstein? Auch innerhalb eines Fachs sind Vergleiche schwierig. Ist die Forschung zum Thema Blutdrucksenkung wichtiger als Forschungen zur Behandlung chronischer Darmerkrankungen?

Die Beurteilung einer wissenschaftlichen Leistung wird immer unabhängig von der Beurteilung anderer Arbeiten bleiben. Aber damit wollten sich die Wissenschaftsfunktionäre in Fachgesellschaften, Universitätsleitungen und Ministerien nicht zufriedengeben. Es musste ein System geschaffen werden, mit dem man den Forschungserfolg verschiedener Wissenschaftler scheinbar vergleichbar machen kann. Wie meint man, dies erreichen zu können?

Um Erfolg zu haben, müssen Forscher ihre Ergebnisse bekannt machen, damit sie von anderen Forschern wahrgenommen werden, die dann abschätzen können, ob diese Ergebnisse für ihre eigene Forschung wichtig sind. Ein guter Austausch zwischen den Forschergruppen weltweit fördert im Idealfall den Fortschritt, lässt eigene Fehlwege schneller erkennen oder das fehlende wichtige Glied eigener Entwicklungen rasch finden.

Es gibt 2 Hauptplattformen, um dieser Forschungsgemeinschaft eigene Ergebnisse zu präsentieren. Zum einen die Publikation eines wissenschaftlichen Artikels in einer anerkannten wissenschaftlichen Zeitschrift. In diesem Artikel beschreibt der Forscher seine Idee, den Versuchsaufbau, die Ergebnisse und seine Schlussfolgerungen. Es ist wichtig, dass er in diesem Artikel auch zu erkennen gibt, dass er sich kundig gemacht hat, wie der Forschungsstand weltweit zum Thema seiner Arbeit ist, und dazu zitiert er die Veröffentlichungen anderer Forscher, die sich mit Ähnlichem beschäftigen. Solche wissenschaftlichen Fachzeitschriften heißen zum Beispiel: *The New England Journal of Medicine, The Lancet, JAMA (Journal of the American Medical Association)* oder *European Journal of Immunology*. Sie merken schon, die wissenschaftliche Weltsprache ist eindeutig das Englische, aber es gibt auch deutsche Fachmagazine wie die *Zeitschrift für Medizinische Psychologie*. Diese Zeitschriften sind sehr teuer und werden vor allem von Universitätsbibliotheken, den Bibliotheken der Universitätsinstitute und -kliniken abonniert. Die zweite Möglichkeit, seine Arbeitsergebnisse publik zu machen, ist die Präsentation auf Fachkongressen.

Im Lauf der Jahre wurden die Fachzeitschriften dann selbst einer Bewertung gemäß ihrer Bedeutung unterzogen. Hierfür bat man alle Vertreter eines Fachs um ihre Einschätzung darüber, in welchen Zeitschriften die besonders einflussreichen Artikel veröffentlicht würden. Daraus hat sich ein systematisches Vorgehen entwickelt, mit dem man die Gewichtung des wissenschaftlichen Einflusses für jede einzelne Fachzeitschrift ermittelt. Dieses Bewertungssystem nennt man seit den 1960er Jahren den »Impact Factor«. Er macht die Bedeutung einer Zeitschrift für ihr Fachgebiet messbar. Seitdem gilt es, in Zeitschriften mit hohem Impact Factor zu publizieren. Artikel in den Zeitschriften niederen Ranges zu platzieren, bringt dem Forscher kein hohes Renommee. Die Bewertung wird ständig aktualisiert und von Thomson Science, einer Abteilung der Agentur Reuters, verwaltet und gegen Gebühr zur Verfügung gestellt. Wissenschaftsbewertung wird so zu einem einträglichen Geschäft.

Auch die Bewertung eines Wissenschaftlers wird heute mithilfe des Impact Factors vorgenommen. Seine Bedeutung wird anhand eines Punktesystems ermittelt. Besonders viele Punkte gibt es, wenn er eigene Artikel in besonders hoch gewichteten Zeitschriften publiziert. Punkte gibt es auch, wenn man in Publikationen anderer Kollegen zitiert wird. Ähnlich wie dieses Buch listet jede wissenschaftliche Publikation die Quellen auf, auf die es sich bezieht. Und je häufiger hier die Arbeiten eines Wissenschaftlers genannt werden, umso mehr Punkte bekommt er. Mit vielen Punkten wiederum rückt er auf der Rangliste der höchstbewerteten Wissenschaftler nach oben und gewinnt weltweit an Ansehen.

Ganze Hochschulfakultäten lassen sich mittlerweile untereinander vergleichen, indem man die Punkte des jeweiligen Impact Factors der dort tätigen Wissenschaftler addiert. Je höher die Punktzahl, desto besser ist die Universität. Dies ist wiederum für Studenten wichtig, die sich bessere Karrierechancen ausrechnen, wenn sie an Unis studieren, die im Ranking sehr hoch stehen. Viele Hochschulleitungen, insbesondere Berufungskommissionen, die Professuren vergeben, orientieren sich deshalb bei der Vergabe von Positionen ganz maßgeblich am Impact Factor der Bewerber. Oft auch deshalb, weil das System des Impact Factors eine objektive Bewertung suggeriert, die den Entscheidungsprozess deutlich verkürzt und die eine unangreifbare Rechtfertigung bietet, falls sich der ausgesuchte Bewerber später als völlige Niete entpuppen sollte. Man geht kein Risiko ein. Dazu müssen die Mitglieder einer Berufungskommission nicht einmal der Fachrichtung der zu besetzenden Stelle angehören, also selbst inhaltlich die Arbeiten des Bewerbers beurteilen können. Es reicht ja, Punkte zu vergleichen.

Bewerber sind also gut beraten, Forschungen zu betreiben, die gute Chancen haben, in den führenden Zeitschriften veröffentlicht zu werden, sonst wird es schwierig mit der Karriere. Dies wiederum bewirkt, dass Hochschulleitungen für alle ihre Fachbereiche schnell und übersichtlich Bescheid wissen, ob diese auch Forschungen betreiben, die auf dem Wissenschaftsmarkt gut ankommen, und ihre Entscheidungen über finanzielle Zuschüsse und Stellenbesetzungen danach ausrichten. Sogar die Bezahlung eines Hochschullehrers wird zunehmend danach ausgerichtet, wie viele Impact-Factor-Punkte er während eines Forschungsjahrs sammeln konnte. Von einem heutigen Forscher wird also erwartet, dass er Forschungen betreibt, die seiner Abteilung und der gesamten Universität möglichst viele Impact-Factor-Punkte bringen. Was er selbst dabei als wichtig für den Fortschritt betrachtet, spielt nur eine untergeordnete Rolle.

Das wäre nicht unbedingt schlimm, denn der Impact Factor baut auf der Annahme auf, dass ein Wissenschaftler immer dann zitiert wird, wenn seine Arbeit besonders bedeutend für den wissenschaftlichen Fortschritt ist, und dass eine Fachzeitschrift nur dann hoch bewertet ist, wenn sie den Erkenntnisstand der aktuellen Forschung besonders gut abbildet. Doch diese Annahme ist grundfalsch. Es geht um etwas ganz anderes.

Es beginnt mit einigen formalen Einschränkungen: Bei der

Bewertung werden nur englischsprachige Zeitschriften berücksichtigt, Buchbeiträge gar nicht und nur solche Publikationen und Zitierungen, die nicht mehr als 2 Jahre zurückliegen. Nicht unbedingt gut für eine gründliche, aber eben auch längerfristig angelegte Forschung.

Einen Artikel in einer führenden englischsprachigen Zeitschrift unterzubringen, ist sehr schwierig. Die Ablehnungsrate liegt bei über 90 Prozent. Wie erhöht man seine Chancen? Zum einen ist ein bereits bekannter Name sehr hilfreich. In einem Versuch wurde je ein Artikel bekannter Autoren aus 12 angesehenen psychologischen Zeitschriften leicht verändert. Die Namen der Autoren wurden verfälscht zu wissenschaftlichen Nobodys. Die Artikel wurden nun denselben 12 Zeitschriften neu zur Veröffentlichung vorgelegt, die sie 2 Jahre zuvor schon angenommen hatten. Das Ergebnis: Nur 3 wurden als Original erkannt, von den übrigen 9 wurden 8 abgelehnt.

Sehr wichtig ist auch die Rolle der Herausgeber und Gutachter. Im ersten Anlauf sortiert der Herausgeber gottgleich die ihm nicht genehmen Bewerbungen aus. Dann werden 2 bis 4 Gutachter von den Herausgebern damit beauftragt, die verbleibenden eingereichten Studien zu bewerten. Zuerst der Herausgeber und dann die Gutachter entscheiden über eine Annahme oder Ablehnung.

Nehmen Sie einmal an, Sie sind als Gutachter noch mitten in der Karriereplanung. Eine Möglichkeit, den Olymp zu erklimmen, besteht darin, Gutachter einer noch angeseheneren Zeitschrift zu werden oder gar zum Mitherausgeber aufzusteigen. Eine extrem einflussreiche Position in der Wissenschaftswelt, da man ganze Forschungsrichtungen mit seiner Meinung beeinflussen kann. Doch zum Herausgeber befördert wird nur, wer vorher bewiesen hat, dass er Publikationen auswählen kann, die nach dem Abdruck möglichst oft zitiert werden. Und das sind Artikel, die von den Platzhirschen geschrieben wurden und vor allem die herrschende Lehrmeinung stützen. Arbeiten, die neue und auch kritische Ergebnisse liefern, sind da eher ein Risiko, welches gemieden wird. Oder anders ausgedrückt, wenn man als Wissenschaftler aufgrund seiner Forschungen zu kritischen Meinungen und Ergebnissen kommt, dann muss man schon viel Glück haben, um auf 2 Gutachter zu treffen, bei denen der eingereichte Artikel nicht Missgunst oder Angst weckt, sondern auf eine gewisse Sympathie stößt. Wie wahrscheinlich ist das?

Ich war selbst als Gutachter für eine wissenschaftliche Zeitschrift bestellt und bekam meinen ersten Artikel zur Bewertung. Es handelte sich um eine Studie, die den positiven Nutzen von probiotischer Milch auf die Verringerung von Infektionserkrankungen belegen wollte. Probiotische Artikel liegen im Trend, die Hersteller sind meist finanzstark. Ich kritisierte 2 wesentliche Punkte, nämlich dass erst nach genauem Hinsehen klar wurde, dass der Hersteller dieser Milch die Studie finanziert hatte, und zweitens eine wichtige Frage nicht untersucht worden war: Welche Reaktionen zeigten die Probanden, nachdem die Milch wieder abgesetzt worden war? Andere Studien hatten nämlich beobachtet, dass es den Patienten nach Absetzen der probiotischen Nahrungsmittel schlechter ging als vor der Therapie. Seitdem wird dieser Aspekt von solchen Studien tunlichst nicht gemessen, die probiotische Produkte begünstigen wollen. Ich empfahl entsprechende Nachfragen, bevor die Arbeit veröffentlicht werden sollte. Danach wurde meine Gutachtertätigkeit nicht mehr in Anspruch genommen.

Festzuhalten bleibt, dass das System des Impact Factors großen Einfluss auf das Verhalten der Wissenschaftler und die Ausrichtung ihrer Forschung hat. Heute wird man nicht zur anerkannten Forscherpersönlichkeit, indem man aussagekräftige Bücher zu einem Thema verfasst, welches umfassend und frei im Denken einen Sachverhalt nach neuesten Erkenntnissen aufbereitet, sodass der Leser eine gute Übersicht über die Meinung des Wissenschaftlers erhält. Heute macht man Karriere, wenn es einem gelingt, ein Forschungsergebnis in möglichst kleine Teile zu zerhacken und diese in möglichst vielen Zeitschriften unterzubringen, sodass am Ende eine diffuse Huldigung der bestehenden Lehrmeinung herauskommt. Wer dies bewerkstelligt, kann zum Gutachter und sogar zum Herausgeber einflussreicher Zeitschriften aufsteigen und damit zum anerkannten Platzhirsch werden, dem eine führende Position an einer Universität sicher ist. Verborgen bleibt, worin der eigentliche Beitrag eines solchen Meinungsführers für eine innovative Forschung besteht. Denn dafür gibt es nicht die Punkte, die für den Erfolg notwendig sind.

Wenn die Punktzahl sinkt, gibt es weniger Geld und damit weniger Forschungsmittel. Und so kommt es, dass schlechte Punktzahlen zu schlechten Bedingungen in der Forschung führen bis dahin, dass es unmöglich wird, die eigenen Forschungsideen umzusetzen. So ist ein schlechtes Ranking eine Art selbsterfüllende Prophezeiung.

Doch noch schlimmer. Der Impact Factor fördert Schummelei. Um die Zitierungspunkte zu sammeln, zitieren sich Autoren vor allem selbst. Außerdem vor allem Autoren aus Zeitschriften mit hohem Impact Factor, das erhöht die Bedeutung der eigenen Arbeit. Prof. Kieser drückt es zutreffend so aus: »Zeitschriften mit einem hohen Impact Factor haben also nicht nur deswegen ein hohes Prestige, weil sie häufig zitiert werden, sie werden auch häufig zitiert, weil sie ein hohes Prestige aufweisen.« So beißt sich die Katze in den Schwanz.

Beliebt ist auch, dass weniger bekannte Wissenschaftler die besser bekannten zu gemeinsamen Forschungsarbeiten zu motivieren versuchen, mit dem Versprechen, die Hauptlast der Arbeit zu übernehmen, und dem Nutzen, als Mitautoren aufgeführt zu werden. Das erhöht die Chancen, dass die Arbeit angenommen wird, und auch die Wahrscheinlichkeit, dass man zitiert wird. Doch welcher Platzhirsch würde seinen Namen hergeben für eine Forschung, deren Ergebnis unter Umständen die eigene Arbeit kritisiert?

Thematisch haben solche Artikel besonders große Chancen, veröffentlicht zu werden, die ein aktuelles Thema bearbeiten, dabei aber tunlichst darauf achten, bereits Etabliertes zu bestätigen. Dem kann kein Herausgeber widerstehen: Ein junger

Forscher, der mit viel Aufwand die eigene Position noch mal aus einem neuen Blickwinkel heraus bestätigt, das muss veröffentlicht werden.

Das bedeutet nichts anderes als die Bankrotterklärung des freien Denkens an der Universität. Universitäten versagen immer mehr dabei, der Ort zu sein, an dem neue Ideen auf alte Prinzipien treffen, um im harten und sachlichen Streit die besten Methoden und Empfehlungen für die Gesellschaft zu entwickeln. Über dem Portal der Neuen Universität in Heidelberg steht in großen Buchstaben »Dem lebendigen Geist«, eine Reanimation wäre eine gute Idee. Stattdessen werden uns immer neue Verpackungen präsentiert, unter denen sich nichts als die altbekannten Irrtümer verbergen.

Charakterrisiko Wissenschaft

Was macht dies alles eigentlich mit der Persönlichkeit eines jungen Forschers? Versucht ein Wissenschaftler, ein tatsächlich neues Forschungsergebnis zu veröffentlichen, geht er das Risiko ein, von den Gutachtern abgelehnt und zur Nachbesserung aufgefordert zu werden, weil sie die herkömmliche Meinung vertreten. Dann schwächen die Forscher ihre Kritik am Bestehenden so weit ab, dass ihr gesundes Forscherrückgrat immer mehr gekrümmt wird. Doch mit welchen psychischen Folgen? Der bekannte schweizerische Wirtschaftswissenschaftler Bruno Frey spricht in diesem Zusammenhang von der »Prostitution der Veröffentlichung«. Dabei steht dem eigenen Forscherdrang weniger der Chef im Weg, der irgendwann in Pension geht, als vielmehr ein internationales System, dem man nicht entrinnen kann. Junge Wissenschaftler müssen mitmachen, wenn sie ihre Karriere nicht aufs Spiel setzen wollen. Und das häufig auf Kosten der persönlichen Glaubwürdigkeit. Und da Wissenschaftler heute meist nicht auf Lebenszeit eingestellt werden, sondern Zeitverträge bekommen, traut man sich noch weniger, Kritik zu äußern, sodass man sich irgendwann einfach damit abfindet. Und so kommt es, dass das, was Thomas Kuhn den Paradigmenwechsel in der Wissenschaft nannte, nicht mehr stattfindet. Die Revolution fällt aus. Der Irrtum ist zementiert.

Das System ist krank

Was Alfred Kieser für die Wirtschaftswissenschaften schildert, gilt auch für die Medizin. Auch hier produziert der Impact Factor massenweise überflüssige Publikationen ohne Erkenntnisgewinn. Er etabliert ein antiwissenschaftliches Verhalten. Neue Ansätze oder Kritik an etablierten Lehrmeinungen werden systematisch unterdrückt.

Doch während in der Finanzwelt solche Blasen platzen, wenn Banken zahlungsunfähig werden, geht in der medizinischen Fachwelt niemand pleite, im Gegenteil. Die Leidtragenden sind die Patienten, und viele von ihnen bezahlen es mit ihrem Leben.

TEIL III

Die gesellschaftlichen Auswirkungen schlechter Medizin

»*Es geht also nicht allein um Essen und Trinken, es geht um unseren gesamten Lebensstil ... Mit all diesen Problemen fertig zu werden und gleichzeitig gegen die geistige und körperliche Trägheit sowie die alles beherrschende Essenslust zu kämpfen, verlangt enorme Kraft. Und man wird nur in der Kombination von Zwangsmaßnahmen, Überzeugungsarbeit, Erziehung und psychologischen Strategien in kleinen Schritten vorankommen.*«

Prof. Dr. Helmut Erbersdobler,
ehemaliger Präsident der Deutschen
Gesellschaft für Ernährung (DGE)

Ernährungs-Umschau 51 (2004), Heft 10

Das Geschäft mit der Angst:
Wie schlechte Medizin uns seelisch krank und manipulierbar macht

Auf den ersten Blick könnte ein Buch über schlechte Medizin jetzt enden. In Teil I und II habe ich gezeigt, dass und wie Millionen Menschen falsch behandelt werden, sowie die Gründe dafür benannt. Doch moderne Medizin beschränkt sich nicht nur auf Erkennung und Behandlung von Krankheiten. Sie findet ihre Anwendungsfelder längst weit außerhalb von Arztpraxen oder Krankenhäusern. Medizin ist heute omnipräsent und möchte in fast allen Belangen, die unseren ganz persönlichen Lebensbereich betreffen, mitreden. Diese Empfehlungen, die uns dabei im Namen der Gesundheit mit immer mehr Nachdruck nahegelegt werden, schaden uns jedoch zumeist. Weise ich in der öffentlichen Diskussion darauf hin, stelle ich fest, dass dies nie zu einer fachlichen Auseinandersetzung führt, sondern dass eine moralische Verpflichtung zur Begründung ins Feld geführt wird. Das bedeutet: All die Argumente, die Sie aus den ersten Kapiteln kennen, prallen an den Befürwortern eines solch umfassenden Gesundheitsverständnisses einfach ab. Deshalb möchte ich Ihnen nun erklären, was hinter dieser raumgreifenden Form von schlechter Medizin steckt. Wie man Menschen dazu bringt, Dinge zu tun, bei denen sie eigentlich spüren müssten, dass sie ihnen schaden. Welche Mechanismen hier greifen, wer profitiert und wer verliert, und warum dies alles sogar an den Grundlagen einer freien Gesellschaft rüttelt. Darum geht es in den folgenden 3 Kapiteln.

Die Macht des Unbewussten

Der amerikanische Schriftsteller Mark Twain beantwortete die Frage, was für ihn gesundes Leben bedeutet, folgendermaßen: »Die einzige Methode, gesund zu bleiben, besteht darin, zu essen, was man nicht mag, zu trinken, was man verabscheut, und zu tun, was man lieber nicht täte.«

Aus den Fenstern meiner Praxis schaue ich direkt auf die Heidelberger Neckarwiese, das Freizeitareal in Heidelberg. Besonders morgens kann ich dabei den Menschen beim Sport zuschauen. Durchtrainierte, Untrainierte, Schlanke, Mollige allein oder in Gruppen. Am Gesicht und besonders an der Körperhaltung kann man genau erkennen, wie es ihnen geht: Die einen haben Spaß und bauen Stress ab, die anderen quälen und stressen sich dabei.

Ich kenne Menschen, die essen ab und zu Vollkornprodukte und viel Salat und fühlen sich pudelwohl dabei. Aber ich kenne auch solche, die essen Vollkornprodukte und viel Salat und kommen in meine Praxis, weil sie seit Jahren unter Verdauungsbeschwerden leiden. Blähbäuche, wechselhafter Stuhlgang, Magendruck, Sodbrennen, all das, was man heute als Reizdarmsyndrom diagnostizieren würde. Sie haben bereits eine Reihe von Untersuchungen hinter sich wie Darmspiegelung, Magenspiegelung, teure Labortests auf Nahrungsmittelunverträglichkeiten (bezahlt aus eigener Tasche), Tests auf Laktose- und Fruktose-Unverträglichkeit (verkauft von einem Heilpraktiker oder Ernährungsmediziner). Trotz Diagnosen wie Laktose- oder Fruktose-Unverträglichkeit, Reizdarm, zahlreichen Unverträglichkeiten gefolgt von entsprechenden Weglassdiäten, Magentabletten oder Pulvern aller Art konnte langfristig keine Besserung erzielt werden. Kurzfristig hilft vieles, aber nach 2 Monaten sind die Beschwerden wieder da. Sehr häufig erhalte ich dann auf die Frage »Wie ernähren Sie sich?« die Antwort: »Gesund!«

Doch unter »gesund« verstehen die Patienten heute etwas anderes als ausgewogen oder normal. Gesund bedeutet, dass man sich Mühe gibt, es richtig zu machen: Vollkornprodukte, viel frisches Obst und Gemüse sowie fettarmes Essen. Auf die Frage, seit wann die Bauchbeschwerden bestünden, antworten die Patienten zum Beispiel: »3 Jahre.« Und auf die Frage, wie lange man sich bemüht, »gesund« zu essen, bekomme ich ebenfalls zur Antwort: »3 Jahre.« Ich frage dann, warum die Patienten nicht aufgehört haben, sich »gesund« zu ernähren, wenn die Beschwerden doch offensichtlich damit begonnen hätten. Wieso ich das denn fragen würde, höre ich dann, es sei doch gesund, sich »gesund« zu ernähren.

Warum tun Menschen jahrelang etwas, das ihnen offensichtlich nicht guttut? Um das zu verstehen, müssen wir über etwas sprechen, das die Psychologen als das Selbst bezeichnen. Vor 30 Jahren begann der Osnabrücker Psychologieprofessor Julius Kuhl die Theorie der Persönlichkeits-System-Interaktionen zu entwickeln und zu erforschen. Sie ist experimentell gut belegt und besticht vor allem durch ihre Alltagstauglichkeit.

Nach Julius Kuhl fällen Menschen eine Entscheidung nicht nur mit dem Verstand, sondern auch mithilfe eines unbewussten Bewertungssystems, das unabhängig von unserem Verstand ist. Dieses System hat Zugang zu unserem Erfahrungsgedächtnis im Gehirn. Und zwar genau zu dem Teil, in dem sämtliche Lebenserfahrungen abgespeichert werden, die sich auf unsere eigene Person beziehen und die uns helfen, richtig zu entscheiden, ohne vorher lange nachzudenken. Wenn zum Beispiel ein Kind weint, reagiert die Mutter sofort mit einer hohen, beschwichtigenden Stimmlage, ohne dass sie sich das bewusst vornehmen musste. Die Psychologen nennen diesen Teil der Psyche das Selbst. Das Selbst funktioniert 1000-mal schneller und leistungsfähiger als jeder Hochleistungscomputer.

Alles, was wir in unserem Leben schmecken, hören, riechen und erfahren, wird in diesem Erfahrungsgedächtnis abgespeichert. Julius Kuhl nennt diesen Gedächtnistyp wegen seiner enormen Ausdehnung das Extensionsgedächtnis. Die Speicherung erfolgt durch Verknüpfungen vorhandener Hirnzellen; man spricht von neuronalen Netzen. Wir kommen sogar schon mit neuronalen Netzen auf die Welt, weil wir bereits im Mutterleib anfangen, Hirnzellen miteinander zu verknüpfen. Wir wissen sogar noch, wie uns unser Uropa in seinen Händen gehalten hat, als wir 4 Jahre alt waren, wie er roch, ob er ein gestreiftes Hemd anhatte, ob er lächelte und ob wir uns dabei wohlfühlten. Welche Schuhe unsere Schulkameraden in der ersten Klasse trugen, ob man bei ihnen abschreiben durfte oder nicht. Jedes noch so kleine Detail aus unserem Leben ist im Extensionsgedächtnis vorhanden.

Warum hat die Natur ein solches Erfahrungsgedächtnis eingerichtet? Weil es besonders im Tierreich überlebensnotwendig ist. Wenn eine Maus ein Blätterrascheln hört, muss sie augenblicklich entscheiden, ob etwas kommt, das sie fressen will, oder etwas, das sie selbst fressen kann. Renne ich weg oder hin? Die Entscheidung muss blitzschnell fallen, sonst ist es zu spät. Eine Verstandesentscheidung mit sorgfältigem Abwägen der Pros und Kontras wäre viel zu langsam. Das Wiesel hätte zugeschlagen oder der Käfer wäre weg.

Um jedoch richtig und schnell genug entscheiden zu können, muss eine Bewertung der Situation vorliegen. Deswegen werden alle Lebenserfahrungen nicht nur abgespeichert, sondern zusätzlich mit einer Wertung versehen. Alles, was wir erleben, bewerten wir mit einem »Gut für mich« oder »Schlecht für mich«. Je mehr Erfahrungen ich gesammelt habe, desto mehr kann ich diese Bewertungen nutzen, um sie mit der aktuellen Situation zu vergleichen und daraus eine gute Entscheidung zu treffen. Sind die Vergleiche eher positiv, wird die Maus zur Beute hinrennen, sind sie negativ, wird sie flüchten. Auch wir Menschen bewerten ständig Situationen danach, ob Gefahr drohen könnte oder eine Belohnung zu erwarten ist. Wenn wir beispielsweise einem Menschen bei der Arbeit oder als neuer Nachbar zum ersten Mal begegnen, wird unser Gehirn diese Person anhand von Kleidung, Mimik, Gesten und der Art, wie sie spricht, mit den Vorerfahrungen vergleichen, die wir mit anderen Menschen gemacht haben. Fällt der Vergleich positiv aus, werden wir innerhalb von 300 Millisekunden, also blitzschnell, ein diffuses positives Gefühl gegenüber dieser Person entwickeln – oder eben ein negatives. Auch gemischte Gefühle sind möglich, wenn etwas gleichzeitig Gefahr und eine Belohnung bedeutet. Im Volksmund nennt man diese Gefühle »Bauchgefühle«, in der Hirnforschung nennt man sie »somatische Marker« (*soma* ist griechisch und bedeutet »Körper«). Sie sind eine sehr wichtige Entscheidungshilfe, die uns ermöglicht, schnelle und richtige Entscheidungen zu treffen.

Selbstverständlich heißt das nicht, bei Entscheidungen den Verstand auszuschalten. Besonders wenn man unerfahren ist, sollte man mit reinen Bauchentscheidungen vorsichtig sein. Verfügt man jedoch über viel Erfahrung, stellen sich die schnellen intuitiven Entscheidungen bei schwierigen komplexen Sachverhalten oft langfristig als die besseren heraus. Wie unser Forellenköderbeispiel gezeigt hat, kann der erfahrene Angler mit diesem unbewussten Bewertungssystem viel mehr Daten verarbeiten und zu einer Bewertung heranziehen, als es jeder Studienaufbau ermöglicht, auch wenn man oft nicht einmal sagen kann, wieso man etwas gut findet oder nicht. Dieser unbewusste Teil des Gehirns, unser Selbst, arbeitet sogar dann, wenn wir eigentlich Pause machen. Kennen Sie das? Sie denken angestrengt über die Lösung eines Problems nach, einen Briefanfang oder die richtige Idee für ein Geburtstagsgeschenk, aber es will Ihnen nichts Rechtes einfallen. Am besten verordnet man dann dem Verstand eine Pause. Mit dem Hund spazieren gehen, duschen, Zimmer aufräumen, all dies stoppt das bewusste Denken. So kann das Selbst ungestört seine Erfahrungen durchscannen und nach Antworten, nach Lösungen suchen. Unermüdlich spielt es dabei verschiedene Varianten durch. Und plötzlich kommt Ihnen der bewusste Gedankenblitz, scheinbar aus dem Nichts, dabei hat Ihr unbewusstes Erfahrungsgedächtnis lediglich die gefundene Lösung in Ihr bewusstes Verstandessystem überführt. Der

Verstand verfügt über einen weitaus kleineren Arbeitsspeicher, in dem lediglich all jene Absichten und Pläne, die uns bewusst zum Ziel führen sollen, gelagert werden. Weil diese Absichten dann bewusst werden, nennen Psychologen diesen Teil des Gehirns das ICH.

Da unser Gehirn überaus komplexe Informationen extrem schnell auswerten muss, kommunizieren wir mit diesem reichen Erfahrungsschatz aber weniger über den Verstand, er wäre zu langsam und würde schlichtweg angesichts der schieren Masse an Informationen kollabieren. Wir kommunizieren mit unserem Selbst über blitzschnelle körperliche Reaktionen, die Gefühle auslösen. Dies nehmen wir wahr zum Beispiel durch Druck auf die Schultern, ein Bauchgefühl, einen Kloß im Hals, eine Muskelanspannung, ein plötzliches Lächeln auf den Lippen. Jeder Mensch kennt solche Zeichen.

Doch immer dann, wenn ein System, Verstand (Ich) oder Gefühl (Selbst), das andere ohne Rücksprache überstimmt, ist die Gefahr groß, dass solche Entscheidungen zu Unbehagen oder schlechtem Gewissen führen. Kennen Sie die vernünftigen Entscheidungen, die Sie später bereuen, weil Sie doch Ihrem Gefühl hätten folgen sollen? Den Kauf der vernünftigen, praktischen Jacke, die Sie doch nur ungern anziehen, weil Sie ständig an die andere, viel schickere, aber weniger praktische Jacke denken müssen? Aber auch das Gefühl kann sich durchsetzen. Wenn der Verstand Ihnen rät, den Telefonhörer in die Hand zu nehmen, weil er sich verpflichtet fühlt, endlich eine Person zurückzurufen, die Sie eigentlich nicht leiden können. Ihr Selbst sabotiert dies, und Sie rufen stattdessen Ihre beste Freundin an, was später in ein schlechtes Gewissen mündet.

Krank durch zu viel Selbstkontrolle

Julius Kuhl hat erforscht, dass Menschen, die einen guten Zugang zu ihrem Selbst haben, also in der Lage sind, rationale Entscheidungen mit emotionaler Rückmeldung zu verbinden, insgesamt besser dastehen. Er nennt solche Menschen »authentische Persönlichkeiten« und konnte bei ihnen vielfältige positive Auswirkungen messen. Sie schliefen besser, hatten weniger Befindlichkeitsstörungen und eine bessere psychische Gesundheit.

Und doch kann man reine Verstandesentscheidungen manchmal nicht verhindern. Weil man zum Beispiel nicht über genügend Vorerfahrung verfügt, um eine gute Intuition zu entwickeln. Darmspiegelung, Zahnarztbesuch, Steuererklärung, Hausaufgaben – manchmal muss der Verstand sich durchsetzen. Hat der Verstand das Kommando, bremst er dann sogar das intuitive Verhalten, denn jetzt gilt es, nicht unüberlegt und unpräzise zu handeln. Eine wichtige Fähigkeit, die sich evolutionär erst beim Menschen voll entwickelt hat und die es uns ermöglicht, wichtige Ziele wie einen Schulabschluss zu erreichen, die zunächst über eher unangenehme Teilschritte führen. Wenn der Verstand die Impulse des Selbst bremst, spricht man in der Psychologie von Selbstkontrolle. Doch zu viel Selbstkontrolle hat ihren Preis.

Die unzufriedensten Menschen sind diejenigen, die ständig Entscheidungen treffen, die allein der Verstand vorschreibt, entweder bewusst, indem sie Gefühle aktiv unterdrücken, oder unbewusst, weil ihnen der Zugang zur eigenen Gefühlsbewertung versperrt ist. Als Folge davon treten sowohl psychische Störungen als auch funktionelle Beschwerden auf, etwa Schlafstörungen, depressive Verstimmungen, Muskelverspannungen und eine erhöhte Anfälligkeit für belastenden Stress. Deshalb sind Strategien, die nur auf »Schweinehund besiegen« aufbauen und nur mit Disziplin und Anstrengungen zu erreichen sind, auf Dauer problematisch. Der Verstand führt uns dann zu Verhaltensweisen, die unsere Gefühle unberücksichtigt lassen. Auch wenn ein kleiner Schubser manchmal nicht schaden kann, kippen doch früher oder später die meisten Vorsätze, wenn das Gefühl nicht mit ins Boot kommt. Ich weiß nicht, wie viele Fitnessclubs sich finanzieren, weil die Mitglieder aus Verstandesgründen einen Vertrag abgeschlossen haben, aber nach dreimaligem Hingehen nur noch ihren Mitgliedsausweis im Geldbeutel spazieren tragen und zu stillen Teilhabern mutieren. All die guten Vorsätze am Jahresanfang – was ist davon übrig?

Aus Sicht seelischer Gesundheit ist das absolut richtig, denn wenn wir unser Gefühl dauerhaft überstimmen und mit innerem Zwang ständig Dinge tun, die unser Selbst eigentlich nicht mag, dann macht das eben seelisch krank. Viel besser für das Wohlbefinden ist es, wenn Menschen von Anfang an Ziele verfolgen, die sie sich selber gewählt haben und die sie auch tatsächlich als ihre eigenen Ziele erleben. Die zufriedensten und psychisch gesündesten Menschen sind also nach Kuhl diejenigen, die überwiegend Entscheidungen treffen, die von Gefühl und Verstand gemeinsam getragen werden. Deshalb sollte man möglichst viele Entscheidungen, ganz besonders im Privatleben, mit einem guten Bauchgefühl treffen.

Doch wer kann dies, und wer hat damit ein Problem? Ich treffe in meinen Vorträgen immer wieder Menschen, die ganz genau spüren, welcher Nonsens heutzutage im Namen der Gesundheit auf uns losgelassen wird. Aber weil dieser Nonsens von Professoren vertreten wird, sagen sie es nicht laut. Und ich erlebe immer wieder, wie es nach meinem Vortrag aus ihnen heraussprudelt: Genau, das habe ich mir schon immer gedacht und für mich die Dinge getan, die mein Bauch mir geraten hat. Meine Tochter denkt anders und kritisiert mich deswegen. Schon wenn sie die Butterdose oder den Salzstreuer nur sieht, sagt sie mir: Papa, denk an dein Gewicht und den Blutdruck. Dann komme ich schon ins Grübeln, ob ich mich nicht doch ungesund ernähre.*
Die Menschen über 60 wissen noch, was man in allen Kulturen

---

* Die vielen Reaktionen sind nachzulesen in: *Lizenz zum Essen*

immer gewusst hat: Dass man ein properes Enkelchen nicht zur Abspeckkur schicken muss, dass man kranken Menschen keine rohen Möhren oder Salate anbietet, sondern Brühe, stundenlang Gekochtes und Fettes, also leicht zugängliche Energie.

Jüngere Generationen dagegen kennen es nicht mehr, dass immer und ausreichend Nahrung zu haben keine Selbstverständlichkeit war. Dass man sich auf ein Schlachtfest gefreut hat, anstatt danach einen Psychotherapeuten aufzusuchen. Dass Sport nur zum Vergnügen betrieben wurde und man froh war, nicht ausgezehrt durch die Landschaft rennen zu müssen.

Heute hetzen die Menschen als Berufstätige, als Eltern, als Sinnsucher von Termin zu Termin. Besuchen Ernährungskurse, Fitness- und Diätprogramme, nutzen die Angebote exotischer Gesundheitslehren, kaufen tonnenweise problematische Produkte wie probiotische Joghurts aus Fäkalbakterien oder mit cholesterinsenkender Chemie angereicherte Margarine. Glauben an Nahrungsergänzungsprodukte, die uns mit Vitaminen, Antioxydantien oder Radikalenfängern versorgen sollen und nicht selten aus den Abfallprodukten normaler Nahrungsmittelherstellung (zum Beispiel Rückstände aus den Saftpressen) bestehen. Sie traktieren nicht nur sich selbst, sondern die ganze Familie mit solchem Gesundheitswahn. Und das, obwohl sie eigentlich spüren müssten, dass dies alles grandioser Unfug ist, den man nicht anders nennen kann als: schlechte Medizin.

Und noch einmal die Frage: Warum verhalten Menschen sich so?

Angst macht manipulierbar

Die Voraussetzung für seelische Gesundheit ist ein guter Selbstzugang. Doch diesen kann man dauerhaft stören und damit auch den inneren emotionalen Kompass außer Kraft setzen. Die Störenfriede sind Angst und Sorgen. Menschen, die man in Angst versetzt, die sich ständig Sorgen machen, haben es schwerer, ihre

Gefühle zu erkennen und Entscheidungen zu treffen, die ihnen wirklich guttun. Julius Kuhl hat erforscht, dass Menschen unter Stress und Angst ihren Selbstzugang verlieren und daraufhin Entscheidungen treffen, die sie nicht an ihren eigenen Bedürfnissen ausrichten. Wenn der Zugang zu den körperlichen und emotionalen Signalen unseres Selbst blockiert ist, können wir Gedanken, Gefühle und Ziele, die eigentlich nicht zu uns passen, gar nicht als fremd wahrnehmen. Wir glauben dann, dass sie zu uns gehören, und verfolgen im schlimmsten Fall unser ganzes Leben lang Ziele, die zwar äußeren Normen wie gesellschaftlichen, politischen, religiösen oder moralischen Zwängen entsprechen und allgemein als richtig angesehen werden, unseren eigenen Werten und Erfahrungen jedoch zutiefst widersprechen.

Ängste verändern auch unsere Sicht auf die Welt. Unter Angst verstärken wir den Blick auf Einzelheiten, von denen Gefahren ausgehen könnten. Bei einer echten Bedrohung ist dies eine sinnvolle reflexartige Verhaltensweise, weil wir so schneller tatsächliche Gefahren erkennen und darauf reagieren können. Sind die Gefahren aber nicht real und werden noch dazu permanent thematisiert, dann wirkt sich diese an sich sinnvolle Verhaltenssteuerung negativ aus. Waldsterben, Klimakatastrophe, Dioxin – alles wird dann zur monströsen Bedrohung. Die Wirklichkeit wird ins übertrieben Gefährliche verzerrt. Und das macht psychisch krank. Depressionen, Zwangserkrankungen, Angst- und Essstörungen beruhen oft auf dem fehlenden Zugang zu den eigenen Gefühlsbewertungen. Dies bildet auch die emotionale Grundlage für Schwarz-Weiß-Denken, extreme und sogar fundamentalistische Weltsichten, die die Öffentlichkeit heute weitgehend bestimmen, obwohl es uns objektiv betrachtet insgesamt so gut geht wie noch nie in der Menschheitsgeschichte, in der Mangel, Lebensbedrohung und Schmerzen viel alltäglicher waren als heute.

Menschen mit einem gestörten Selbstzugang unterliegen häufig der Gefahr einer sogenannten Selbstinfiltration. Das heißt, sie richten ihr Handeln nicht an den eigenen Emotionen aus, sondern an den Zielen, die andere ihnen vorgeben. Und so verabredet man sich mit Menschen, obwohl man spüren müsste, dass sie einem nicht guttun. Deshalb schafft man es nicht, wenigstens ab und zu pünktlich aus dem Büro zu kommen, um seine Kinder im wachen Zustand zu erleben, vergisst, Urlaub zu nehmen oder für mehr Lebensqualität zu sorgen. Man glaubt den Maximen unseres heutigen Erfolgsdenkens, etwa dass Karriere erst nach 17 Uhr gemacht wird, nur Verlierer sich mittags eine Pause gönnen (»*Only losers have lunch*«) oder sich wahre Leistung darin zeigt, dass man auch nach 22 Uhr noch E-Mails beantwortet. Dabei weiß, wer einen guten Selbstzugang hat, dass ein solches Verhalten die sozialen Netzwerke beschädigt, man den Kontakt zu Partner und Kindern verliert und man sich, selbst wenn man das Karriereziel tatsächlich erreicht, fragen muss: Für wen eigentlich und wozu?

Eine Lebenssituation, die ich bei den Patienten in meiner Sprechstunde sehr häufig vorfinde: Menschen, die eigentlich sehr zufrieden sein müssten, einen anspruchsvollen Beruf haben, eine gesunde Familie, ein Haus und auch ein schönes Auto, und dennoch meinen, das Leben rausche an ihnen vorbei. Solche Menschen haben einen schlechten Selbstzugang, und als Erstes trainiere ich mit ihnen, wie sie lernen können, ihre Emotionen wieder wahrzunehmen und sie als wichtige Entscheidungshilfe zu nutzen. Menschen mit schlechtem Selbstzugang sind darüber hinaus besonders anfällig für raffinierte Werbeversprechen, die sie dazu verleiten, Dinge zu tun, die sie eigentlich später bereuen.

Menschen mit einer starken Neigung zu Ängsten und Sorgen laufen besonders häufig in die Falle, etwas zu tun, von dem sie eigentlich wissen müssten, dass es falsch ist. Und genau darauf zielen moderne Gesundheitsempfehlungen. Sie reden uns ein, dass wir allen Arten von epidemischen Gefahren ausgesetzt sind – Fettleibigkeit, Herztod, Demenz, alles ist irgendwie krebserregend – und das, obwohl die allgemeine Lebenserwartung jedes Jahr ansteigt.

Wenn uns ständig gesagt wird, dass Fett und Salz Herzkrankheiten auslösen, dass zu wenig Obst zu Krebs führe, dass Übergewicht sowieso der Gesundheitskiller Nummer 1 sei, dann werden die Ängste, die dadurch erzeugt werden, dafür sorgen, dass wir tatsächlich anfangen, die Empfehlungen für »gesunde« Ernährung und Gewichtsreduktion umzusetzen. Und das, obwohl wir mit diesen Empfehlungen ganz andere Erfahrungen machen, nämlich Verdauungsstörungen und Jo-Jo-Effekte. Eine Strategie, die umso wirkungsvoller ist, wenn sie an Eltern appelliert. Ohne Not und ohne belastbare Daten werden Horrorszenarien an die Wand gemalt, um Kindern das wegzunehmen, was sie gerne essen: Schokolade oder Pommes frites. Besorgte Eltern, die ihren Kindern nicht schaden wollen und deshalb diesen Vorgaben glauben, provozieren tagtäglich unsägliche Kämpfe am Esstisch, die den Familienfrieden belasten.

Es ist schon paradox. Was wird ein Journalist schreiben, wenn er eine Gesundheitsreportage über die Kinder eines Kindergartens plant? Nach dem Besuch des Kindergartens wird er von Kindern berichten, die alle zu dick sind, sich nicht mehr bewegen können, Junkfood essen und von ihren Handys verstrahlt werden. Doch der Vertreter einer Lebensversicherung wird den Mädchen in diesem Kindergarten eine Lebensversicherung verkaufen, bei der er, wie schon erwähnt, von einer Lebenserwartung von 100 Jahren ausgeht, um bei der Berechnung seiner Policen auf der sicheren Seite zu sein. Es ist schlicht falsch zu behaupten, dass die Kinder in heutigen Kindergärten gesundheitsgefährdeter sind als wir oder unsere Großeltern. Das Gegenteil ist der Fall. Nur, über diese Erkenntnisse ließen sich ja schlecht die verschiedensten Gesundheitsangebote verkaufen. So wird die Volksgesundheit vorsätzlich geschädigt, um unnötige Therapien und Gesundheitsprogramme an die Frau, den Mann und das Kind zu bringen.

Wie extrem dabei vorgegangen wird, zeigt ein Erlebnis, welches ich mit einer Ärztin nach einer Talkshow hatte. Sie war dafür eingetreten, viel Obst und Gemüse zu essen, weil dies Krebs verhindern würde. Ich hatte dagegengehalten, dass es überzeugende Daten gäbe, die diese These widerlegen, und dass man mit der Kampagne nichts anderes erreichen würde, als Menschen Angst und ein schlechtes Gewissen einzujagen, wenn sie Lust auf eine Bratwurst haben. Nach der Sendung kam die Kollegin auf mich zu und sagte: »Sie werden schon noch sehen, wenn Sie Krebs bekommen, dass ich recht habe.« Man kann sich leicht ausmalen, welche psychologischen Auswirkungen solche Aussagen dann in einer ärztlichen Sprechstunde auslösen.

Der Anschlag auf das Urvertrauen

Ob jemand schnell besorgt ist und sich einschüchtern lässt, ist genetisch festgelegt. Die Neigung zum Dünnhäuter ist also angeboren. Aber das heißt nicht, dass wir dem unser ganzes Leben lang ausgeliefert sind. Wenn Kinder mit einer solchen Veranlagung in einer Umgebung aufwachsen, die ihnen Zuversicht vermittelt und Mut zuspricht, und zwar genau dann, wenn sie es brauchen, dann legt sich quasi um die genetischen Strukturen, die überschnell mit Stress reagieren, eine Art Schutzmantel. Zumindest ist dies in Tierversuchen so erforscht worden. Dieser Schutzmantel ist so etwas wie die Materialisierung von Urvertrauen. Also genau dann, wenn das Kind den Selbstzugang öffnet, indem es emotional reagiert, mit Ängstlichkeit und Tränen, ist es wichtig, dass es auf Personen trifft, die es ebenfalls mit geöffnetem Selbstzugang, also glaubwürdig und authentisch, in den Arm nehmen und trösten: »Mach dir keine Sorgen, es ist doch gar nicht schlimm, ich stehe hinter dir.« Diese Kindheitserfahrungen werden ebenfalls im Erfahrungsgedächtnis abgespeichert und stehen dem Kind später als Erwachsenem als unterstützende Ressource zur Verfügung. Wenn diese Person später unter Druck gerät, kann sie diese unterstützenden Gefühle abrufen, man nennt dies die Fähigkeit zur Selbstberuhigung. Selbstberuhigung wirkt entspannend auf unser vegetatives

Nervensystem und damit positiv auf die Gesundheit, wie Kuhl und seine Mitarbeiter beeindruckend messen konnten. Der Ruhenerv kommt endlich wieder in Fahrt, und es entsteht ein Zustand, in dem auch Eigenheilungsprozesse unterstützt werden.*

Leider ist auch das Gegenteil möglich. Wenn Kindern ständig vermittelt wird, dass sie sich Sorgen machen müssen, weil sie in einem ungesunden Körper stecken, ihr Appetit ihr Feind ist, sie minderwertig sind, weil sie vieles falsch machen, dann werden sie Verknüpfungen im Gehirn anlegen, die die Neigung zu Ängsten sogar noch verstärken. Sind diese Kinder dünnhäutig, werden sie als Erwachsene besonders große Probleme haben, sich nicht von Angstkampagnen anstecken zu lassen. Falls reale Gefahren vorliegen, müssen wir natürlich in der Lage sein, unser Angstsystem zu aktivieren, um mit gezieltem Blick Gefahren rechtzeitig erkennen zu können. Aber eben nur dann, wenn die Gefahr real und schwerwiegend ist. Das müssen auch Kinder lernen. Aber dort, wo die Gefahren hochspekulativ und rein virtuell sind, besteht die Gefahr, dass dadurch unsere Fähigkeit zur Selbstberuhigung beschädigt wird. Und genau das bewirken die allermeisten Gesundheitsprogramme. Fast alles, was heute auf diesem Gebiet von Krankenkassen, Politik, Stiftungen, Medizin auf Kinder losgelassen wird, ist ein unverantwortlicher Anschlag auf die seelische Gesundheit unserer Kinder, mit denen sie noch als Erwachsene zu kämpfen haben werden.

Die Argumentation, man wolle ja schützen und vermittle solche Inhalte spielerisch und positiv im Kindergarten, greift nicht. Es ist gut erforscht, dass solche Vermeidungsziele genau die Verknüpfungen im Gehirn aufbauen, die sie eigentlich vermeiden wollen. Nehmen Sie sich zum Beispiel fest vor, sich bei einer Rede nicht zu versprechen, erhöhen Sie die Wahrscheinlichkeit, dass genau das passiert. Oder: Denken Sie jetzt einmal bitte nicht an einen weißen Elefanten. Natürlich tun Sie es. Wenn man Ihnen zum Beispiel empfiehlt, Sport zu machen, um Herzinfarkt

---

* Siehe dazu (mit Maja Storch): *Die Mañana-Kompetenz*

und Krebs zu vermeiden, dann werden die Ängste vor Herzinfarkt und Krebs in unserem Gehirn mit Sport verknüpft, und die Lust, Sport zu treiben, sinkt. Und so ist das, was bei Kindern aus all den Ernährungs-, Gewichts- und Bewegungsschulungen hängen bleibt, Folgendes: Essen ist eine Gefahr, Übergewicht ist asozial, sitzen statt joggen macht krank. Wen wundert es eigentlich noch, dass die Rate an selbst durchgeführten Diäten und Essstörungen im Kindesalter ständig steigt? Es gibt sogar Krankheitsbilder wie Orthorexia nervosa, bei der Jugendliche Angst vor ganz normalem Essen entwickeln. Eine Folge der von Krankenkassen finanzierten Ernährungsprogramme, von der dann junge Menschen wieder per Therapie befreit werden müssen. Selbstverständlich ebenfalls auf Krankenkassenkosten.

Gesundheitsbewusstsein heißt heute, sich der ständigen (virtuellen) Gefahren bewusst zu sein, und führt damit zum Gegenteil dessen, was »gesund sein« eigentlich bedeutet. Der Philosoph Hans-Georg Gadamer beschreibt Gesundheit folgendermaßen: »Gesundheit ist ein Zustand des Selbstvergessenen, um sich kraftvoll dem Leben zuzuwenden.« Unser heutiger Umgang mit Gesundheit führt jedoch zu einem ängstlichen Rückzug aus dem Leben, denn wir müssen uns ständig um unsere Gesundheit sorgen.

Deshalb gibt es immer mehr Patienten, die unter Modekrankheiten leiden wie Candidapilze, Nahrungsmittelunverträglichkeiten, Burn-out, hinter denen sich meistens eine tiefe Verunsicherung verbirgt. Sie brauchen keinen Gesundheits- und Wellnessstress, sie brauchen Ruhe, Selbstzugang und Selbstberuhigung, um endlich herauszufinden, was für *sie* gut ist.

Das Geheimnis des Erfolgs alternativer Heilmethoden

Die Panikmache und ihre negativen Auswirkungen auf die Gesundheit haben sogar einen wissenschaftlichen Namen, man spricht vom Noceboeffekt (lateinisch *nocere* heißt »schaden«). Rede ich nur oft genug darüber, dass ein Verhalten oder ein

Medikament ganz bestimmte schwere Nebenwirkungen hat, dann meinen viele Menschen auch, an solchen Krankheiten und Symptomen zu leiden, auch wenn sie gar nicht real nachweisbar sind. Im umgekehrten Fall sprechen wir von dem bekannten Placeboeffekt (lateinisch *placere* heißt »gefallen«).

Immer wieder berichten mir Patienten, dass sie selbst oder in ihrem Bekanntenkreis erstaunliche Heilerfolge erlebt haben durch Methoden der Alternativen Medizin, also Heilverfahren, die nicht an der Universität gelehrt werden. Fasziniert von Schilderungen solch außergewöhnlicher Resultate, habe ich einige Praktika bei Kollegen absolviert, die in ihren Büchern solche Erfolge glaubwürdig beschrieben hatten. Sehr ernsthafte Kollegen, die von ihrem Tun zutiefst überzeugt waren, sonst hätten sie bestimmt nicht zugesagt, als ich ihnen für einige Zeit über die Schulter schauen wollte. Ich war bei Meistern der Elektroakupunktur nach Voll, der Kinesiologie, bei einem HNO-Facharzt, der sich als Geisterheiler betätigte, und bei Homöopathen. Doch bei keinem von ihnen sah ich Wunderheilungen. Was sie auszeichnete, war, dass sie ihren Patienten ohne Zeitdruck zuhörten, sie ernst nahmen und durch diese mitfühlende Zuwendung Effekte erzielten, die viele Patienten als Heilung wahrnahmen.

Auch ich wende in ganz bestimmten Fällen Akupunktur, den Schröpfkopf oder manchmal sogar einen Blutegel an. Auch Heilfasten kann bei manchen Patienten Beschwerden deutlich lindern. Ohne Weiteres könnte ich für jede dieser Therapien einen Patienten vorstellen, der bestätigt, dass er durch dieses Verfahren wie durch ein Wunder von seiner Erkrankung geheilt wurde. Nur gibt es gleichzeitig eben immer Dutzende andere Patienten, bei denen die gleiche Therapie nicht so gut gewirkt hat. Man sollte die Erwartungen nicht zu hoch schrauben.

Dauerhafte Heilungserfolge durch Methoden der Alternativen Medizin sind sicher die Ausnahme. Und bei den wenigen Malen, wo sie eintraten, ist zu bedenken, dass es bei schweren Krankheiten auch seltene Fälle von Spontanheilung gibt, Heilung also ohne Zutun des Arztes. Es gibt immer wieder Versuche, solche Heilerfolge im Rahmen kontrollierter Studien zum Placeboeffekt zu testen. Dabei gelingt es so gut wie nie, eine Wirksamkeit zu belegen, die über die des Placebos hinausgeht. Verblüffend sind auch Studienergebnisse zum Beispiel von Akupunkturstudien, bei denen zwar eine positive Wirkung erzielt wird, aber es keinen Unterschied macht, ob die Nadeln anhand der definierten Akupunkturpunkte gesetzt werden, wie ich sie auch in der Ausbildung gelernt habe, oder an rein zufälligen Körperstellen platziert werden. Letztlich weiß keiner, ob solche Erfolge auf reinen unspezifischen Placeboeffekten gründen oder ob sich nicht doch ein direkter unerforschter Zusammenhang dahinter verbirgt.

Und doch kann man solche Verfahren nicht generell als nutzlos bezeichnen. Placeboeffekte können sehr stark sein, und diese positive Wirkung zum Beispiel auf Schmerzempfinden konnte wissenschaftlich auch nachgewiesen werden. Jeder Arzt arbeitet bewusst oder unbewusst mit Placebos. Auch habe ich Patienten, die auf homöopathische Mittel schwören, die ja genau betrachtet aus nichts als reinem Wasser bestehen, oder auf rein naturheilkundliche Arzneien, mit denen sie ihre ständigen Infekte im Griff haben, wie sie sagen, und ich glaube ihnen. Mit der Zeit bekommt man ein Gespür dafür, welche Patienten sich damit gut behandelt fühlen. Beachtet man die erste ärztliche Grundregel *Primum nihil nocere,* zuallererst nicht schaden, dann kann man viele Mittel aus der Alternativen Medizin sehr gut einsetzen. Medikamente dagegen mit nachgewiesener pharmakologischer Wirkung haben, wie wir gesehen haben, häufig potenziell gefährliche Nebenwirkungen und eignen sich deshalb nicht als Placebos.

Eine Möglichkeit, die Erfolge alternativer Heilmethoden über den Placeboeffekt hinaus zu erklären, könnten jene Zusammenhänge sein, die Julius Kuhl erforscht hat.* Manche Therapeu-

---

* Julius Kuhl, Maja Storch: *Die Kraft aus dem Selbst*

ten, die sich solcher Methoden bedienen, haben vielleicht ein besonderes Talent, zuzuhören, ihren eigenen Selbstzugang authentisch zu öffnen und so mit dem Erfahrungsgedächtnis des Patienten zu kommunizieren. Also auf Gefühlsebene und nicht über den Verstand. Eine Behandlungssituation, wie sie im Getriebe moderner »schulmedizinischer« Praxen und Krankenhäuser immer seltener vorgesehen ist. Hier muss es vor allem schnell gehen.

Dann wäre die Methode nur das Medium, um sich dem Patienten aufmerksam zuzuwenden. Wirken würde das glaubwürdige Interesse des Therapeuten an der ganz persönlichen Situation des Patienten. Dasselbe könnte auch für Rituale gelten, wenn man zum Beispiel dem weinenden Kind, das sich den Kopf gestoßen hat, die schmerzende Stelle küsst oder auf das angeschlagene Knie pustet. Sachlich gesehen ist das Unsinn, aber psychologisch gesehen ist es sehr sinnvoll, wenn die »Behandlung« mit echtem Mitgefühl, also glaubwürdig, durchgeführt wird. Der bekannte Arzt, Autor und Moderator Eckart von Hirschhausen drückt dies so aus: Der Arzt soll dem Patienten so angenehm wie möglich die Zeit vertreiben, bis die Eigenheilung eintritt. Psychologisch ausgedrückt heißt das, ihn zu beruhigen, dadurch den Ruhenerv zu aktivieren und ihm den Selbstzugang zu ermöglichen. Bei der überwiegenden Anzahl der Patienten in einer normalen allgemeinmedizinischen Sprechstunde mit den diagnostisch nicht greifbaren psychosomatischen Befindlichkeitsstörungen macht es eben mehr Sinn, die Selbstberuhigung zu fördern und dabei auch das eine oder andere Placebo einzusetzen, als durch angebliche Risikofaktoren Angst zu schüren, den Patienten zum Vordiabetiker mit Prähypertonus zu erklären und unnötigerweise pharmakologisch wirksame Medikamente zu verschreiben mit den zu erwartenden Nebenwirkungen.

Bullshit: Wie Patienten verschaukelt werden

Alternative Medizin wird aber nicht immer mit dem Vorsatz angeboten, dem Patienten helfen zu wollen. Oft steckt eine ganz andere Motivation dahinter, zum Beispiel jene, kranken Menschen das Geld aus der Tasche zu ziehen. Dabei kann man ein Vorgehen erkennen, welches sich von den Gepflogenheiten der universitären Medizin unterscheidet. In der Wissenschaft kennt man zumindest theoretisch die Regeln guter Medizin. Wenn diese Regeln korrekt angewandt werden und Ergebnisse herauskommen, die den therapeutischen Nutzen nicht bestätigen, kommt es zwar, wie gesehen, zu vielfältigen Verdrehungen der Tatsachen, aber die meisten Beteiligten wissen wenigstens, dass die wissenschaftliche Wahrheit anders aussieht und sie die Unwahrheit sagen müssen, um ihre Therapien zu rechtfertigen. Die alternative Medizin wähnt sich frei von solchen Zwängen. Sie fußt deshalb allzu oft auf reinem »Bullshit«.

Der amerikanische Philosoph Harry G. Frankfurt erklärt in seinem Buch *Bullshit* den Unterschied zwischen einer Lüge und Bullshit (dt.: Humbug). Der Lügner erkennt die Existenz der Wahrheit an. Nur da sie seinen Interessen schadet, stellt er eine unwahre Behauptung auf. Kurz, er lügt. Dem Bullshiter ist das egal. Er interessiert sich gar nicht für die Wahrheit. Befreit vom Ballast unnötigen Fachwissens, bedient er sich aus dem herrschenden Meinungsangebot, ob Fernsehsendung oder Fachartikel, und greift sich die Information heraus, die in sein Weltbild passt. Es ist ihm zu keiner Zeit bewusst, ob er die Wahrheit oder Unsinn verbreitet. Aber das spielt für ihn auch keine Rolle, Hauptsache, es klingt irgendwie logisch und interessant. Es ist ungleich einfacher, Bullshit zu erzählen, als sich in mühseliger Kleinarbeit um die Quellen und Belege seiner Behauptungen zu kümmern. Umso schneller lässt sich Bullshit heute über die weltweiten medialen Kommunikationsmöglichkeiten verbreiten, bis keiner mehr weiß, was davon noch der Wahrheit entspricht. Und weil es so mühsam ist, das Wahre herauszufiltern, interessieren sich schließlich immer weniger Menschen dafür. Genau so erlebe ich den gesundheitlichen Medienzirkus. Die einzige echte Epidemie, die das Gesundheitswesen überrollt, ist der aktuelle Bullshit-Tsunami. Man kann heute alles schreiben und mit allem begründen.

Zum Beispiel empfiehlt der bekannte Arzt Michael Spitzbart in dem Bestseller *Fit Forever*: »Wenn Sie einen eigenen Garten haben, ziehen Sie eine Mohrrübe aus dem Boden und essen Sie diese ungewaschen – das impft das Immunsystem.« Jedes Jahr sterben Menschen durch Krankheitserreger, die man über ungewaschene und ungekochte Lebensmittel aufgenommen hat. Besonders drastisch wurde uns dies durch die zahlreichen Todesopfer der EHEC-Seuche Mitte 2011 vor Augen geführt. Guten Appetit, kann man da nur sagen.

Mit Bullshit wird man konfrontiert, sobald man als Gesundheitsexperte die öffentliche Bühne betritt. Gehobener Bullshit ist nach meinem Dafürhalten zum Beispiel die Behauptung, man könne »schlank im Schlaf« werden. Ein sehr populäres Ernährungskonzept, welches im Kern morgens kohlehydratreiche Nahrung und abends kohlehydratreduzierte Kost empfiehlt. Eine Ernährungsform, die in manchen Fällen tatsächlich zu einem entspannteren Bauch und anfänglicher Gewichtsabnahme führt, aber eben wie immer nicht auf Dauer.

Doch das ist nicht neu. Schon die Atkins-Diät der 1970er Jahre konnte so meist kurzfristige Erfolge erzielen. Die Anfangserfolge lassen sich leicht darüber erklären, dass diese Methode es erlaubt, endlich wieder normal fett zu essen. Es profitieren all die Menschen, die vorher versucht haben, fettarm zu essen, und deshalb automatisch mehr Kohlehydrate essen mussten, um das Energiedefizit auszugleichen. Diese Zusammenhänge sind gut erforscht. Da manchmal Kohlehydrate schwer verdaulich sind, kommt es zu Aufgedunsenheit und Blähungen, die mit Kohlehydratreduktion und mehr Fett dann sofort besser werden. Auch kurzfristige Abnehmerfolge werden so möglich.

Ich traf den Internisten Detlef Pape, Autor von *Schlank im Schlaf*, in einer Talkshow. Er behauptet, mit dieser Ernährungsform den Schlüssel für dauerhaftes Abnehmen gefunden zu haben. Ich fragte ihn, ob er seine Patienten auch durch eine Langzeitbeobachtung erfasst habe. Wie viele seiner Patienten würden den Jo-Jo-Effekt erleben? Bei seinen Erfolgen müsste es möglich sein, ein biometrisches Institut zu beauftragen, die Patientendateien zu sichten und Langzeitergebnisse systematisch auszuwerten. Doch mein Eindruck war, es interessierte ihn offenbar nicht, ob seine Methode auch auf lange Sicht funktioniert und er seine Patienten womöglich falschen Hoffnungen und schädlichen Jo-Jo-Effekten aussetzt. Oder weiß er es längst? Anstelle einer Antwort argumentierte er mit Forschungsergebnissen, die sich mit Hormonen und Stoffwechseleffekten befassen. Alles interessant, aber: Ein dauerhafter Abnehmerfolg wird nicht in Hormonen gemessen, sondern in Gewicht.

Ein anderes Mal diskutierte ich mit dem erfolgreichen Autor und Kollegen Stefan Frädrich, der als Live-TV-Coach bei Sat. 1 mit der Sendung »Besser Essen – Leben leicht gemacht« und Büchern wie *Die einfachste Diät der Welt* seinen Teil vom Schlankheitswahnkuchen abschneiden möchte. Ich lieferte gut begründete Argumente, doch die sind für einen erfahrenen Bullshiter kein Problem: »Herr Frank, ich glaube, Sie lesen zu viel.« Im Lauf dieser Sendung wurden dann noch Bewegungsprogramme der Sportschule Köln angepriesen mit dem Slogan »Toben macht schlau«. Aha, Bildung wird in Zukunft per Klimmzug und Keulenwurf vermittelt, und bitte – nicht zu viel lesen! Sonst könnte man ja merken, dass man, na ja – Bullshit verbreitet.

Die Liste könnte noch unendlich lange weitergeführt werden. Doch es gibt Wichtigeres, als Bullshit auch noch weiterzuverbreiten. Dass jemand Bullshit verbreitet, merken Sie daran, dass

- der Vortragende unrealistische Erfolge propagiert, für die er schon längst den Nobelpreis hätte bekommen müssen.
- jemand so argumentiert: »Eine Studie in Amerika hat gezeigt ...«, ohne dass er in der Lage ist, Autor und genauen Inhalt zu nennen.
- jemand mit genau solchen exakten Aussagen konfrontiert wird und dann behauptet, Studien seien ja nicht wichtig.
- als Beweis ein Prominenter präsentiert wird, der mit der Methode wunderbar gesund und schlank geworden ist.
- auf berechtigte Fragen ausweichend reagiert wird und man sich auf höhere Werte beruft oder Argumente nennt, die zwar interessant sind, mit der Frage aber nichts zu tun haben.

Wenn auch nur einer der Punkte erfüllt ist, dann wissen Sie: Vorsicht, akute Bullshit-Gefahr!

Der Tod lauert im Wald

Diese Angstpropaganda, die täglich aus Fernsehen, Magazinen und Internet auf uns einprasselt, kostet viel Geld, und es wundert nicht, dass das Marketingbudget der Pharmafirmen höher ist als das der Forschung. Aber Angstmarketing scheint sich zu lohnen. Ein gutes Beispiel dafür sind mediale Impfkampagnen. Pünktlich wenn es wärmer wird, bevölkern Zecken die Bildschirme in unseren Wohnzimmern. Die Gefahr, sich mit der gefährlichen Hirnhautentzündung durch einen Zeckenbiss zu infizieren, steige ständig und breite sich in Europa stetig aus, heißt es dann. Plakate warnen: »Die Gefahr lauert überall«, Experten schildern die immer schlimmer werdenden Folgen und geben die dringende Empfehlung aus, sich impfen zu lassen. Entsprechend verängstigt kommen am nächsten Tag die Patienten in die Sprechstunde, um sich eine »Zeckenimpfung« geben zu lassen.

Doch wie sähe eine fachlich korrekte Information über die Notwendigkeit der »Zeckenimpfung« aus? In etwa so:

1. Zecken können mehrere Krankheiten übertragen, zum Beispiel die durch Bakterien ausgelöste Borreliose oder die durch Viren ausgelöste Gehirnhautentzündung mit Namen Frühjahrs-Sommer-Meningitis (FSME). Die Impfung schützt nur vor einer Infektion durch FSME.
2. Von 2001 bis 2010 gab es in Deutschland zwischen 256 (2001) und 546 (2005) FSME-Erkrankte pro Jahr. Im Jahr 2010 wurden 260 Fälle gemeldet. Zwischen zwei Drittel und drei Viertel der Erkrankten gaben an, vorher einen Zeckenbiss bemerkt zu haben. Die Verteilung ist äußerst inhomogen in Deutschland. Betroffen sind meist der Schwarzwald und der Bayerische Wald.
3. Von 2001 bis 2010 sind pro Jahr zwischen 1 und 3 Personen an FSME gestorben. Bei Kindern verheilt FSME meist problemlos. Langzeitfolgen haben vor allem diejenigen, die zusätzlich eine Entzündung des Gehirns entwickeln, das betrifft etwa 10 Prozent aller FSME-Erkrankten. Muskelerkrankungen, Lähmungen, emotionale Labilität, Stressintoleranz oder Epilepsien treten bei 2 Prozent der erkrankten Kinder und 30 bis 40 Prozent der Erwachsenen auf. Sie bilden sich nach einigen Monaten meist spontan zurück. Sind Nerven befallen, wie bei Hör- oder Gleichgewichtsstörungen, kann der Schaden dauerhaft bleiben.
4. Impfungen können Nebenwirkungen haben. Ich kenne eine Patientin, die direkt nach einer FSME-Impfung eine sehr schwere Muskelerkrankung bekam, an der sie heute noch leidet. Zuständig für die Dokumentation solcher Nebenwirkungen ist das Paul-Ehrlich-Institut. Dort kann man erfahren, dass zwischen 2000 und 2011 mindestens 50, maximal 381 Verdachtsfälle pro Jahr gemeldet wurden. Wie schwer die Folgen waren, wie hoch die Dunkelziffer der nicht gemeldeten Fälle ist und wie genau man beurteilen kann, inwieweit diese Fälle tatsächlich durch eine FSME-Impfung ausgelöst wurden, geht aus den Angaben nicht hervor.

Fazit: Bei 80 Millionen Bundesbürgern ist das Risiko, infolge einer FSME-Erkrankung zu sterben, mit 1 bis 3 Fällen im Jahr verschwindend gering (zum Vergleich: Es gibt etwa 7 Tote im Jahr durch Blitzschlag). Etwa 100 bis 200 Patienten müssen nach einem Zeckenbiss mit monatelangen Beschwerden rechnen, manche davon behalten sie ihr Leben lang. Zwischen 50 und 380 Patienten bekommen jedoch durch die Impfung selbst ähnliche Beschwerden. Betroffen sind meist Menschen, die sich häufig im Schwarzwald oder im Bayerischen Wald aufhalten. Für mich ist die Antwort klar: Ich lasse mich und meine Familie nicht gegen FSME impfen. Waldarbeitern in Süddeutschland hingegen kann man die Impfung empfehlen.

Auf keinen Fall rechtfertigen diese Zahlen irgendwelche Horrorszenarien in Zeitungen und Fernsehen. Doch wer profitiert davon? Allein der Impfstoff einer Dreifachimpfung gegen FSME für 80 Millionen Bundesbürger kostet 9 Milliarden Euro. Eine Auffrischung alle 5 Jahre dann noch mal 3 Milliarden. Wir reden also über richtig viel Geld.

Millionen für nichts

Erinnern Sie sich, wie 2009 die Schweinegrippe vermehrt auftrat und die Existenz unseres Landes durch so schwerwiegende Krankheitssymptome wie Husten und Schnupfen gefährdete? Heute wissen wir, dass der Schweinegrippevirus ein ganz gewöhnlicher Grippeauslöser war, sehr ansteckend, aber eher harmlos im Vergleich zu anderen Grippeviren, sodass in der Schweingrippesaison 2009/2010 weniger Tote zu beklagen waren als in früheren Wintergrippezeiten. Doch schon im Juni 2009, 45 Tage nach den ersten Erkrankungsfällen, rief die Weltgesundheitsorganisation (WHO) die Schweinegrippe als weltweite Seuche, als Pandemie, aus. Auffällig war, dass die WHO kurz zuvor die Definition, die eine solche Warnung rechtfertigt, geändert hatte. Gestrichen wurde das Kriterium der besonders vielen schweren Verläufe und Todesfälle. Das einzige verbliebene Kriterium besteht seitdem lediglich in einem häufigen Auftreten. Während also der Schaden sogar unter dem einer gewöhnlichen saisonalen Grippe blieb, wurde mit dem Verkauf von Impfmitteln und diagnostischen Tests international ein Milliardenumsatz gemacht. In Deutschland bestellten Bund und Länder bei dem Hersteller GlaxoSmithKline 50 Millionen Impfdosen für annähernd 500 Millionen Euro.

Speziell in Deutschland wurde ein neuer, potenziell gefährlicher Impfstoff mit sogenannten Wirkverstärkern eingesetzt. Als dies bekannt wurde und viele Geimpfte auffällig oft an Grippesymptomen litten, wollten sich nur noch 7 bis 8 Millionen Menschen in Deutschland impfen lassen. Es war absehbar, dass man zu viel Impfstoff bestellt hatte, und man reduzierte auf 34 Millionen Dosierungen, ob und welche Gegenleistung Glaxo dafür bekam, ist nicht bekannt. Die restlichen 27 Millionen Impfdosen im Wert von 239 Millionen Euro lagerten in Kühlhäusern, bis sie schließlich im November 2011 verbrannt wurden.

Doch konnte man nicht schon 2009 erkennen, dass die Schweinegrippe vergleichsweise harmlos verlaufen und der ganze Hype nur den Herstellern dienen würde?

Das *arznei-telegramm* schrieb im August 2009:
»Bereits wenige Tage nachdem die ersten Erkrankungen an Schweinegrippe in Mexiko diagnostiziert wurden, bezeichnet der Berater der britischen Regierung Sir Roy ANDERSON die Viruserkrankung als Pandemie. Gleichzeitig betont er, dass zur Behandlung ›2 effektive antivirale Mittel‹ zur Verfügung stehen. Was er nicht mitteilt, ist, dass er jährlich umgerechnet 136 000 Euro als Lobbyist von GlaxoSmithKline bezieht ... Angesichts des insgesamt milden Verlaufs der Schweinegrippe raten wir von der vorgesehenen Massenimpfung mit dem unzureichend erprobten adjuvantierten Impfstoff ab.«

September 2009:
»Nach wie vor verläuft die Schweinegrippe in Deutschland milde. Eine Massenimpfung mit den in Europa avisierten Impfstoffen könnte die größere Gefährdung bedeuten. Schon jetzt ist klar, dass das Gesundheitswesen der Verlierer sein wird, da es auf jeden Fall mit mehreren 100 Millionen Euro für den überteuerten und riskanten Impfstoff aufkommen muss.«

Oktober 2009:
»Wegen der auffällig schlechten Verträglichkeit von PANDEMRIX [Name des Impfstoffs] ist nach unserer Bewertung auch mit einer besonderen Risikosituation in Bezug auf seltene bedrohliche Schadwirkungen zu rechnen.«

Dezember 2009:
»SCHWEINEGRIPPE ... unterschiedliche Maßstäbe bei Todesfällen in Zusammenhang mit Infektion oder Impfung.
Die Zahl der Infektionen mit dem Erreger der Schweinegrippe ist in Deutschland in den vergangenen Wochen gestiegen. Mit ihr hat auch die Zahl der Todesfälle zugenommen, die in zeitlichem Zusammenhang mit einer A/H1N1-Infektion aufgetreten sind. 61 sind es nach dem bei Redaktionsschluss aktuellen Situationsbericht des Robert-Koch-Instituts (RKI). Die Behörde geht dabei davon aus, dass bei Todesfällen im Verlauf einer Erkrankung an Schweinegrippe diese ›in den meisten Fällen einen entscheidenden Einfluss auf den Verlauf‹ hat, insbesondere bei Patienten mit chronischen Vorerkrankungen, die beispielsweise eine akute Herz-Kreislauf-Belastung durch hohes Fieber schlecht kompensieren können. ... Da ein kausaler Zusammenhang zwischen Influenzainfektion und Tod nicht immer nachgewiesen werden kann, gilt aus epidemiologischer Sicht ein Todesfall, bei dem während des Krankheitsverlaufs das Virus nachgewiesen wurde, als H1N1-assoziierter Todesfall. ... Ärzte sind gesetzlich verpflichtet, jeden Todesfall zu melden, wenn in zeitlichem Zusammenhang eine H1N1-Infektion nachgewiesen wurde.

Ganz anders scheint die Sichtweise der Behörden bei Todesfällen zu sein, die in zeitlichem Zusammenhang mit der Impfung gegen Schweinegrippe (PANDEMRIX) auftreten. In der wöchentlich aktualisierten Übersicht des Paul-Ehrlich-Instituts (PEI) werden bei Redaktionsschluss 10 entsprechende Meldungen gelistet, wobei eine Meldepflicht nur dann besteht, wenn ein ursächlicher Zusammenhang mit der Impfung vermutet wird. ... Zu beobachten ist nun, dass Todesfälle nach Impfung mit PANDEMRIX bei Personen mit chronischen Vorerkrankungen beispielsweise kardialer Art regelmäßig auf die Grunderkrankung zurückgeführt ... werden. Dabei ist es unseres Erachtens durchaus vorstellbar, dass Personen mit Vorerkrankungen, die nach der Immunisierung beispielsweise Fieber entwickeln, eine daraus resultierende akute Herz-Kreislauf-Belastung ebenfalls schlecht kompensieren können.«

Man misst also mit zweierlei Maß. Menschen, die an einer Herzschwäche sterben und dabei gleichzeitig das Grippevirus nachweisbar im Blut aufweisen, werden offiziell als Schweinegrippetote registriert. Während Menschen, die an einer Herzschwäche sterben und kurz vorher gegen Schweinegrippe geimpft wurden, was bekanntlich auch häufig Grippesymptome verursachte, dann als Herztote gelten. So wird eine objektive Bewertung von Nutzen und Schaden einer Impfung verhindert.

Juni 2010:
»DIE GESPONSERTE PANDEMIE –
DIE WHO UND DIE SCHWEINEGRIPPE
 Der Schweinegrippe-Hype, die größte Marketingkampagne der letzten 100 Jahre? Diese Assoziation des Kreativchefs einer deutschen Werbeagentur könnte den Kern treffen: Zwar ist die A/H1N1-Schweinegrippe 2009/10 milde verlaufen, und weniger Tote sind zu beklagen als während früherer Wintergrippezeiten. Dennoch ist die Grippesaison 2009/10 für die meisten Nationen vielfach teurer geworden als die Grippezeiten der Vorjahre.

Bei der Einlagerung von Neuraminidasehemmern [zum Beispiel Tamiflu] und den Empfehlungen zur Schweinegrippeimpfung handelt es sich offensichtlich um vorrangig politisch motivierte Entscheidungen.

Die WHO hat Pandemiepläne aufgestellt, an deren Ausarbeitung Experten beteiligt sind, die Interessenkonflikte bei Firmen haben, die von den WHO-Strategien erheblich profitieren. Die Interessenkonflikte sind der WHO bekannt, werden aber nicht öffentlich gemacht. Eine solche Geheimniskrämerei ist bei Entscheidungen, bei denen es weltweit um Milliarden Euro geht, nicht hinzunehmen.«

Das wiederum stimmt meiner Meinung nach nicht. Die finanziell erfolgreichste Marketingkampagne dürfte die Antifettkampagne sein, ausgelöst durch die Framingham-Studie in den 1950er Jahren, die auch heute noch für Milliardenumsätze sorgt. Bezogen auf den kurzen Zeitraum zwischen Juni und Dezember 2009 ist es jedoch schon beeindruckend, zu sehen, wie eine Phalanx aus Impfstoffherstellern, staatlichen Gesundheitsinstituten wie dem Paul-Ehrlich-Institut oder Robert-Koch-Institut und den Medien eine beispiellose Angstkampagne losgetreten hat. Ein paar Schlagzeilen:

Spiegel online, 5.8.2009: »Rasante Ausbreitung – Fast 8000 Schweinegrippe-Fälle in Deutschland.«

Spiegel online, 30.10.2009: »Pandemie in Deutschland – Drei Schweinegrippe-Tote an einem Tag.«

WirtschaftsWoche (wiwo.de), 31.10.2009: »Schweinegrippe – Paul-Ehrlich-Institut: Skepsis gegen Impfung wird verfliegen.
Der Impfstoff-Experte Michael Pfleiderer vom Paul-Ehrlich-Institut rechnet damit, dass die Skepsis der Bundesbürger gegen die Impfung gegen Schweinegrippe schnell verfliegen wird ... ›Ich weiß, dass die Stimmung über Nacht umschlägt, sobald wie

jetzt in den USA die Zahl der Schwerkranken steigt und die Krankenhausbetten knapp werden.‹«

Berliner Zeitung, 4.9.2009: »Schweinegrippe – erste Tote in Berlin.«

Welt online, 4.11.2009: »Schweinegrippe – Wir stehen mit dem Rücken zur Wand.«

Zeit online, 12.11.2009: »Viele Experten befürchten eine zweite Welle der Schweinegrippe, die die Bevölkerung womöglich weniger glimpflich trifft. Bisher ist H1N1/09 nur hoch ansteckend. Doch Virologen gehen weiter davon aus, dass der neue Erreger zu einer gefährlicheren Variante mutieren und doch noch eine Pandemie mit vielen Toten auslösen könnte. Nur eine Impfung kann das Risiko für die Entstehung einer solchen Mutante senken.«

Bild, 17.11.2009: »SCHWEINEGRIPPE – JETZT SCHON 16 TOTE IN DEUTSCHLAND.«

Focus.de, 23.12.2009: »Ein RKI-Sprecher [Robert-Koch-Institut] sagte, der Scheitelpunkt der ersten Welle sei überschritten. Es gebe aber noch keine Entwarnung. So sei unklar, ob im Januar eine zweite Welle bevorstehe ... Bei fast allen Grippefällen handele es sich um die neue Influenza. Diese verläuft bislang überwiegend mild. Gleichwohl rät die Ständige Impfkommission des RKI Risikogruppen zu einer Impfung.«

In meiner Sprechstunde habe ich wie viele Kollegen von Anfang an von der Impfung abgeraten, denn es war früh erkennbar, dass es bei der Kampagne zum einen nur ums Geldverdienen ging und zum anderen ein in meinen Augen inakzeptabler Impfstoff verwendet wurde. Dennoch haben sich einige Menschen von der Propaganda verunsichern lassen und auf einer Impfung bestanden, die wir dann auch auf besonderen Wunsch verabreicht haben. Auch uns fiel die hohe Rate an Nebenwirkungen, vor allem Fieber, auf.

Dabei möchte ich klarstellen: Ich bin kein Impfgegner, ganz im Gegenteil. Mein Rat basiert auf den Empfehlungen der Deutschen Gesellschaft für Allgemein- und Familienmedizin, die auch beim Thema Leitlinien weitgehend vernünftig agiert. Ich empfehle meinen Patienten eine Impfung gegen folgende Krankheiten: Tetanus, Diphtherie, Kinderlähmung, Hepatitis A und B. Außerdem empfehle ich fragenden Eltern, die Mehrfachimpfungen bei ihren Kindern durchführen zu lassen, in dem Wissen, dass eine genaue Abwägung von Nutzen und Nebenwirkungen hier nicht möglich ist.

In der Frage der Grippeimpfungen schließe ich mich dem *arznei-telegramm* an, welches für den breiten Einsatz keine überzeugenden Gründe finden kann. Die neue Krebsimpfung gegen Papillomviren (HPV-Impfung) wurde von dem Krebsforscher Harald zur Hausen entwickelt. Diese Forschungen könnten sich einmal als wegweisend erweisen, und so erhielt er 2008 den Medizinnobelpreis. Diese Impfung sollen Mädchen vor ihrem ersten Geschlechtsverkehr erhalten, damit sie sich nicht jene Viren einfangen, die später Gebärmutterhalskrebs auslösen können. Ich halte es dennoch für problematisch, wenn für diese Impfung die große Werbetrommel gerührt wird, denn es gibt noch keine überzeugenden Langzeitergebnisse.

Hofberichterstattung

Am 16. Dezember 2009 saß ich zu Hause auf dem Sofa und schaute das »heute journal«, moderiert von Claus Kleber. Er rechtfertigte die häufigen Warnungen vor der Schweinegrippe und die Impfaufrufe, denn man werfe der Sendung vor, durch ständige Horrorszenarien die Einschaltquoten erhöhen zu wollen. Dies sei nicht der Fall, die Quoten würden dadurch nicht steigen. Doch wenn es nicht um die Quoten geht, um was dann?

Mir fällt allerdings schon lange auf, dass die als besonders seriös geltenden Nachrichtenmagazine wie »Tagesthemen« oder »heute journal« bei Gesundheitsthemen, also da, wo ich es gut beurteilen kann, regelmäßig versagen. Sie bringen zum Beispiel nicht selten eine Horrormeldung nach der anderen über angebliche Übergewichtsepidemien und die horrenden Folgekosten ungesunder Ernährung. Was sagte Claus Kleber am Ende der Sendung wörtlich?

»Uns geht's wirklich um die Sache. Und wenn an unserem Redaktionstisch die Themen der nächsten Sendung diskutiert werden, dann spielen Glaubwürdigkeit oder besser noch die Angst, sie zu verlieren, eine riesengroße Rolle. Wir wollen uns auf keinen Fall in eine Kampagne einspannen lassen.«

Ich finde dies wenig überzeugend. Wieso waren am Redaktionstisch die Hinweise des *arznei-telegramms* und anderer unabhängiger Institutionen nicht bekannt, die ebenfalls weltweit auf die korrumpierenden Zusammenhänge frühzeitig hinwiesen?

Das ZDF sendete übrigens im Januar 2010 einen Beitrag in »Frontal 21«, der den ganzen Schwindel umfassend aufdeckte. Da war aber das große Geschäft schon gelaufen. Übrigens, die Entsorgung der nutzlosen Restimpfdosen gegen die Schweinegrippe kostete 14 000 Euro. Für den Auftrag, 239 000 000 Euro durch den Schornstein zu blasen, hatte die Müllverbrennungsanlage Magdeburg den Zuschlag bekommen – weil sie das günstigste Angebot abgab.

Das eigentlich Fatale des Schweinegrippeskandals ist, dass Politik und staatliche Fachinstitute Vertrauen in der Bevölkerung verspielt haben. Was, wenn es tatsächlich einmal eine berechtigte Pandemiewarnung gibt und die Menschen diese Warnung dann nicht mehr ernst nehmen? Aus diesem Grund hätte man erwarten können, dass ein Minister und seine Institutsleiter eine Pressekonferenz abhalten, um sich für ihre eklatanten Fehler zu entschuldigen und vor allem zu erklären, wie man sie in Zukunft vermeiden will – doch nichts dergleichen ist geschehen.

Auf dem Weg in die Gesundheitsdiktatur: Wie mit Gesundheitsmoral Menschen diskriminiert werden

Deutschland im Jahr 2050

»Passen Sie jetzt gut auf«, sagte Sophie [eine Richterin]. »Was geschähe, wenn Sie krank würden?«
»Ein Arzt würde sich um mich kümmern.«
»Und wer käme dafür auf?«
»Ich ... könnte das selbst bezahlen.«
»Und wenn Sie mittellos wären? Soll die Gemeinschaft Sie verenden lassen?«
Mia schweigt.
»Wenn wir vernünftig denken«, sagt Sophie, »schuldet die Gemeinschaft Ihnen Fürsorge in der Not. Dann aber schulden Sie der Gemeinschaft das Bemühen, diese Not zu vermeiden. Ist das nachvollziehbar?« ... »Es besteht eine enge Verbindung zwischen dem persönlichen und dem allgemeinen Wohl, die in solchen Fällen keinen Raum für Privatangelegenheiten lässt.«

Diese Szene stammt aus dem Roman *Corpus Delicti – Ein Prozess* von Juli Zeh. Sie schildert einen Gerichtsprozess, in dem eine Frau (Mia) einer Richterin (Sophie) vorgeführt wird, weil sie gegen mehrere Gesundheitsgesetze verstoßen hat. Bei der Frau wurden erhöhte Blutwerte für Nikotin und Kaffee festgestellt. Ein eingepflanzter Chip im Oberarm verrät die nicht eingehaltenen Bewegungsvorgaben. Ihre häuslichen Blutdruckmessungen und Urintests hat sie vernachlässigt, und der Verpflichtung, regelmäßig Ernährungs- und Schlafprotokolle vorzulegen, ist sie ebenfalls nicht nachgekommen. *Corpus Delicti* beschreibt das

Deutschland der Zukunft, in einer perfekten gesunden Welt. Die Städte sind sauber und klinisch rein. Die Menschen wohnen in umweltoptimierten Häusern, Abwasser, Luft, Temperatur – alles unter Kontrolle und perfekt auf die Bedürfnisse des menschlichen Körpers reguliert. Die METHODE wacht über die Einhaltung der gesundheitsvorsorgenden Vorgaben und bestraft Verstöße. Besonders eifrige Bewohner einer Hausgemeinschaft übernehmen solche Kontrollaufgaben selbst und werden dafür mit der Wächterhausplakette ausgezeichnet. Alles zum Wohl der Gemeinschaft und deshalb auch für den Einzelnen. Alles bestens, und doch verbreitet der Roman eine beklemmende Stimmung, denn diese Perfektion, in der die Menschen an die vom Staat vorgegebenen Normen angepasst werden, geht auf Kosten der individuellen Freiheit.

Auch heute sind Gesundheitsempfehlungen schon omnipräsent. Sie dringen immer tiefer in unsere Lebenswirklichkeit ein, sei es der Privatbereich, der öffentliche Raum von Supermarkt bis Restaurant oder die Arbeit, Schule und sogar der Kindergarten. Sie zielen immer eindringlicher auf unsere Essenswahl, unsere Freizeitgestaltung und das Einkaufsverhalten. Sündigen wir, vergehen wir uns an Gesundheit und Gesellschaft. Dies wird uns in immer drastischeren Bildern vermittelt.

Infolgedessen gibt es immer mehr Menschen, die andere, die in der Öffentlichkeit gesundheitsschädliches Verhalten zeigen, öffentlich maßregeln. Wenn eine schwangere Frau öffentlich raucht, dann weiß sie, dass ihr Verhalten nicht optimal für ihr Baby ist. Ich finde es auch nicht gut, und wäre sie meine Patientin, würde ich sie in der Sprechstunde darauf ansprechen. Es ist aber dennoch ihr Recht zu rauchen. Genauso wie es ihr Recht ist, einen Sportwagen zu fahren, bergzusteigen, Ski zu fahren, Fußball zu spielen, in einem gefliesten Bad zu duschen oder Holz zu spalten. Auch das sind Tätigkeiten, bei denen man sich potenziellen Gesundheitsgefahren aussetzt. Wer dieses Recht anzweifelt, verlässt den Boden einer lebenswerten, freien Gesellschaft. Die Raucherin öffentlich anzupöbeln bis hin zu Handgreiflichkeiten, ist aber heute weitgehend akzeptiert und findet sogar den Beifall der Umstehenden. Wenn diese Frau dann noch eine Cola in der Hand hält und dabei einen Hamburger verzehrt, droht ihr verbale Lynchjustiz. Doch geht es solchen Kämpfern für eine gesunde Gesellschaft wirklich um die Gesundheit des Babys? Oder suchen sie eher nach einem Grund, sich über andere erheben zu können, um sie zu demütigen?

Seit vor etwa 60 Jahren infolge der Framingham-Studie ein neuer Gesundheitsbegriff etabliert wurde, lässt sich Gesundheit anhand definierter Normwerte beurteilen. Sie erscheint dadurch jederzeit überprüf- und korrigierbar. Wer dagegen verstößt und diesen künstlichen Normen nicht entspricht, gilt als jemand, der die Abweichung aufgrund seines ungesunden Lebenswandels selbst verschuldet hat. Wer solche Schwäche zeigt, dem wird sehr nachdrücklich nahegelegt, wieder auf den rechten Weg zurückzufinden, da er sonst mit Sanktionen zu rechnen habe. Und diese beschränken sich nicht mehr nur auf öffentliche Ächtung und Vermittlung eines schlechten Gewissens, inzwischen werden für gesundheitsschädigendes Verhalten schon handfeste gesellschaftliche und staatliche Strafen verhängt. Das geht von höheren Versicherungspolicen über schlechtere Karrierechancen bis hin zum staatlichen Berufsverbot.

Am schlimmsten bekommen diese Entwicklung die Menschen zu spüren, die aufgrund ihres Äußeren am schnellsten als nicht normgerecht und damit ungesund identifiziert werden, also vor allem übergewichtige Mitbürger, ob leicht mollig, dick oder fettleibig. Es ist gesellschaftlich akzeptiert, diese Menschen als unsportlich, faul, dumm, unverantwortlich, umweltschädigend, unsozial, charakterlos und undiszipliniert zu bezeichnen. Sie seien schließlich, heißt es, eine Gefahr für die Volksgesundheit und belasteten das Gemeinwohl auf vielfältige Weise.

Geht es also wirklich um Gesundheit? Bis auf das Rauchen haben alle anderen klassischen Risikofaktoren von Fett über

Übergewicht bis zu Bewegungsmangel in den großen Studien, die den Studien-TÜV bestanden haben, keinerlei bedeutsamen Einfluss auf den Gesundheitszustand und das Krankheitsrisiko eines Menschen belegen können. Das bedeutet nicht, dass sie im Einzelfall nicht dennoch wichtig sein können. Und diese Aussage berührt in keiner Weise die Tatsache, dass seltene Extremausprägungen meist mit Gesundheitsnachteilen verbunden sind. Extremfälle sind aber medizinisch gesehen ein ganz anderes Thema. Fest steht jedoch für mich, dass der Einfluss von Risikofaktoren auf die allgemeine Volksgesundheit maßlos übertrieben wird. Manche der »gesunden« Verhaltensempfehlungen haben sich sogar als gesundheitsschädlich erwiesen. Das betrifft zum Beispiel Abnehmprogramme, vollwertige Ernährung oder engagierten Fitnesssport. Doch machen Sie einem engagierten »Gesundheitsbefürworter« solche Zusammenhänge einmal verständlich. Ich versuche dies seit Jahren, die Reaktion ist nicht nur, dass man auf Granit beißt, sondern als Leugner, Ketzer und unverantwortlicher Arzt bezeichnet wird.

Wenn es bei dieser Diskussion tatsächlich um Gesundheit ginge, wäre eine fachlich korrekte Überprüfung der Auswirkungen der Maßnahmen selbstverständlich. Dann wären diejenigen, die Gesundheitsmaßnahmen einfordern, die Ersten, die einen Studien-TÜV durchführten und Erfahrungswerte selbstkritisch und sorgfältig analysierten. Und erst danach eine gesundheitliche Empfehlung aussprächen. Dabei würden sie weder Panik noch Ängste schüren und den Gedanken an Diskriminierung gar nicht erst aufkommen lassen. Doch stattdessen verweigern sie sich jeder sachlichen Diskussion.

Von Siegern und Verlierern

Der Soziobiologe Eckart Voland führt in seinem Buch *Die Natur des Menschen* menschliche Verhaltensweisen auf eine evolutionäre Logik zurück. Im Tierreich führt ein erfolgreiches Verhalten zu besserer Nahrungsversorgung und Paarungserfolgen. Deshalb wird sich dieses Verhalten durch genetische Weitergabe auch bei den Nachkommen zeigen, und wenn es wieder erfolgreich ist, sich schließlich als typische Verhaltensweise einer Art durchsetzen.

Auch wir haben solche tierischen Verhaltensmuster in unserem Erbgut, man denke nur an das Paarungsverhalten von Pfau oder Rothirsch. Doch der Homo sapiens entwickelte darüber hinausgehende andere erfolgreiche Verhaltensstrategien, die im Erbgut auch unserer Generation weiterexistieren. Mit den Möglichkeiten des immer größer werdenden Gehirns waren wir sogar in der Lage, ein Verhalten zu entwickeln, welches nicht mehr nur auf Vorteile für das unmittelbare Überleben zielte.

Ein solches Verhalten erscheint zunächst evolutionär nicht sinnvoll, welche Vorteile sollten Dimensionen wie Moral oder Mitgefühl im Daseinskampf haben? Eher erscheint es als Gegenentwurf zu den grausamen Gesetzen der Natur, die keine Gnade oder Moral kennt. Doch die Soziobiologie sieht das anders. Auch moralisches Verhalten entwickelte sich, um das eigene Überleben zu sichern, selbst dann, wenn dies nur auf Kosten anderer zu erreichen ist.

Dabei muss man sich vor Augen halten, dass sich die Entwicklung des Homo sapiens über einen Zeitraum von 2 Millionen Jahren erstreckte. In dieser langen Zeitspanne entwickelte sich Fortschritt sehr langsam, sodass stets viele Generationen annähernd gleiche Lebensumstände vorfanden, für die sie Verhaltensweisen entwickeln konnten, mit denen es immer besser gelang, die Weitergabe der eigenen Gene sicherzustellen. Die letzten 10 000 Jahre sind im Vergleich dazu ein Wimpernschlag. Dennoch änderte sich in dieser vergleichsweise kurzen

Zeit die Lebenssituation der Menschen radikal: Aus Kleingruppen wurden Völker. Aus Jägern und Sammlern wurden Handwerker, Beamte, Unternehmer, Händler und Gelehrte. Viele Verhaltensweisen, die in prähistorischer Zeit bis zur Steinzeit das Überleben und das der eigenen Familie sicherten, machen heute keinen Sinn mehr, schaden sogar der Entwicklung einer zivilisierten Gesellschaft und dem Schutz individueller Rechte. Dennoch sind sie noch Teil unseres genetischen Programms und können so weiterhin unser Verhalten bestimmen.

Wenn Menschen aus eigenem Antrieb heraus teilen und andere Menschen unterstützen, dann macht das aus evolutionärer Sicht durchaus Sinn. Teilt der Jäger seine Beute mit Familien, die weniger Jagdglück hatten, dann steigt die Chance, dass seine eigene Familie auch dann mitversorgt wird, wenn er selbst ohne Beute zurückkehrt. Das menschliche Bedürfnis, Gutes zu tun, erzeugt also eine sinnvolle Win-win-Situation und konnte sich deshalb evolutionär durchsetzen. Der Teilende würde aus diesem Antrieb heraus sein Verhalten auch gar nicht mit Moral schmücken wollen, er handelt einfach. Eine solche Moral ist leise und zurückhaltend.

Doch nicht immer hat scheinbar Gutgemeintes das Wohlergehen aller zur Folge. Denn schließlich musste der Mensch, je erfolgreicher er sich gegenüber anderen Arten durchsetzte, vor allem einen Gegner fürchten: seine Artgenossen. Moral lässt sich nämlich trefflich auch dazu nutzen, von anderen eine Verhaltensweise einzufordern, die lediglich dazu dient, die eigenen Vorteile durchzusetzen.

Ein bewährtes Mittel, um mit moralischer Begründung eigene Vorteile durchzusetzen, ist das Einpflanzen von schlechtem Gewissen. Ein Beispiel ist die auch heute noch in allen Kulturen verbreitete Praxis von Eltern, einem ihrer Kinder, vorzugsweise einer Tochter, schon als Kleinkind einzutrichtern, es sei für das Wohl der Eltern verantwortlich. In vielen Kulturen ist es dann dieses Kind, welches häufig sogar bei den Eltern wohnen bleibt, um sich bis zu ihrem Tode exklusiv um sie zu kümmern. Manchmal verhindert diese Praxis sogar die eigene Familiengründung dieses »Sklavenkindes«. Da jedoch früher meist zahlreiche Kinder da waren, hatte die kühle, rationale Logik der Evolution, die ja die Gene möglichst erfolgreich verbreiten möchte, damit kein Problem. Die Eltern bekamen eine tatkräftige Unterstützung bei der Erziehung der Kinderschar, und die eigene Versorgung im Alter wurde dadurch gesichert. Die Eltern sind also die Gewinner dieser Moral. Ein solches Kind hat jedoch keine Chance, es ist der Verlierer. Entweder es widersetzt sich diesem egoistischen Anspruch der Eltern, dann bezahlt es mit einem lebenslangen schlechten Gewissen, oder es gibt dem moralischen Druck auf Kosten des eigenen selbstbestimmten Lebensplans nach. Mit Moral kann man Macht über andere gewinnen, indem man sie manipuliert. Eine so eingesetzte Moral ist laut, fordernd und produziert automatisch immer Gewinner und Verlierer.

Je größer die Gruppen wurden, in denen Menschen lebten und sich gegen andere behaupten mussten, desto stärker entwickelte der Homo sapiens eine identitätstiftende Gruppenmoral. Dabei spielt es keine Rolle, ob sich die Gruppe durch den Glauben, die Herkunft oder auch nur durch die »richtige« Hautfarbe von anderen abgrenzt, dabei zu sein vermittelt stets das Gefühl, Teil der moralisch überlegenen Gruppe zu sein. Das verstärkt die Außenwirkung der Gruppe, und Erfolg in der Evolution definierte sich immer mehr dadurch, solch einer dominanten Gruppe anzugehören. Das Wir-Gefühl wurde immer wichtiger. Das gilt ganz besonders für kriegerische Auseinandersetzungen, denn die Ausgrenzung des Gegners aus dem eigenen moralischen Kosmos setzt Skrupel und Tötungshemmungen herab.

Um diese Durchsetzungsenergie zu entwickeln, darf das Gruppenmitglied aber nicht an der Grundüberzeugung zweifeln. Nur wenn es sich der eigenen Überlegenheit absolut sicher ist, kann es die anderen als minderwertig wahrnehmen. Aus diesem Grund können die lautesten Moralisten gar nicht anders, als immer wieder Feindbilder zu schüren, denn dies macht die

Gruppe stark. Moral wird so zur reinen Gewinnerstrategie. Voland spricht von der Doppelgesichtigkeit, mit der die menschliche Moral untrennbar verbunden ist.

Eine Gruppenmoral erzeugt demnach zwangsläufig eine Doppelmoral, weil sie ohne moralische Herabsetzung des Gegners ihre Durchschlagskraft verliert. Das geht so weit, dass der amerikanische Zoologe George Williams etwas drastisch schlussfolgert: »Die Präferenz einer Gruppenmoral ... heißt nichts weiter, als den Völkermord dem einfachen Mord vorzuziehen.« Der Begründer der modernen Psychologie, Sigmund Freud, meint in *Das Unbehagen in der Kultur* das Gleiche, wenn er zusammenfassend schreibt, dass »es immer möglich [ist], eine größere Menge von Menschen in Liebe aneinander zu binden, wenn nur andere für die Äußerung der Aggression übrig bleiben«.

Die Bildung von Gruppenmoral produziert dabei 2 Typen von Verlierern. Diejenigen, die von vornherein ausgegrenzt werden, weil sie den Normen aufgrund von Abstammung, Hautfarbe, Geschlecht oder anderen Merkmalen nicht entsprechen können, und diejenigen aus der Gruppe, die den Verlockungen, dem Unmoralischen, der Sünde nicht widerstehen und sich darüber der Aggression der Gruppe aussetzen. Je erfolgreicher die Abgrenzung funktioniert, je kompromissloser sie eingefordert wird, desto zwangsläufiger führt eine solche Gruppenmoral zu diktatorischen Strukturen. Deshalb regt Eckart Voland an, nicht nur Sucht- oder Gewaltprävention zu praktizieren, sondern auch über eine Moralprävention nachzudenken.

Gruppenmoral steht in letzter Konsequenz immer einem aufgeklärten, humanistischen Menschenbild entgegen. Sie wendet sich gegen individuelle Selbstbestimmung, Objektivität und Vernunft und versucht ihren Einfluss in der Gesellschaft bis ins Privatleben hinein auszubauen. Und dabei entspricht es dem Wesen einer Gruppenmoral, dass sie sich mit dem Erreichten nie zufriedengibt. Sie will so vielen wie möglich ihre Moral aufzwingen, wenn auch stets mit dem Argument, es gut zu meinen. Und wer seine eigenen Vorstellungen behalten will, wird zum Gegner erklärt. Denn höhere Werte rechtfertigen alles. Doch Werte, Ethik und Heilsversprechungen sind reine Fassade, in Wahrheit zählt nur das, was die Gruppe stärkt.

Was macht nun eine Gesellschaft, die sich erfolgreich von solchen, in der Vergangenheit oft todbringenden Einmischungen in das öffentliche und private Leben befreit hat? In der die Religion nicht mehr vorschreiben kann, wen man heiraten darf oder nicht. In der man wegen falscher Abstammung oder politischer Überzeugung kein Berufsverbot mehr erhält oder interniert wird. Nachdem man sich selbst von Diktaturen befreit hat oder befreit wurde. Was macht eine Gesellschaft, in der Minderheiten und individuelle Selbstbestimmung per Gesetz geschützt sind und die Würde des Menschen unangreifbar ist?

Wir können das in der Vergangenheit erfolgreiche Wir-Programm nicht so einfach abstellen. Der Teil unserer Gene, der eine Gruppenmoral gut findet, muss sich ein neues Betätigungsfeld suchen. Als gesellschaftliche Randgruppe kann man sich dann alter Feindbilder bedienen, aber wer heute in der Gesellschaft etwas werden will, braucht etwas Neues, Unverdächtiges. Fußball reicht nicht aus. Und genau dafür bietet sich das Feld der Gesundheit an. Über eine absurde Vorstellung, was sie angeblich gefährdet oder fördert, lassen sich Menschen leicht in Angst und Schrecken versetzen und ein schlechtes Gewissen einjagen, genau so, wie es im vorherigen Kapitel beschrieben ist. Menschen lassen sich so auch leichter manipulieren und für fremde Interessen einsetzen. Zu diesem abstrusen Gesundheitsverständnis gesellen sich in seltsamer Allianz die Sorge um die Umwelt und der Tierschutz.

Die daraus resultierende neue Gruppenmoral definiert sich über genau das ideologische Gesundheitsbewusstsein, welches sich seit Framingham in Wissenschaft und Gesellschaft durchgesetzt hat, sowie über ein lautes Eintreten für das, was man für eine umwelt- und tiergerechte Produktion hält. Nennen wir diese neue Gruppenmoral die Bewegung der Lebensstilmoralisten.

Ihre Losung heißt Nachhaltigkeit, und ihr Glaubensbekenntnis lautet so: Die Lebensbedingungen in einer Zivilisation führen zu Gesundheitsbelastung, Naturzerstörung und Tiermisshandlung. Menschen haben die Verpflichtung, dem entgegenzuwirken, indem sie erkennbar Verantwortung für einen »gesunden« Lebensstil, Natur- und Tier-»schutz« übernehmen. Menschen, die sich dieser Verantwortung verweigern, erkennt man unter anderem an: Übergewicht, Plastikverpackungen, SUVs oder Fleischkonsum aus Massentierhaltung.

Die neuen Gebote der Lebensstilmoral ohne Anspruch auf Vollständigkeit lauten so:

- Iss stets Obst und Vollkornprodukte.
- Iss erkennbar wenig Fleisch.
- Meide Fett.
- Vermeide Zucker und alle anderen Genussstoffe, sie machen krank und dick.
- Praktiziere Ausdauersport.
- Sei schlank.
- Verurteile industrielle Massenproduktion.
- Tue dies alles öffentlich und trete aktiv dafür ein, sodass dein richtiges Tun für jeden erkennbar ist.
- Identifiziere Andersgläubige und setze sie unter Druck, denn sie belasten das Gemeinwesen.
- Toleriere keine Widerrede und verweise stattdessen auf die Verantwortung der Menschen für die gesamte Welt.

Diese Gebote spiegeln die 10 Regeln für eine gesunde Ernährung der Deutschen Gesellschaft für Ernährung e.V. (DGE) wider. Die DGE ist ein gemeinnütziger Verein, der weitgehend von Bund und Ländern finanziert wird. Dafür soll sie die Bevölkerung sachgemäß über das aktuelle Ernährungswissen informieren. Wer in Deutschland offiziell Programme für gesunde Ernährung fördern möchte, kommt an diesen 10 Regeln nicht vorbei. Verstehen Sie mich nicht falsch. Die Menschheit sollte sich durchaus gut überlegen, worin ihre Verantwortung für die Schöpfung liegt. Doch vermeintlich ethische Begründungen hatten auch Kolonialismus, Missionierung oder Diktaturen parat. In der Realität ging es aber immer nur um die Vorteile der herrschenden Gruppe. Und diese führten dann oft genug zum Gegenteil der vorgeschobenen Ziele.

Vor 40 Jahren gab es gute sachliche Argumente, auf die wir gleich zurückkommen werden, sich vehement gegen Gesundheits- und Umweltbedrohungen einzusetzen. Heute jedoch haben sich die reinen Moralisten durchgesetzt, gut erkennbar daran, dass sie sich nicht daran stören, dass sich viele ihrer Glaubenssätze durch neue Erkenntnisse als Irrtum erwiesen haben. Gruppenmoral kümmert sich nicht um Redlichkeit oder Wahrhaftigkeit, auch dann nicht, wenn aus der eigenen Weltanschauung nur noch hohle Ideologie geworden ist. Es stört nicht, dass sie Gewinner und Verlierer produziert, denn das ist ihr Ziel.

Und die Gewinner sind:

- In der Wissenschaft: diejenigen, die ihre akademische Karriere nicht auf mühsam erworbenem Fachwissen aufbauen, sondern auf einfach zu erlangenden ideologischen Inhalten, um dadurch einen Platz in der Elite zu erlangen.
- In der Gesellschaft: diejenigen, die glauben, dass das Einhalten der neuen Gebote sie dazu berechtigt, sich höherwertig zu fühlen.

Anhänger der Lebensstilmoral können schon heute mit besseren beruflichen Chancen und erhöhtem gesellschaftlichem Ansehen rechnen.

Die Verlierer sind:

- In der Wissenschaft: diejenigen, die sich in einer akademischen Diskussion oder bei der Besetzung führender Posi-

tionen auf den Gebieten der Gesundheit, Ernährung, des Tier- und Umweltschutzes durch Fachwissen und Kompetenz durchsetzen wollen. Sie stehen immer häufiger auf verlorenem Posten.
- In der Gesellschaft: diejenigen, die den neuen Geboten nicht entsprechen können oder wollen und deswegen diskriminiert werden.

Die Gebote der Lebensstilmoral halten vor allem Menschen aus unteren sozialen Schichten nicht ein. Sie haben schlichtweg nicht die Mittel dazu und auch ganz andere Sorgen. Sie werden schon heute konsequent von ästhetischen und beruflichen Erfolgserlebnissen ausgegrenzt und müssen zusätzlich die herabsetzenden Belehrungen der Gewinner über sich ergehen lassen. Soziale Diskriminierung und Benachteiligung führen zu hohem emotionalem Stress, machen krank und selektieren in der Folge zwar langsam, aber doch wirksam die »molligen« Gene aus. Denn die schlanke Verkäuferin bekommt den Job, und die mollige bleibt arbeitslos. Dies als Beweis zu nehmen, dass die »ungesunde« Lebensweise der unteren sozialen Schichten tatsächlich zu Krankheit und Übergewicht führt, ist mehr als zynisch. Es handelt sich um knallharte soziale Auslese.

Immer mehr Menschen werden durch diese gesellschaftliche Entwicklung körperlich und psychisch krank, da sie sich durch die öffentlich immer ungenierter zur Schau getragene Arroganz und moralische Überheblichkeit der Lebensstilmoralisten als Verlierer fühlen. Ich erlebe das häufig in meiner Sprechstunde, und es macht mich wütend. Gute Medizin müsste Menschen, die im Namen der Gesundheit diskriminiert werden, zur Seite stehen. Indem sie mit Fakten und solider Wissenschaft dagegenhält und sich in der öffentlichen Diskussion behauptet. Doch auch in der Medizin selbst findet die Lebensstilmoral immer mehr Anhänger.

Die Wegbereiter

Ende des 19. Jahrhunderts entwickelte sich im wohlhabenden Bildungsbürgertum eine neue Bewegung, die gesunde Ernährung und Lebensstil mit Naturromantik verband, die Bewegung der Lebensreform. Man konnte es sich leisten, Natur als etwas grundsätzlich Gutes anzusehen und Lebensbedingungen einzufordern, die man selbst als natürlichen Lebensstil definierte. Die Losung lautete: Zurück zur Natur. Es entstanden durchaus positive gesellschaftliche Neuerungen wie weniger steife Umgangsformen, bequemere Kleidung und ein entspannteres Verhältnis zum eigenen Körper. Aber wie immer, wenn sich Gruppenmoral entwickelt, setzen sich wirklichkeitsfremde Ideologien durch, zum Beispiel die Forderung, wie Naturvölker zu essen, nämlich angeblich vegetarisch und roh.

Aber der Traum gut betuchter Großstadtbürger von Natur hatte nichts mit der Lebensrealität etwa von Bergbauern zu tun, wo man für jede technische Erleichterung dankbar war. Gerade Naturvölker wie die Amazonasindianer jagen, schälen, legen ein und kochen, wann immer es geht. Und das aus gutem Grund, denn Pflanzen besitzen nicht nur Nährwerte, sondern auch natürliche chemische Abwehrstoffe, um sich gegen Fraßfeinde, also auch uns, zu wehren. Solche Abwehrgifte können unsere Verdauung und Gesundheit in vielfältiger Weise stören. Hinzu kommt, dass der menschliche Verdauungsapparat sich im Lauf der Evolution verkürzt hat und immer schlechter mit solchen Giften zurechtkommt. Somit bestand eine der Voraussetzungen für die Entwicklung des Homo sapiens sogar darin, dass er lernte, zu schälen, zu kochen und viele Giftstoffe durch Züchtung von Nutzpflanzen zu reduzieren. Doch solche fachlichen Argumente haben gegen Moralisten keine Chance.

In der ersten Hälfte des 20. Jahrhunderts trieb das Ganze seltsame Blüten und brachte eine eigenartige Mischung aus Naturanbetung, Okkultismus sowie Jugend- und Körperkult hervor. Dabei reichte es nicht, gesund zu leben, wer dazugehören wollte, musste auch die richtige Einstellung und einen unbedingten Willen zu Reinheit und Stärke zeigen. Krankheit und Schwäche wurden zur direkten Folge einer falschen Einstellung und fehlendem Willen. Somit konnte der Kranke als schuldig und minderwertig gelten. Dieses Denken war bei intellektuellen Eliten zwischen den zwei Weltkriegen weit verbreitet. Es wundert nicht, dass solches Gedankengut in der Zeit des Nationalsozialismus auf fruchtbaren Boden fiel. Daraus wurde dann ab 1933 die »Neue Deutsche Heilkunde«. Der Einzelne wurde darauf verpflichtet, seine »aufgrund seines Erb- und Rassegutes überhaupt erreichbare Leistungsfähigkeit und Gesundheit« zu sichern. Es wurde eine Reichsvollkornkammer eingeführt, und Leibesübungen wurden Bürgerpflicht.

Schon damals hatte vollwertige Ernährung keine sachliche Grundlage, sondern eine ideologische. Der Reichsgesundheitsführer Leonardo Conti erklärte sogar: »Der Kampf um das Vollkornbrot ist ein Kampf für die Volksgesundheit.« Prävention bekam im Nationalsozialismus einen sehr hohen Stellenwert, während die Behandlung des kranken Individuums, also minderwertigen Lebens, dagegen zurückzustehen hatte. Was das in letzter Konsequenz bedeutete, ist bekannt. Nun soll bitte jeder auch nach diesem Buch sein Vollkornbrötchen genießen, wenn es ihm schmeckt. Aber sich bitte schön nicht als der gesündere, bessere Mensch fühlen. Er wandelt sonst auf sehr problematischen Spuren.

Nach dem Krieg wollten die Menschen von harten Vollkornschrippen und Körperwahn nichts mehr wissen, die Ideen der Lebensreformer existierten im Rahmen verschiedener naturheilkundlicher Vereinigungen eher unauffällig weiter. Doch Anfang der 1980er Jahre bekamen sie wieder enormen Aufwind, und zwar durch die Einführung eines neuen Studienfachs, der Haushalts- und Ernährungswissenschaften oder auch Ökotrophologie. Hervorgegangen aus den landwirtschaftlichen Haushaltsschulen, die noch vermittelten, wie man fachgerecht kocht, änderte es im Rahmen der Akademisierung seine Lehrinhalte radikal.

An der Universität Gießen bauten Ernährungswissenschaftler unter Claus Leitzmann Ende der 1970er Jahre an einem Ernährungskonzept namens Vollwerternährung und formulierten 1981 die sogenannte Gießener Formel, die Zeitgeist, alte Ideologien und berechtigte Umweltkritik miteinander verknüpfte: »Mit Vollwert-Ernährung sollen hohe Lebensqualität – besonders Gesundheit –, Schonung der Umwelt, faire Wirtschaftsbeziehungen, soziale Gerechtigkeit weltweit gefördert werden.« Man könnte dies als die Geburtsstunde der neuen Lebensstilmoral bezeichnen, als moderne Variante der alten Lebensreform.

Dieser moralische Anspruch des neuen Studienfachs wirkte sehr attraktiv auf junge Menschen, die etwas Sinnvolles studieren wollen. Der birkenstocktragende Student, der sein Brot beim Vollkornbäcker kauft, gibt seitdem ein Statement ab gegen Ausbeutung und Umweltverschmutzung. Die Beliebtheit des Studienfachs Ernährungswissenschaften wuchs gewaltig, und immer mehr Hochschulen bieten nun dieses Fach an.

Was aber hat ein schonender Umgang mit der Umwelt oder fairer Welthandel mit Vollwerternährung zu tun? So viel wie Schnupfen mit Weltfrieden. Auch leben wir nicht mehr in den 80ern. Damals gab es sehr gute Argumente, um der Industrie Umweltbelastung im ganz großen Stil vorzuwerfen. Das hat sich jedoch deutlich geändert.

Moderne chemische Pestizide haben wenig mit den umweltvergiftenden Chemiekeulen der 70er Jahre gemein, ein unzweifelhaftes Verdienst der damaligen Umweltbewegung. Aus den Schornsteinen werden nicht mehr verantwortungslos Abgase hinausgeblasen, sie werden durch neue Technologien weitgehend ausgefiltert. Es gibt wieder Adler, Biber und Wölfe in Deutschland, und in den meisten Flüssen kann man wieder baden. Das Gleiche gilt weitgehend auch für die industrielle Tierhaltung, in der, anders als in den bekannten Gräuelfilmen, Tiere heute oft besser gehalten werden als in Kleinbetrieben. In der industriellen Nahrungsproduktion gibt es ganz sicher auch heute noch viele Kritikpunkte, aber auch sehr viele Erfolge.

Das Problem ist, dass diese Ängste vor den gesundheitlichen und moralischen Folgen der industriellen Massenproduktion nach wie vor geschürt werden, aber mit Argumenten und Studien, die aus den 80er Jahren stammen.

Heute verläuft die Grenze zwischen Natur- und Tierverantwortung nicht mehr zwischen Massenproduktion und Kleinbauernhof, sondern zwischen schlechten und fähigen Betriebsleitern, und zwar sowohl in Groß- als auch in Kleinbetrieben. Zwischen schlechter Massenproduktion und guter, sinnvoller Massenproduktion. Zwischen dogmatischem Bioanbau und vernünftigem Biobetrieb. Angesichts der Notwendigkeit, Millionenstädte sicher, hygienisch und ausreichend zu versorgen, ist es sinnvoll, das Wissen über die besten Methoden aus beiden, konventionell und bio, undogmatisch im Sinne des integrierten Landbaus zu nutzen.

Doch davon hören wir wenig. Es werden stattdessen weiter Gegensätze und Feindbilder geschürt. Dies erinnert an den Umgang mit den Framingham-Glaubenssätzen. Man brüht alte Inhalte immer wieder auf und verweigert eine kritische Überprüfung. Die Folge spüre ich in der Sprechstunde und in den öffentlichen Diskussionen, an denen ich teilnehme. Menschen können kaum noch ohne schlechtes Gewissen industrielle Nahrungsprodukte konsumieren, finden es schlimm, wenn ihre Kinder Nutella statt Äpfel essen möchten, und meinen, sich ständig für einen Hamburger oder eine Tafel Schokolade rechtfertigen zu müssen. Diese Ängste sind weit schädlicher für die Gesundheit als die Gefahren, die von einer modernen Nahrungsproduktion ausgehen.

Doch all dies berührt viele Ernährungswissenschaftler nicht. Stattdessen übernahm man auf der Suche nach weiteren Lehrinhalten die Nährwerttabellen von Lebensmittelchemikern und etablierte diese als Grundlage der Ernährungsberatung. Chemiker schütteln über ein solches Vorgehen schon lange den Kopf, denn jeder Zehntklässler weiß, dass aus Stoffen, die man miteinander chemisch reagieren lässt, neue Stoffe mit ganz anderen Eigenschaften resultieren. Im Fall der Ernährung nennt man diesen Vorgang Kochen. Ein gekochtes Gericht besteht aus etwas anderem als die Einzelzutaten, und wenn man dann noch berücksichtigt, dass ein Verdauungsapparat etwas anderes ist als ein Massenspektrometer oder eine Bleikammer mit Glühdraht, dann werden die Lebenslügen der modernen Ernährungswissenschaft offenbar.

Dennoch konnte sich die Ernährungswissenschaft als akademisches Fach etablieren, das heute in Deutschland etwa 6000 Studenten, zu 88 Prozent weiblich, studieren. Tausende so ausgebildete Ernährungsfachleute besetzen Schaltstellen in Landratsämtern, Ministerien, Krankenkassen und betrieblichen Gesundheitsdiensten und dominieren die öffentliche Meinung mit ihrem dürren, genussfeindlichen Weltbild.

Moral verdrängt Fachwissen

Dagegen mit fachlichen Argumenten anzukommen, ist nicht mehr möglich. Einer der wenigen, denen es noch gelingt, sich öffentlich Gehör zu verschaffen, ist der Lebensmittelchemiker Udo Pollmer. Er kennt die Szene in- und auswendig. 1982 schrieb er mit Eva Kapfelsperger sein erstes Buch mit dem Titel *Iss und stirb*. Die Autoren entlarvten das Gepansche in der damaligen Nahrungsmittelproduktion, die drastischen Gesundheitsgefahren durch den unkontrollierten Missbrauch von Tierarznei- und Pflanzenschutzmitteln sowie den rücksichtslosen Umgang mit Nutztieren, der damals sowohl von den Universitäten als auch von den Medien vehement bestritten wurde. Dieses Buch wurde ein Riesenerfolg und bildete die fachliche Grundlage der Bio-Bewegung und ihrer Kritik am konventionellen Landbau und der Massentierhaltung. Als Pollmer jedoch den Wandel vom berechtigten Protest zu einer wirklichkeitsverneinenden Ideologie, die nun selbst zum Problem geworden war, kritisierte, gab es keinen Applaus. Es geht inzwischen längst um andere Interessen, und die brauchen im Sinne der Gruppenmoral weiterhin Feindbilder und Abgrenzung. Fachwissen wird zum Störfaktor.

Ich möchte an nur 2 Beispielen zeigen, wie die Anhänger der Lebensstilmoral die öffentliche Meinung manipulieren, wenn es um Gesundheitsgefahren geht.

Gesunde Gefahren: Die EHEC-Seuche 2011

Die gesundheitliche Hauptgefahr, die von Nahrung ausgeht, ist die Aufnahme von Krankheitserregern wie Bakterien, Würmer oder Viren durch das Essen. Deshalb besteht die beste Gesundheitsvorsorge in einer hygienischen Produktion und im Schälen und Abkochen von Speisen. Es liegt in der Natur der Sache, dass dies ein besonderes Problem der Bioproduktion und von Rohkost darstellt. Unsere Großeltern würden sich wundern, dass man das überhaupt erwähnen muss. Muss man leider, denn heute werden Pfleger und Erzieher in Ernährungsschulungen zum Beispiel der DGE oder AOK nicht sachgerecht über die Gefahren von Vollwert und Rohkost informiert und gefährden dann ihre Schützlinge in Pflegeheimen oder Kindergärten. Schon seit Jahren ist bekannt, dass jährlich Menschen am EHEC-Erreger sterben, oft vermeidbar, hätte man das entsprechende Gemüse und Obst fachgerecht verarbeitet, also geschält, gewaschen und erhitzt.

Dieses Problem wurde uns durch die Todesopfer der EHEC-Infektion Mitte 2011 vor Augen geführt. Doch wie Medizin, Medien und Politik sich um die Benennung der Ursachen dieser Infektion herumgedrückt haben, war bemerkenswert. Als sich herausstellte, dass »gesunde« Nahrungsmittel aus Bioproduktion das Problem waren, hörte man nichts von der Empfehlung, besonders Bioprodukte vor dem Verzehr abzukochen. Wäre der EHEC-Erreger durch Fleisch aus der Massenproduktion übertragen worden, wäre sofort die Hölle los gewesen. Stattdessen kritisierte man die Behörden, dass sie vorschnell vor Gemüse gewarnt hätten. Dabei hat das Bundesamt für Risikobewertung (BfR) nichts anderes gemacht als seine Arbeit. Es fand EHEC-Erreger auf Biosprossen und hat die Bevölkerung umgehend gewarnt. Aber wäre es verantwortbar gewesen, mit der Warnung zu warten? Nein, denn damit hätte man riskiert, dass noch mehr Menschen sterben. Dennoch ließen die Talkshows vor allem jene zu Wort kommen, die die Möglichkeiten des BfR einschränken wollen, um in Zukunft Warnungen erst durch weitere Filter laufen zu lassen. So will man die Kontrolle über Fachexpertise erlangen.

In der Sendung »Maybrit Illner« über »Tödliche Keime, ratlose Ärzte, hilflose Politiker – EHEC-Angst ohne Ende?« vom 9. Juni 2011 wies Udo Pollmer auf die Gefahren, die von Rohkost ausgehen, und auf weitere Versäumnisse im Rahmen der EHEC-Seuche noch einmal fachgerecht hin. Keiner der anwesenden Hochschullehrer sprang ihm bei, ganz im Gegenteil wurde abgewiegelt und sogar irreführend versucht, aus EHEC einen Skandal der Massentierhaltung zu machen. Gesundheitsminister Daniel Bahr bezeichnete Pollmers Aussagen als unseriös. Hier wird schlechter Medizin der Weg bereitet, dabei wäre es gerade die Aufgabe der Minister, uns vor Ideologie zu schützen und Mietmäuler in die Schranken zu weisen.

Der Dioxinskandal – ministerialer Gedächtnisschwund

Am Beispiel der Gesundheitsgefährdung durch Dioxin und des letzten diesbezüglichen Skandals Anfang 2011 möchte ich Ihnen zeigen, wie sich Politiker, Journalisten, Theologen und Aktivisten als Lebensstilmoralisten betätigen und sich ohne einen Funken Selbstzweifel zu komplexen Fachthemen äußern. Dabei bleiben regelmäßig die wahren Zusammenhänge verborgen, die oft ein ganz anderes Bild zeichnen als das, das uns in der öffentlichen Debatte präsentiert wird.

Ausgelöst wurde der Dioxinskandal durch eine Selbstanzeige eines Legehennenbetriebs, der bei der Eigenkontrolle seiner Futtermittel deutlich erhöhte Dioxinwerte festgestellt hatte. Das verseuchte Tierfutter ließ sich zurückführen auf einen Betrieb in Schleswig-Holstein, der daraufhin gesperrt wurde. Ein paar Tage später weitete sich der Skandal aus. Betroffen waren Legehennenfarmen, Schweine- und Putenzüchter. Eine Woche später wurden wegen des Dioxinskandals mehr als 4400 Höfe vorsorglich gesperrt. Die mediale Berichterstattung versteifte sich darauf, dass der Skandal darin liege, dass man Fette, die eigentlich für die Industrie hergestellt wurden, in Tierfutter gepanscht habe.

In der Sonntagstalkshow »Anne Will« war man sich ebenfalls schnell einig: Schuld sei die Massentierhaltung, mit Bio wäre das nicht passiert. Tierhaltungsexperten wie der Theologe und Fernsehjournalist Peter Hahne wollten eine Mahlzeit mit Rührei, Schinken und Schnittlauch nicht anrühren: »Ich ekle mich einfach davor.« Außerdem bereicherte er die Diskussion mit dem Kommentar: »Alles ist heutzutage gläsern, bis auf die Massentierhaltung.« Hat Peter Hahne jemals einem solchen Betrieb einen Besuch abgestattet? Wahrscheinlich nicht, er würde sich wundern über den heutigen hohen Standard. Kurz, man produzierte wieder mal zur besten Sendezeit hemmungslos Bullshit.

In die gleiche Kerbe zielten auch Pressemeldungen von Greenpeace, die angesichts des Dioxinskandals forderten, Bioprodukte zu kaufen. Ökobetriebe seien nicht von diesem Skandal betroffen. Außerdem behauptete Greenpeace, Dioxin befände sich aktuell nur in Lebensmitteln tierischen Ursprungs. Die Politik versuchte entsprechend, den Volkszorn zu besänftigen, indem Bundeslandwirtschaftsministerin Ilse Aigner ankündigte, die Futtermittelkontrollen zu verschärfen. Das wiederum bezeichnete Foodwatch-Chef Thilo Bode als lächerliches Ausweichmanöver. Der grüne Fraktionschef Jürgen Trittin forderte, Ilse Aigner zu entlassen: »Eine Ministerin, die das bestehende strukturelle Problem der deutschen Landwirtschaft nicht erkennt, sondern den Dioxinskandal auf das kriminelle Handeln Einzelner reduziert, ist fehl am Platz.«

Die tatsächlichen Zusammenhänge erklärt Professor Gerd Kaupp, ein Chemiker von der Universität Oldenburg, folgendermaßen: Dioxin ist ein starkes Gift, welches besonders bei Verbrennungsprozessen entsteht. Insbesondere in den 1960er und 1970er Jahren wurde es massenhaft und ungefiltert aus den Schornsteinen der Industrie und der Müllverbrennungsanlagen ausgestoßen und setzte sich verteilt auf dem Boden ab. Ebenso betroffen sind Gegenden, in denen traditionell mit Torf geheizt wurde. Dadurch hat sich Dioxin über die Luft überall in den Böden verbreitet. Dieses Dioxin wird leider nicht abgebaut, sondern bleibt als Gift erhalten und wird über das Tierfutter auf die Tiere übertragen, die es dann wieder ausscheiden. Über Tierdünger kommt das Dioxin dann wieder in den Boden zurück und bleibt in einem stetigen Umlauf, allerdings nicht in einer besorgniserregenden Konzentration. Als Folge dessen findet sich Dioxin vor allem in tierischen und pflanzlichen Bioprodukten, weil diese überwiegend unter Freilandbedingungen hergestellt werden. Die Aussage von Greenpeace, die Bioproduktion sei nicht betroffen, halte ich demnach für eine vorsätzliche Fehlinformation.

Die Dioxinmengen, die von Futterpflanzen aus den Böden aufgenommen werden, sind noch ungefährlich. Gefährlich für uns Menschen wird es dann, wenn aus Pflanzen Biodiesel durch Destillation gewonnen wird. Dann reichert sich Dioxin stark konzentriert in den Rückständen an. Gleichzeitig böte diese Anreicherung aber auch die Chance, das Dioxin endlich dem Kreislauf zu entziehen. Doch die Entsorgung dieses hochgiftigen Destillationsrückstands ist teuer, und hier wird es dann kriminell: Die Rückstände werden den Fetten für Industrie und Futtermittel wieder zugemischt, legal bis zum gesetzlichen Dioxingrenzwert, und illegal darüber. Der Skandal war, dass man sich die teure Entsorgung des hochangereicherten Dioxins aus dem Abfall der Biodieselherstellung sparen wollte. Dabei spielt es keine Rolle, ob Tierfutter oder Industrieprodukte verseucht werden, beides ist kriminell. Dennoch: In diesem Fall war das

Überschreiten der Grenzwerte zwar eindeutig illegal, die Werte lagen aber immer noch nicht in einem Bereich, der eine tatsächliche Gefahr für die Gesundheit bedeutet hätte. Die Grenzwerte für Fischverzehr liegen übrigens über diesen Werten.

Nun hat Professor Kaupp im Jahr 2002 ein Verfahren entwickelt, bei dem dieses gefährlich angereicherte Dioxin vollständig abgebaut werden kann. Die erforderlichen Investitionskosten pro Biodieselanlage sind mit 2 bis 3 Millionen verhältnismäßig gering, verglichen mit den Kosten, die infolge des Dioxinskandals durch voreilige Schließung und politischen Aktionismus der Landwirtschaft aufgebürdet wurden. Gerd Kaupp schlug der Politik vor, diese Anlagen zu fördern und damit endgültig das Dioxinproblem zu lösen. Das wurde vom damaligen Bundesumweltminister als nicht förderungswürdig abgelehnt. Es handelt sich um denselben Politiker, der den Dioxinskandal dazu benutzte, die konventionelle Landwirtschaft schlechtzumachen, Jürgen Trittin.

Auf die Pressemeldungen von Professor Kaupp reagierten lediglich der NDR und die *Nordwestzeitung* in Oldenburg. Die Redaktionen von »heute journal«, »Tagesthemen« und der Talkshows interessierten sich nicht für die Rolle des heutigen Fraktionsvorsitzenden der Grünen in diesem Skandal. Die Karawane der Lebensstilmoralisten zog einfach weiter.

Die Ampel: Der Tod der hochwertigen Nahrungsproduktion

Thilo Bode, der Chef von Foodwatch, weiß, wie man mit Medien umgeht. Der studierte Volkswirt hat seine Fähigkeiten schon in seiner Funktion als früherer Greenpeace-Geschäftsführer unter Beweis gestellt. 2002 gründete er Foodwatch, eine Verbraucherschutzorganisation, die sich regelmäßig als Aufklärer von Lebensmittelskandalen in die Schlagzeilen bringt. Ich finde es bemerkenswert, wie wenig Foodwatch bei der Auswahl der Themen darauf achtet, ob es sich um tatsächliche Versäumnisse oder um rein virtuelle Gefahren in der Lebensmittelproduktion handelt. Auffallend ist jedoch, dass alle Aktivitäten genau den Zielen der Lebensstilmoral entsprechen.

Solche Interessenvereinigungen, sogenannte Nichtregierungsorganisationen (engl.: Non-Governmental Organization, NGO), haben wie Greenpeace in den 1980er Jahren geholfen, Industrieskandale aufzudecken, heute sind sie selbst zu einer bedrohlichen Macht geworden. Ich habe oft erlebt, wie Politiker oder Vorsitzende von landwirtschaftlichen Fachverbänden kuschen, sobald eine NGO mit schlechter Presse droht. Als ich zum Beispiel bei einer großen Fachtagung, besetzt mit führenden Köpfen der Fleischwirtschaft, darauf hinwies, dass die Produktion fettarmer Lebensmittel nicht unbedingt gesundheitsförderlich sei und man deshalb doch zunächst einen Studien-TÜV durchführen sollte, reagierte ein Vertreter von Greenpeace sofort. Er brauchte nur zu wiederholen, es sei doch längst erwiesen, dass Fett krank mache, und das Thema war erledigt. Chefs großer Lebensmittelkonzerne trauten sich nicht zu widersprechen, obwohl eine fettarme Produktion die Qualität ihrer Produkte verschlechtert. Lieber bezahlt man Spenden, um den Schutz der Schützer zu erhalten, und hofft so, dass der mediale Entrüstungssturm andere trifft. Man muss das wirklich erlebt haben. Es scheint fast so, als hätten sich die Rollen verkehrt.

Thilo Bode wird nicht müde, die Einführung einer Lebensmittelampel für Produkte im Supermarkt zu fordern, eines der Lieblingsthemen von Lebensstilmoralisten. In Talkshows hält er Lebensmittel bekannter Marken hoch, um zu zeigen, wie die Angaben auf den Etiketten die Verbraucher darüber täuschen, dass die Lebensmittel in Wahrheit voller Zucker und Fett stecken und daher krank machen würden. Damit der Verbraucher dies leichter erkennen kann, soll eine Lebensmittelampel alle Produkte anhand ihres Fett-, Zucker- und Kaloriengehalts in Rot, Gelb und Grün einteilen. Aus meiner Sicht wieder ein typisches Beispiel für Bullshit. Es stimmt, im Rahmen der Etikettierung werden wir häufig an der Nase herumgeführt, aber das Problem liegt woanders. Was würde passieren, wenn die Ampel käme?

Angenommen, Sie möchten ein hochwertiges Cordon bleu anbieten. Dazu nehmen Sie Qualitätsschnitzel vom Schwäbisch-Hällischen Landschwein, die natürlicherweise etwas fettreicher sind. Einen traditionell hergestellten Schinken, der einen entsprechenden Salzgehalt aufweist. Dazu echten Käse, der eben immer auch einen gewissen Kalorien- und Fettgehalt aufweist. Ein ehrliches und hochwertiges Produkt. Aber es wird niemals den grünen Punkt einer Lebensmittelampel erhalten: zu viel Fett, zu viel Salz, zu viel Kalorien. Wie bekommt man nun den grünen Punkt? Kein Problem. Man nehme nun die billigen Muskelendstücke mit Sehnenansatz, zerkleinere sie und verdünne sie mit Wasser. Diese fettarme Masse wird zusammengeklebt und in Schnitzel geformt. Dazu einen ebenso aus Fleischresten hergestellten salzarmen Schinken und einen fettarmen Analogkäse aus Rapsöl, das einen Endabnehmer braucht, weil es sich als Biodiesel als zu teuer erwiesen hat. Ein solches analoges Cordon bleu wird ohne Probleme den grünen Punkt bekommen und darf als gesund gelten. Es ist aber dennoch nichts anderes als ein minderwertiges Resteverwertungsprodukt.

Das Gleiche gilt für Produkte, die aus nichts als Soja oder Mais bestehen und mittels Fooddesign in jede Form und Geschmacksrichtung gebracht werden können, und das fett-, zucker- und salzarm. Produkte, wie sie in den USA schon überwiegend angeboten werden. Macht alles nicht unbedingt krank. Aber es hat seine Gründe, warum wir nach dem Essen immer seltener mit einem zufriedenen Bauchgefühl und einem kleinen Lächeln aufstehen, so wie es passiert, wenn die Mahlzeit handwerklich hochwertig zubereitet worden wäre.

Gegenwehr von DGE oder Ernährungswissenschaftlern können Sie nicht erwarten. Im Sinne der Framingham-Ideologie kritisieren sie weiter die angeblichen Krankmacher. Doch ohne wirkliche Fachkompetenz laufen DGE und Ernährungswissenschaften letztlich Gefahr, Lobbyarbeit für jene Lebensmittelindustrie zu betreiben, die »gesunde« Ernährung produzieren will in Form von fett-, zucker- und salzarmer billiger Sojapampe mit einem grünen Punkt. Qualitativ hochwertige Produktion dagegen wird es immer schwerer haben. Oder ist das sogar der eigentliche Plan?

Fortschreitende Diskriminierung im Namen der Gesundheit

Die prominenten Vertreter der Lebensstilmoral haben heute leitende Positionen inne. Doch es geht ihnen dabei nicht um Gesundheitsförderung, naturschonende Produktion oder Tierschutz, sondern darum, Fachwissen zu verdrängen, um die eigene Siegermoral durchzusetzen. Es geht um die Macht, der Gesellschaft vorschreiben zu können, was richtig und was falsch ist. Dadurch entstehen Siegernetzwerke, die die Karrieren von Lebensstilmoralisten in Politik, Industrie, Fachverbänden und in den Universitäten ermöglichen. Zurzeit werden deren Gebote noch vor allem über Ängste und schlechtes Gewissen durchgesetzt, doch dies könnte sich bald ändern. Dann werden Zwang und restriktive Gesetze unsere freie Selbstbestimmung immer weiter einschränken – keine noch so zutreffenden Fachargumente werden diese Entwicklung dann aufhalten können.

Die ersten Verlierer der Lebensstilmoral bekommen dies schon stark zu spüren. So stigmatisieren wir pausbäckige, propere, einfach nur gesund pummelige Kinder als gesundheitsgefährdet und nötigen sie zur Teilnahme an nutzlosen Umerziehungsprogrammen. Damit Kinder auch gleich wissen, dass sie zu einer Problemgruppe gehören, der man helfen muss, heißen solche Programme dann »Moby Dick« oder »Sportcamp XXL«. Als Erstes lernen sie dort, sich schuldig zu fühlen. Werden sie dann noch im Fernsehen vorgeführt, sagen sie Sätze wie: »Ich bin ein ziemlicher Schokifreund, und ich bin auch ziemlich unsportlich« oder »Früher habe ich mindestens 3 Stunden Videospiele gespielt«. Darauf der Reporter: »Du weißt aber, dass Sport besser wäre, warum hast du das nicht gemacht?« Kind: »Weil ich zu faul war.« Dann werden Eltern gezeigt, die das Mobbing an ihren Kindern in der Schule beklagen und alles dafür tun wollen, dass ihr Kind abnimmt. Kinder lernen dann, was richtig und gut ist: »viel Salat«, und was falsch und gefährlich ist: »Gummibärchen«. Sie lernen richtiges Verhalten gegenüber Personen, die ihre Gesundheit gefährden wollen: »Besuch bei Oma – kreuze an, was richtig ist!« Bei Voruntersuchungen werden völlig gesunden Kindern Probleme bescheinigt, die sie gar nicht haben und auch nicht häufiger bekommen werden als andere Kinder. Eltern berichten mir, dass sich ihre Kinder sogar schon selbst in Abspeckprogramme einweisen lassen wollen, weil sie von allen Seiten hören, dass Übergewicht schlecht sei. Bei »normalgewichtigen« Kindern sinkt die Akzeptanz gegenüber ihren molligen Klassenkameraden stetig.

Doch Ernährungsberatungen reichen schon lange nicht mehr aus. Übergewichtige sollen zur Psychotherapie. Denn übergewichtige Menschen, insbesondere in den unteren sozialen Schichten, seien Frustesser, die nicht mit ihren Problemen fertig werden und emotional inkompetent sind. Gerade im Fernsehen werden mollige Menschen rücksichtslos vorgeführt. Dabei versteigen sich Ärzte sogar dazu, Kindern Bilder zu zeigen, die ihren Körper in 20 Jahren hässlich und fett darstellen, wenn sie nicht das tun, was von ihnen erwartet wird. Und immer werden die Eltern verantwortlich gemacht. Denn sie hätten schließlich Vorbildfunktion. Der Markt für Abnehmbücher boomt schon lange, doch jetzt kommen noch Abnehmratgeber für Eltern angeblich zu dicker Kinder dazu.

Und die Sorge, dass die eigenen Kinder mollig werden könnten, hat inzwischen nicht nur vermeintlich gesundheitliche, sondern immer öfter auch soziale Gründe. Immer mehr mollige und dicke Erwachsene erhalten aufgrund ihres Gewichts Berufsverbot. So ist es zum Beispiel üblich, Lehramtsanwärter nach einem erfolgreichen Referendariat trotz bester Noten nicht als Lehrer zu verbeamten, wenn ihr BMI über 30 kg/m² liegt. Doch auch andere Beschäftigte im öffentlichen Dienst, von der Polizei bis zu den Universitäten, haben reale Nachteile, wenn sie als zu dick eingeschätzt werden. Und das, obwohl sie gesund und leistungsfähig sind. Politiker fordern, dass Dicke Hüftoperationen in Zukunft selbst bezahlen sollen. Dabei sind es vor allem ehemalige Freizeitfußballer, die im Alter an chronischen Gelenkschäden leiden. Würden Politiker hier finanzielle Opfer fordern, wäre die Hölle los, aber auf Kosten von Molligen darf man sich so etwas erlauben.

Es ist heute leider auch völlig normal, dass Übergewichtige, wenn sie zum Beispiel wegen Rückenschmerzen zum Arzt gehen, als Erstes zu hören bekommen: »Nehmen Sie erst mal ab, dann verschreibe ich Ihnen Schmerztabletten.« Ich kenne einen Fall, wo eine Patientin wegen ihrer Fettleibigkeit in der Kirche keine Fürbitten vorlesen durfte. Es ist völlig normal, dass schlanke Klassenlehrerinnen Eltern von molligen Kindern anrufen, sie unter Generalverdacht stellen, dass sie ihre Familie nur mit Fastfood ernähren und vor dem Fernseher sitzen. Alles Fälle aus meiner Arztpraxis, also einer von vielen.

Und die Diffamierung geht weiter. Die Deutsche Presse-Agentur (dpa) bringt Meldungen, dass Übergewichtige schuld am Klimawandel seien, weil sie zu viel Auto fahren. Ich weiß von Unternehmen, die den BMI ihrer Mitarbeiter bei Stellenbesetzungen berücksichtigen. Mir steht kein jüngerer Vorstandschef eines amerikanischen Unternehmens vor Augen, der deutlich übergewichtig wäre, und diese Entwicklung werden auch deutsche Chefs als »Vorbilder« nehmen. Warum? Wenn ein Unternehmen einen dicken Chef hat, beweist es, dass es undiszipliniert und charakterschwach geführt wird. Doch dabei wird es nicht bleiben.

Übergewichtige sind für die Gesellschaft eine Gefahr, weil sie unser Gesundheitssystem mit Milliardenkosten für durch Übergewicht bedingte Krankheiten belasten werden. Die Tatsache, dass es für diese Behauptung keine belastbaren Daten gibt, ändert nichts daran, dass es ständig behauptet wird. Doch es geht noch weiter. Neuesten Erkenntnissen der Forschung zufolge stellen Übergewichtige für jeden einzelnen Bürger eine Bedrohung dar. Man nennt diesen neuen Forschungszweig soziale Kontamination (Ansteckung). Harvard-Forscher wollen anhand der Framingham-Daten errechnet haben, dass derjenige, der sich häufiger mit dicken als mit schlanken Menschen umgibt, selbst dick wird. Das ist kein schlechter Witz. Wie ernst man das meint, deutet der Harvard-Mediziner Nicholas Christakis an: »Manchmal genügt es, dass der Freund eines Freundes meines Freundes zunimmt – ich nehme dann mit einer gewissen Wahrscheinlichkeit ebenfalls zu. Ich muss dafür gar nicht wissen, dass der Freund meines Freundes fett geworden ist. Irgendwie teilt sich mir mit, dass mein Freund tolerant genug ist, die Fettsucht in seinen Kreisen hinzunehmen. Damit hat sich verändert, was in meinem Netz als akzeptabel gilt. Und das verändert auch mich.« Wie man unter Missachtung statistischer Grundregeln aus Studien genau das herauslesen kann, was man möchte, haben wir bereits besprochen. Wir reden über eine unglaubliche wissenschaftliche Entgleisung, aber die Presse nimmt so eine Botschaft gerne auf. Die Schlagzeile lautet: Fettsucht ist ansteckend.

Was wird daraus abgeleitet? Übergewichtige Menschen widersetzen sich hartnäckig dem allgemein akzeptierten Gesundheitskonsens, sonst wären sie ja nicht dick. Sie handeln umso verantwortungsloser, da sie nicht nur der Staatskasse schaden, sondern auch direkt ihren Mitmenschen, die sich unbedarft mit ihnen einlassen oder gar anfreunden. Vielleicht sollten sich Eltern in Zukunft überlegen, ob sie ihre Kinder mit molligen Spielkameraden überhaupt noch spielen lassen, insbesondere, wenn deren Eltern ebenfalls mollig sind. Oder was werden Eltern tun, wenn sie feststellen, dass auch in der Schulklasse mollige Kinder sind? Es geht schließlich um die Gesundheit und die Zukunftschancen, und die will man den eigenen Kindern von niemandem verbauen lassen.

Das ist nicht die Zukunft, sondern schon jetzt für viele unerträglich, und wir alle stecken mittendrin.

Das gesellschaftliche Versagen der medizinischen Hochschulen: Wie die Abschaffung der Wissenschaft unsere Freiheit bedroht

Wenn wir über Diskriminierung und Unterdrückung ganzer Gesellschaftsgruppen sprechen, dann erinnert dies an das Mittelalter. »Hexen« und »Ketzer« wurden aufs Schlimmste verfolgt, gerechtfertigt mit grotesken Vorurteilen. Die Entwicklung der modernen Wissenschaft hatte es sich zur Aufgabe gemacht, diesem mörderischen Aberglauben durch Vernunft und Objektivität entgegenzutreten. Das war der Kerngedanke der Aufklärung von René Descartes bis Immanuel Kant. Der Anspruch der Wissenschaft, die Gesellschaft objektiv und sachlich darüber zu beraten, welche Entwicklungen positive, welche negative Folgen haben, ist heute gesellschaftlicher Konsens. Gerade gesundheitliche Maßnahmen lassen sich politisch nur durchsetzen, wenn man sich auf wissenschaftliche Nachweise berufen kann.

Deshalb wiegt der Vorwurf, dass sich die Anhänger der Lebensstilmoral an den Hochschulen durchsetzen und dort zunehmend Fachwissen ausgrenzen, besonders schwer. Dies würde ja bedeuten, dass die Wissenschaft genau diese Funktion, uns vor solchen Fehlentwicklungen zu schützen, nicht ausfüllt, ja sie sogar ins Gegenteil verkehrt. Doch ich glaube, dass es genau so ist. Die Hauptverantwortung dafür, dass unter dem Deckmantel »Gesundheit« immer mehr Intoleranz, Zwang und Diskriminierung in unsere Gesellschaft hineingetragen werden und dadurch Menschen gesundheitlichen Schaden erleiden, tragen die medizinischen Hochschulen. Und zwar die wissenschaftlichen Institute, die solche Gesundheitsempfehlungen aussprechen, ganz besonders die neu geschaffenen Lehrstühle für Gesundheitswissenschaften oder Public Health.

Die Frage, die sich stellt, ist, wie es so weit kommen konnte. Wissenschaftler durchlaufen schließlich eine Ausbildung, die auf Skepsis und der Fähigkeit, kritisch nachzufragen, aufbaut. Gerade Mediziner, die ein Zusatzstudium (Master) in Public Health abschließen, lernen dort die Grundregeln mathematisch-statistischen Arbeitens. Selbst wenn sie bei dem Treiben mitmachen, müssten sie doch wenigstens wissen, vor welchen Karren sie sich spannen lassen. Doch meine Erfahrung zeigt, es ist ihnen selbst bei hartnäckigem Nachfragen keine Spur peinlich.

Die Impertinenz antiwissenschaftlichen Verhaltens

Das Deutsche Krebsforschungszentrum in Heidelberg ist eine Stiftung öffentlichen Rechts. Dort arbeiten 2276 Mitarbeiter, vorwiegend Wissenschaftler, mit einem Gesamtbudget von 183 Millionen Euro (Stand 2011). Damit ist das DKFZ die größte und einflussreichste Institution auf dem Gebiet der Krebsforschung in Deutschland und über seine Grenzen hinaus. Auch beim Thema Lebensstilfaktoren ist es tonangebend. So vertritt es die Meinung, dass auch Menschen mit einer Krebserkrankung darauf achten sollten, sich »gesund« zu ernähren. Auf der Homepage des vom DKFZ eingerichteten Krebsinformationsdienstes kann man lesen: »Die Ernährung gehört zu den wichtigsten Themen in der Tumorbehandlung.« Was ein Betroffener darunter verstehen soll, kann er der Broschüre »Ernährung bei Krebs« der Deutschen Krebshilfe e.V. entnehmen, die man dort herunterladen kann. Auf 51 Seiten werden detaillierte Empfehlungen gegeben: Zunächst werden, solange die Erkrankten nicht geschwächt sind, die gleichen Moralgebote aufgeführt, die von der Deutschen Gesellschaft für Ernährung für Gesunde empfohlen werden. In der Version für schwerkranke Menschen lautet dies dann so:

- Bleiben Sie so schlank wie möglich, und zwar im Rahmen des normalen Körpergewichts.
- Bewegen Sie sich täglich körperlich.
- Essen Sie nur begrenzt energiereiche Lebensmittel; vermeiden Sie zuckerhaltige Getränke.
- Essen Sie überwiegend pflanzliche Nahrungsmittel.
- Essen Sie wenig rohes Fleisch; vermeiden Sie möglichst den Verzehr von verarbeitetem Fleisch.
- Trinken Sie wenig oder gar keinen Alkohol.
- Essen Sie wenig Salz.

Bei Gewichtsverlust durch die sehr nebenwirkungsreiche Chemotherapie wird allerdings wieder fettreiche Nahrung empfohlen. Da stellt sich für die Betroffenen doch die Frage, wieso sie zuvor energiereiche Nahrung meiden sollten. Aber erst wenn der Körper durch die Strahlentherapie zusätzlich belastet wird, heißt es endlich: »Essen Sie, was Ihnen schmeckt.« Doch auch wenn sinnvollerweise gleichzeitig empfohlen wird, Blähendes zu meiden, folgt dann die allseits bekannte Grundideologie der modernen Ernährungslehre: »Ernähren Sie sich möglichst vollwertig.« Und das, obwohl man doch längst weiß, dass gerade vollwertige Ernährung oft zu Blähungen und Durchfall führt. Dann folgt genauso gebetsmühlenartig der Rat, »zu Süßes meiden«. Nun möchte ich diejenigen, die diesen Unsinn verantworten, fragen: Warum sollen Eltern einem krebskranken Kind, wenn es unter der Strahlentherapie leidet, eine zweite Tafel Schokolade verweigern, wenn es darauf Lust hat? Fachlich gibt es dafür keinen Grund, bis auf den Glauben: Zu süß ist halt irgendwie immer ungesund. Könnte man nicht wenigstens krebskranke Kinder und ihre Eltern mit Lebensstilmoral verschonen?

Ein Schwerpunkt der Arbeit des DKFZ liegt in der Krebsprävention. Auf der Homepage ist zu lesen: »Die Weltgesundheitsorganisation WHO geht heute davon aus, dass in den westlichen Ländern rund 30 % aller Krebsfälle auf ungünstige Ernährungs- und Bewegungsgewohnheiten zurückzuführen sind. Beeinflussbar durch Gewicht, Bewegung und Ernährung ist das Risiko für Krebsarten, die in Deutschland mit an der Spitze der Tumorstatistiken stehen, zum Beispiel Dick- und Enddarmkrebs oder Brustkrebs.

Neue Studien deuten an, dass möglicherweise das Risiko noch für weit mehr Tumorformen von Übergewicht beeinflusst wird, darunter Nierenzellkrebs, Gallenwegserkrankungen, Krebs des Gebärmutterkörpers oder der Eierstöcke, Speiseröhrenkrebs und Schilddrüsentumoren. Selbst für Non-Hodgkin-Lymphome und manche Leukämieformen schließen Experten einen Zusammenhang nicht mehr aus.«

Wohlgemerkt leben Übergewichtige am längsten und ab einem Alter über 70 sogar die Fettleibigen. Das allein sollte Wissenschaftler, die Obiges behaupten, zum Nachdenken anregen. Doch das ist leider eine Wunschvorstellung, denn das DKFZ verbreitet lieber weiter längst Widerlegtes, zum Beispiel, dass Übergewichtige mehr essen als Schlanke:

»Lediglich darauf zu achten, was man isst, macht möglicherweise keinen Sinn. Auch das ›Wie viel‹ spielt vermutlich eine Rolle. Eine Vielzahl von Untersuchungen hat in den letzten Jahren belegt, dass der Einfluss des Körpergewichts auf das Krebsrisiko ebenso wichtig ist wie die Zusammensetzung des täglichen Speiseplans.«

Und weiter geht es in bekannter Weise: »Vermeiden Sie Übergewicht, bringen Sie sich einmal pro Tag kräftig in Bewegung, essen Sie mehr und vielfältiger Gemüse und Obst, mindestens 5 Portionen pro Tag. Essen Sie weniger Produkte, die tierisches Fett enthalten.«

Offenbar ist das DKFZ nicht wirklich daran interessiert, seine Empfehlungen anhand der Regeln des Studien-TÜV zu überprüfen, bevor es an die Öffentlichkeit geht. Dieser heute einzufordernde Standard muss den Epidemiologen eines derart renommierten und finanziell geförderten Instituts wie dem DKFZ bekannt sein, so wie der Verkehrspolizist die Straßenverkehrsordnung beherrschen muss. Diese Regeln sind nicht verhandelbar, genauso wenig wie die Regeln guter Ingenieursarbeit, die man braucht, um eine Brücke zu bauen. Werden die Regeln gebrochen, dann stürzt die Brücke ein. Und in der Medizin?

Die Mitteilungsfreudigkeit des DKFZ erlischt augenblicklich, wenn Studien, an denen man sogar mitgewirkt hat, nicht die passenden Ergebnisse liefern. Vor 20 Jahren wurde mit der »European Prospective Investigation in Cancer and Nutrition Study«, kurz EPIC-Studie, begonnen. Man wollte zeigen, dass die Behauptung, Obst und Gemüse schützten vor Krebs, stimmt. Dafür wurden 500 000 Menschen in 10 Ländern erfasst. Die Studie wurde im Jahr 2000 abgeschlossen, vor 12 Jahren. Lange hörte man nichts von den Ergebnissen. 2010 war es dann so weit, endlich konnte man offiziell lesen: »Leider haben die uneinheitlichen Ergebnisse vieler Studien es nicht erlaubt, eine inverse Beziehung zwischen Obst- und Gemüsekonsum und dem allgemeinen Krebsrisiko zu etablieren.« Inverse Beziehung heißt, dass mehr Gemüse weniger Krebs bedeuten würde. Die These, dass Obst und Gemüse vor Krebs schützen, hat sich also nicht bewahrheitet.

Aber die Krebsforscher geben nicht auf. Sie schreiben: Dennoch könne man nicht ganz ausschließen, dass Obst und Gemüse wenn schon nicht vor Krebs, dann doch vor anderen Krankheiten schützen. Jetzt wird es skandalös. Es ist Standard, dass man bei solch großen, teuren Studien die Gesamtsterblichkeit mit erfasst. Damit lässt sich beurteilen, ob eine Maßnahme insgesamt nützt oder nicht. Würden also Obst und Gemüse zwar nicht vor Krebs, dafür aber vor anderen Krankheiten schützen, müsste dies in einer längeren Lebenserwartung der Vielobstesser zu messen sein, doch diese Daten fehlen in der Veröffentlichung. Hier unterstelle ich ein bewusstes Weglassen, um die eigenen Behauptungen nicht widerlegen zu müssen. Dass in der Kurzfassung erneut von einem leicht positiven Effekt gesprochen wird, ist schon wieder eine Irreführung, denn dieser leicht positive Effekt ist in der Langversion nicht mehr nachvollziehbar, weil er sich nur auf Alkoholkranke bezieht.

Und es geht noch weiter. Das von DKFZ und der Universität Heidelberg neu gegründete Nationale Centrum für Tumorerkrankungen (NCT) umfasst auch den Programmbereich Prävention und Krebskontrolle unter der Leitung von Prof. Dr. Cornelia Ulrich. Cornelia Ulrich ist Ernährungswissenschaftlerin und hat in den USA ein Masterstudium in Gesundheitswissenschaften (Public Health) absolviert. Sie behauptet in ihren Vorträgen, 60 Prozent aller Krebserkrankungen könnten verhindert werden, und zwar durch einen »gesunden« Lebensstil. Nachdem ich beim NCT darum bat, für diese Aussage Quellen zu benennen, begründete Cornelia Ulrich ihre Behauptung mit dem bereits beschriebenen WCRF-Report, der aber gegen die Regeln des Studien-TÜV, also nicht evidenzbasiert, erstellt wurde. Dessen Schlussfolgerungen lassen sich, und das nur mit gutem Willen, als gehobene Spekulation bezeichnen.

Weil ich diese Praxis wissenschaftlicher Argumentation für eine derart wichtige Einrichtung wie das DKFZ als unwürdig ansehe, schrieb ich im August 2008 an den Leiter und bat um eine Erklärung. Als Antwort bekam ich den Verweis auf die Stellungnahme des Leiters der Arbeitsgruppe für Ernährungsepidemiologie des DKFZ, in der der Abteilungsleiter gegenüber seinem Chef auf meine Anfrage hin sein Vorgehen rechtfertigt. Ein paar Zitate aus dieser Stellungnahme:

»Soweit es meine Arbeitsgruppe betrifft, kann ich Ihnen versichern, dass wir die Datenlage so korrekt wie möglich darstellen. Es gibt mehrere wissenschaftliche Zusammenstellungen der Datenlage, die bekannteste dürfte der im November 2007 publizierte zweite Report des WCRF sein.«

Das stimmt, aber eben keine nach den Regeln der Evidenzbasierten Medizin. Für Quellen, die auf viel besserer Datenbasis diesen Behauptungen widersprechen, wie die auf Seite 102 beschriebene Women's Health Initiative, scheint sich im DKFZ niemand zu interessieren. Und weiter:

»Negative Wirkungen durch eine Steigerung im Verzehr von Obst und Gemüse sind beim Gesunden nicht zu erwarten. Gleiches gilt für den Verzehr von Ballaststoffen in den empfohlenen Mengen.«

Doch wir reden nicht von Erwartungen, sondern von der Realität meiner Patienten, die bei zu vielen Ballaststoffen oft über Bauchprobleme klagen, sowie den zahlreichen vorliegenden Belegen dafür, dass »gesunde« Ernährung die Ursache dafür ist. Wieso kenne ich diese Quellen und der Mitarbeiter des DKFZ, dessen Job es wäre, darüber informiert zu sein, nicht? Der Brief schließt wie folgt:

»Der Vorwurf der eindimensionalen Ratschläge im Bereich Ernährung und Krebsprävention mag richtig sein. Solange jedoch unser Wissen zu Interaktion zwischen genetischen und metabolischen Faktoren und Ernährung so lückenhaft ist, wird man solche Empfehlungen nicht individuell zuschneidern können.«

Das bedeutet schlicht und einfach, dass das DKFZ keine Ahnung hat, welche Konsequenzen seine Empfehlungen für den Einzelnen haben, und daraus die Berechtigung ableitet, sie einfach für alle Menschen auszusprechen. Kann ja nicht schaden. Doch, tut es.

Zum Beispiel wenn sich Krebspatienten darauf verlassen, dass solche Empfehlungen hilfreich sind, und uninformiert über die Probleme bleiben, die eine »gesunde« Ernährung mit sich bringen kann. Oder wenn die Behauptung, ein falscher Lebensstil löse Krebs aus, zu Schuldgefühlen führt. Oder wenn sich Eltern krebskranker Kinder Vorwürfe machen, ihren Kindern erlaubt zu haben, das zu essen, was ihnen schmeckt. Und das in besonderem Maß, wenn das Kind mollig ist. Und nicht zuletzt könnten die Teilnehmer solcher Untersuchungen wie zum Beispiel der EPIC-Studie, die darauf vertraut haben, dass mit ihren Daten tatsächlich Wissenschaft betrieben wird, sich betrogen fühlen.

Das epidemiologische Niveau der führenden Krebsinstitution in Deutschland ist ein wissenschaftlicher Offenbarungseid. Leider stürzen sich auf die Pressemitteilungen und Interviews aus dem Hause des DKFZ nur zu bereitwillig alle Glaubensjünger der Lebensstilmoral, denn diese liefern ihnen ja den wissenschaftlichen Segen für ihre zahllosen Ernährungsbücher, Zeitungs- und Fernsehberichte. Wer mag schon widersprechen, wenn sie auf Aussagen von DKFZ-Wissenschaftlern basieren, die mit felsenfester Überzeugung, ohne jedweden Selbstzweifel oder wenigstens ein kleines Zeichen von Unbehagen verbreitet werden.

Public Health: Die Abschaffung der Wissenschaft

Seit den 1980er Jahren gibt es in Deutschland wieder das Fach Gesundheitswissenschaften, oder auch Public Health genannt, an medizinischen Hochschulen. Erklärtes Ziel ist die Erforschung allen Wissens zu Krankheitsverhütung und Gesundheitsförderung, und zwar fächerübergreifend von Medizin über Psychologie bis zu Soziologie. Dazu sollen alle dafür relevanten Gruppen aus Politik und Wirtschaft sowie Ernährungs- und Umweltorganisationen zu einer gemeinschaftlichen Anstrengung zur Verbesserung der Volksgesundheit gebündelt werden. Umfassender geht es nicht. Der Anspruch ist klar: Wenn es um Gesundheit geht, kommt keiner an Vertretern dieses Fachs vorbei.

Die Wurzeln der öffentlichen Gesundheitspflege liegen schon über 100 Jahre zurück, als man sich damals sinnvollerweise mit Themen wie Unterernährung, mangelnder Hygiene oder Seuchen befasste. Im Nationalsozialismus wurde das Fach dazu missbraucht, mit pseudowissenschaftlichen Forschungen über Rassenhygiene akademische Argumente für Diskriminierung und später Völkermord zu liefern. Deshalb war es nach dem Zweiten Weltkrieg lange verpönt. Heute kann man Bachelor- oder Masterabschlüsse erhalten, ganz nach dem Vorbild der großen Public-Health-Institute in den USA, allen voran das der Harvard University, an dem sich viele führende Köpfe der deutschen Public-Health-Szene haben ausbilden lassen. Harvard ist die Mutteruniversität der Framingham-Studie, die die gesamte amerikanische Gesundheitspolitik mit Präventionsideologien durchdrang und damit die gesamte westliche Welt. Insofern wäre es ein Widerspruch in sich, würden die Public-Health-Institute nun endlich das machen, wozu sie offiziell da sind: objektiv und unvoreingenommen zu forschen. Dann müssten sie als Erstes den gesamten Gesundheitsschwindel entlarven und damit die fehlende Legitimation der herrschenden Lebensstilmoral.

Es ist schon verblüffend, zu sehen, dass man dies auf der einen Seite anerkennt, sich aber dennoch den zwingenden wissenschaftlichen Rückschlüssen entzieht. Und es kommt noch schlimmer: Man nimmt die fehlenden Nachweise zum Anlass, nun erst recht die Umsetzung von Lebensstilmoral in der Gesellschaft zu fordern. Vielleicht glauben Sie nun, so absurd kann doch kein Wissenschaftler argumentieren. Ich wünschte, Sie hätten recht.

Exemplarisch für diese eigenartige Logik möchte ich mit Ihnen eine wissenschaftliche Veröffentlichung aus der Abteilung für Public Health an der Universität Bielefeld durchgehen mit dem Titel »Verlieren wir den Kampf gegen Herzkrankheiten? Argumente für einen Paradigmenwechsel in der Primärprävention« (im Original englisch).

Im ersten Teil der Arbeit stellen die Autoren fachlich völlig korrekt fest, dass die klassischen Framingham-Risikofaktoren bisher wissenschaftlich nicht belegt werden konnten. Die übliche Annahme eines bedeutsamen Einflusses von Cholesterin, Blutzucker, Gewicht, Bewegung oder des metabolischen Syndroms auf die Herzgesundheit ist nach Analyse der Studienlage nicht nachvollziehbar. Sogar den Framingham- und Procam-Score (siehe auch Seite 31 f.) beurteilen die Autoren so, wie man es sollte, nämlich kritisch. Und selbst den Fakt, dass viele Programme zur Gewichtsreduktion und Ernährungsänderung auf an sich gesunde Menschen treffen, die zum Beispiel gesund dick sind und durch solche Programme frustriert werden, stellen die Autoren fest. Die Einteilung in die klassischen Risikogruppen mit erhöhtem Cholesterin etc. macht demnach keinen Sinn, weil man das erhöhte Risiko in dieser Gruppe gar nicht nachweisen kann. Die logische Konsequenz wäre nun, nach neuen Ansätzen in der Gesundheitsförderung zu suchen. Doch im zweiten Teil kommt es anders.

Die Bielefelder Gesundheitswissenschaftler halten die Einteilung der Patienten in Risiko- und Nicht-Risikogruppen deshalb für falsch, weil man vermuten müsse, dass die Nicht-Risikogruppe dann nicht in den Genuss von vielleicht doch wichtigen Schulungen für einen gesunden Lebensstil kommt. Wenn also solche Schulungen bei Risikopatienten nichts bringen, dann nimmt man dies als Begründung dafür, sie auf alle Menschen auszudehnen. Wenn die Autoren damit sagen wollen, dass jeder Mensch sterben muss und deswegen gesund leben soll, dann erinnere ich mich gern an einen Spruch des Heidelberger Medizinhistorikers Heinrich Schipperges: »Wer gesund stirbt, hat nicht gelebt.« Das hört sich für mich deutlich sinnvoller an.

Die Gesundheitswissenschaftler fahren unbeirrt fort:

»Wenn wir nicht die Antwort kennen [darauf, wie man den Nutzen von Gesundheitsempfehlungen messen kann], dann bedeutet dies nicht, dass wir sie nicht trotzdem finden können. Unser gesamtes Wissen reicht trotzdem aus, um zu wissen, dass die bekannten Empfehlungen das Erkrankungsrisiko dramatisch senken können.«

Obwohl sie zugeben, dass es in 50 Jahren Forschung nicht gelungen ist, zu zeigen, dass Menschen durch die Framingham-Ansätze gesünder geworden sind – abgesehen vom Rauchen –, halten die Gesundheitswissenschaftler an ihnen fest. Und als Beleg für ihr Wissen führen sie Quellen an, von denen wir eine gut kennen: die Harvard-Alumni-Studie, die wir schon auf Seite 101 f. als Datenmanipulation entlarvt haben. Und jetzt kommt die entscheidende Passage, die offenlegt, in welcher Gedankenwelt diejenigen leben, die in unserer Gesellschaft für Gesundheitsförderung zuständig sind:

Die Autoren bezeichnen die breite Einführung von Lebensstiländerungen in der Gesellschaft als »ethische Notwendigkeit«. Die Überprüfung, ob dies überhaupt sinnvoll ist, ist nicht notwendig, denn: »Da ein Expertenkonsens darüber besteht, dass unser Wissen uns berechtigt, Menschen mitzuteilen, dass ein Wechsel zu einem gesunden Lebensstil ihr Krankheitsrisiko verringert, treten wir dafür ein, dass wir bei Studien keine Kontrollgruppen mehr bilden sollten, da die Gruppe, die den gesünderen Lebensstil in der Studie umsetzt, ja immer besser abschneiden muss.«

Eine Argumentation, die an George Orwell und seinen fiktiven Diktator Big Brother oder an Juli Zehs METHODE erinnert: Wir wissen, was gut für euch ist, weil wir wissen, was gut für euch ist. Nachmessen oder überprüfen wird aus ethischen Gründen nicht gestattet. Warum? Es ist unnötig, weil wir am besten wissen, was gut für euch ist, und deshalb verpflichtet sind, euch alle an unseren Segnungen teilhaben zu lassen. Die Autoren fordern nichts anderes als die Abschaffung von Wissenschaft in der Wissenschaft, und zwar aus ethischen (!) Gründen. Die fachliche wird von der moralischen Begründung abgelöst. Es interessiert nicht mehr die Lösung eines Problems, sondern wie man es für seine Propaganda nutzen kann. So könnte in Zukunft unter dem Deckmantel der Wissenschaftlichkeit alles in einer Gesellschaft durchgesetzt werden, egal wie absurd oder menschenverachtend es auch wäre. Eine Überprüfung wird nicht mehr möglich sein.

Wie man taktisch vorgeht, um die Lebensstilmoral »wissenschaftlich« begründet weiter zu verbreiten, zeigt das Mannheimer Institut für Public Health, Sozial- und Präventivmedizin (MIPH). 2009 interviewte man Hausärzte in Baden-Württemberg zu den Barrieren für eine Ausweitung des Präventionsangebots in der Sprechstunde. Es ging wieder um die üblichen Risikofaktoren.

Die Fragen lauteten: Für wie wichtig halten Sie die folgenden Maßnahmen? Es folgte eine Auflistung von gesunder Ernährung, Bewegung, Tabak, Alkohol, Cholesterin und Blutdruck. Wie gut gelingt es Ihnen, Ihre Patienten zu diesen Verhaltensänderungen zu motivieren? Und wie beurteilen Sie Ihre Kompetenz in diesen Bereichen? Danach wurde genauer abgefragt, ob man verschiedene Präventionsleistungen bei den Patienten durchführt habe, wie Gewichtsreduktion, Ernährungsberatung, Tabakentwöhnung, Ermittlung des Framingham-Scores. Von 2000 angeschriebenen Hausärzten nahmen 13 Prozent an der Befragung teil. Das publizierte Ergebnis war vorauszusehen:

»Es besteht ein Interventionsbedarf hinsichtlich der Häufigkeit und Qualität von Lebensstilberatungen, da zu vermuten ist, dass solche Beratungen nicht genug in die Tiefe gehen. Eine vermehrte Information der Ärzte bzgl. der Effektivität von Lebensstilberatungen, effiziente Schulungen und verbesserte finanzielle und organisatorische Rahmenbedingungen könnten zu einer Verbesserung des Präventionsangebotes beitragen.«

Diese Schlussfolgerungen nach einem Rücklauf von nur 13 Prozent und einer manipulativen Fragestellung zu formulieren, ist mehr als gewagt.

Anstatt sich mit den methodischen Schwächen zu befassen, wurde die Studie nun bundesweit auf 13 000 Ärzte ausgeweitet. Diesmal wurde auch ich angeschrieben. 20 Euro wurden für die Teilnahme geboten. Doch die Antwort auf meine kritische Nachfrage bei dem verantwortlichen Studienleiter Prof. Dr. Sven Schneider ließ wie üblich die Bereitschaft zu einer sachlichen Diskussion in Gänze vermissen. Zu erwarten ist nach »Auswertung« der bundesweiten Studie in den nächsten Jahren eine Kampagne für mehr Lebensstilberatung in der ärztlichen Sprechstunde. Mit der Begründung, die Notwendigkeit dafür sei zweifelsfrei »wissenschaftlich« bewiesen.

Kaderschmieden für zukünftige Hohepriester

Eine seriös betriebene Gesundheitswissenschaft würde eine außer Rand und Band geratene Gesundheitsmaschinerie bremsen und auf den Boden der Tatsachen zurückbringen. Doch dann würde man nicht mehr zu schillernden Nachhaltigkeits-, Öko-, Bio-, Präventions- und Gesundheitagen als Redner eingeladen werden und an den Tischen Platz nehmen dürfen, wo Verbände, Wissenschaftler, Politiker und Sponsoren die einflussreichen Netzwerke pflegen. Man würde Aufträge aus Politik und Industrie verlieren, Impact-Factor-Punkte einbüßen und müsste sich bewusst entgegen der Political Correctness verhalten. Man müsste weiter in alten Institutsräumen arbeiten und Journalisten mühsam die propagandistischen Schlagzeilen ausreden. Das scheint zu viel verlangt zu sein.

Es gibt zwar auch in den Gesundheitswissenschaften gute Forschungsarbeiten mit interessanten, vielversprechenden Ansätzen, die auch mal gegen den Strom schwimmen. Aber sie haben zurzeit wenig Chancen, sich durchzusetzen. Wer seine Karriere nicht gefährden will, schweigt. Ein Beispiel? Ein Institutsleiter, der in seinen bisherigen Forschungen zum Thema Stress gute Ideen entwickelte, lernte mich im Rahmen eines gemeinsamen Buchprojekts und Kongresses zum Thema »Führung und Gesundheit« kennen. Wir überlegten gemeinsam, ob ich an einem Forschungsprojekt mitwirken sollte, welches nicht moralische, sondern fachliche Antworten darauf finden wollte, wo sich die wirklichen gesundheitlichen Stellhebel befinden. Er teilte mir jedoch mit, dass meine Mitarbeit zwar inhaltlich wünschenswert, aber strategisch problematisch sei, da sein Institut manchmal auch mit der DGE kooperieren müsse. Seine Antwort war ehrlich und offen.

Doch es stellt sich die Frage, zu welchen Kompromissen man bereit ist: Kann man guten Gewissens an Kongressen teilnehmen und schweigen, wenn Forscher über Ergebnisse zu sozialer Kontamination berichten, in denen sie behaupten, dicke Menschen würden ihre Umgebung mit Übergewicht anstecken? Wo ist dann die Grenze zu Rassismus in der Forschung?

Die Lebensstilmoralisten haben das wissenschaftliche Fach der Gesundheitswissenschaften übernommen und diktieren die Agenda. Dabei treffen sie auf keine nennenswerte Gegenwehr. Das verwundert nicht, denn die Fähigkeit, eigene Überzeugungen zu verleugnen, wird im Rahmen einer wissenschaftlichen Karriere geradezu trainiert (siehe Kapitel »Ideologie verdrängt Wissenschaft«). Selbst Wissenschaftler, die diese Fehlentwicklung erkennen, machen aus Angst vor persönlichen Nachteilen mit, auch wenn die Grundregeln des wissenschaftlichen Arbeitens an der Universität Stück für Stück über Bord geworfen werden. Leider erhöht dies sogar nach der Logik der Gruppenmoral ihre Attraktivität. Gesundheitswissenschaftliche Institute mit Bachelor- oder Masterausbildungsgängen, oft mit Fernstudium-Möglichkeiten, sprießen aus dem Boden. Und wir haben inzwischen Zigtausende Studierende, Tendenz steigend.

Damit folgt der Studiengang Gesundheitswissenschaften den Ernährungs- und den Sportwissenschaften, welche bereits vorgemacht haben, wie an den Universitäten konsequent wissenschaftliche Spielregeln negiert und stattdessen eine weltanschauliche Glaubensgemeinschaft etabliert werden kann, die wichtige Positionen in Politik und Gesellschaft besetzt. Womit müssen wir erst rechnen, wenn die Tausende studierte Gesundheitswissenschaftler, mit Doktor- und Professorentitel, in Amt und Würden die öffentliche Diskussion und damit die Marschrichtung im Gesundheitswesen beherrschen?

Schon jetzt ist zu sehen, was das bedeuten wird. Sachlich und nicht ideologisch denkende Fachleute werden verdrängt. Gut zu beobachten ist das auf dem Gebiet des betrieblichen Gesundheitsmanagements. Arbeitspsychologen und -soziologen wissen nach Jahrzehnten guter Forschung heute ganz genau, was Menschen an ihrem Arbeitsplatz krank macht: ein hoher Grad an belastendem Stress. Häufig ausgelöst durch unehrliche Kommunikation, Kontrollverlust, fehlende Wertschätzung und mangelnde Autonomie der eigenen Arbeit. Alles Ursachen, die sehr stark mit einer schlechten Führungskultur zusammenhängen. Verbessert sich diese im Sinne eines partnerschaftlichen Führungsstils, dann sinken die Fehlzeiten und man kann gleichzeitig sogar eine Verbesserung des Betriebsergebnisses sehen. Das ist alles wissenschaftlich belegt. Doch Arbeitspsychologen und Soziologen bekommen zunehmend Konkurrenz von Ernährungswissenschaftlern, Sportmedizinern und Gesundheitswissenschaftlern, und die haben eine ganz andere Vorstellung von Gesundheit. Anstatt die Kultur des Miteinanders und des Führungsstils zu analysieren und mit viel Langmut an Verbesserungen zu arbeiten, werden nun Obstkörbe verteilt, Fitnesstrainer engagiert, Diätprogramme und Herz-Kreislauf-Präventionsseminare angeboten – für Chefs eine willkommene Gelegenheit, um von den eigenen Versäumnissen abzulenken. Anstatt die Chance zu nutzen, auf guter Forschung aufzubauen und tatsächlich etwas für die Gesundheit der Menschen zu leisten, wird so schlechte Medizin in Form von Ängsten, Zwang und Diskriminierung in die Unternehmen hineingetragen.

Gesundheitsstaat 2020 – Wir kommen

Was bedeuten diese Zustände für unseren Alltag und die Zukunft? Eine erste Antwort gibt eine Übersichtsarbeit zum Thema »Prävention und Therapie von Übergewichtigen im Kindes- und Jugendalter« aus dem *Deutschen Ärzteblatt*. Hier zeigt sich deutlich die innere Logik rein moralisch begründeter Gesundheitsansätze.

Zuerst geben die Autoren, allesamt anerkannte Wissenschaftler, wieder zu: »keine der genannten Maßnahmen hat eine ausreichende wissenschaftliche Evidenz [Nutzennachweis]«. Dann kommt man zu einer ähnlichen Schlussfolgerung wie die Bielefelder Gesundheitswissenschaftler:

»... aber die bisherigen Präventionsstrategien zur Bekämpfung des Rauchens deuten darauf hin, dass nicht immer gewartet werden muss, bis sich eine spezifische Maßnahme als nachweislich wirksam herausgestellt hat.«

Man sucht nach einer moralischen Begründung, um die wissenschaftlichen Grundregeln verlassen zu können. Weil Rauchen schädlich ist, brauchen wir für den Nutzen unserer anderen Empfehlungen keine Nachweise. Dann fordert man dieser Logik folgend eine Ausweitung des Einflussbereichs:

»Es ist jedoch wahrscheinlich, dass Maßnahmen der Verhältnisprävention, die gemeinsam mit Ärzten, Public-Health-Experten, Ökonomen, der Lebensmittelindustrie, den Medien und der Politik entwickelt werden, erfolgreicher sind.«

In diesem breiten Bündnis fehlt eigentlich nur noch der Papst. Aber was heißt eigentlich Verhältnisprävention?

»Verhältnisprävention berücksichtigt, dass die Verantwortung für die Gesundheit nicht nur beim Individuum, sondern auch bei der Gesellschaft liegt.«

Nun vergleichen Sie diese Aussage mit der Aussage der Richterin in Juli Zehs Roman, zitiert am Anfang des Kapitels »Auf den Weg in die Gesundheitsdiktatur«. Man darf also Fragen der Gesundheit nicht der Privatsphäre des einzelnen Bürgers überlassen, sondern die Gesellschaft muss für ihn aktiv werden. Was schlagen die Autoren konkret vor?

»Für die Prävention von Übergewicht ist Verhältnisprävention, beispielsweise durch lebensmittelrechtliche Vorschriften, denkbar. Auch könnten der spätere Beginn von Sendezeiten im Fernsehen, Werbeverbot für Lebensmittel in Kindersendungen, das Verbot von Getränkeautomaten in Schulen, Sonderabgaben für Fastfood oder die Einschränkung der Mobilität (begrenzte Nutzung privater PKW) wirkungsvoll sein.«

Einschränkung der Mobilität nicht aus Umweltschutzgründen wohlgemerkt, sondern weil diese Menschen, vorzugsweise Übergewichtige, vor den gesundheitlichen Gefahren des Bewegungsmangels beschützt werden müssen, für die es aber selbstredend keines wissenschaftlichen Nachweises bedarf, weil man ja weiß, dass sie stimmen.

Was wird hier eigentlich vorbereitet? Weil Rauchen ungesund ist, sollen wir alle ohne jeden Nachweis gezwungen werden, so zu leben, wie es sich die Herren und Damen an den Universitäten vorstellen. Noch mal für alle: Rauchen ist eine Sucht, bei der man sich ein schädliches Toxin in den Körper einverleibt. Es war nicht schwer, die negative Wirkung von Rauchen nachzuweisen, ganz einfach deshalb, weil sie existiert. Für alle anderen Risikofaktoren konnte in 50 Jahren dieser Nachweis einer allgemeinen Gesundheitsbedrohung nicht geführt werden, ganz einfach deshalb, weil sie nicht existiert.

Niemand sollte sich etwas vormachen. Wenn sich Gruppenmoral in der Wissenschaft immer mehr durchsetzt, wenn immer selbstverständlicher die wissenschaftlichen Grundlagen für Empfehlungen, Maßnahmen und Gesetze nicht mehr fachlich, sondern moralisch begründet werden, dann bedeutet dies für eine Gesellschaft eine größere Gefahr als Geldgier, Eitelkeit oder Korruption. Dann geht es nicht mehr um finanziellen Schaden oder falsche Lehrmeinungen, dann geht es um unsere individuelle Selbstbestimmung. Gruppenmoral in der Wissenschaft ist eine ernst zu nehmende Bedrohung unserer persönlichen Freiheit. Der Freiheit, unser Leben so zu gestalten, wie es jeder für *sich selbst* im Rahmen einer modernen rechtsstaatlichen Demokratie für richtig hält.

Womit müssen wir also demnächst rechnen? Schon längst bastelt man an Programmen und Maßnahmen, die nicht mehr auf freiwilliger Teilnahme beruhen. In Dänemark und Ungarn existiert bereits eine Fettsteuer, und besonders aufstrebende Jungpolitiker bringen schon mal eine Dickensteuer ins Spiel. Verrückt? In Arizona, USA, soll die *fat tax* Realität werden. Wer rassistische Forschungen über soziale Kontamination zulässt, der bereitet den Nährboden, auf dem eine Gesellschaft noch ganz andere Zwangsmaßnahmen tolerieren wird. Ganz besonders fokussiert man sich auf die Kinder, die jetzt schon von allen Seiten indoktriniert werden. Minister mit einem guten Instinkt für Erfolgsthemen schlagen schon mal vor, Mädchen sollten ihrem Opa Küsschen verweigern, wenn dieser an der Ampel den Motor nicht abstellt. Kinder als Gesundheits-und Nachhaltigkeitspolizisten auszubilden, um sie dann an die Front zu schicken, das wird der nächste Schritt sein.

Wegen all der unvernünftigen Erwachsenen, die immer noch glauben, sie dürften so leben, wie sie es für richtig halten, und ihren Kindern somit ein schlechtes Vorbild geben, wird deshalb auch die Forderung, das Fach »Gesundheit« in den Schulen einzuführen, immer lauter. Und Forschungen, die die »wissenschaftliche« Legitimation dafür bilden sollen, werden gerade besonders großzügig gefördert. So wurde zum Beispiel eine Präventionsstudie an Schulen mit 640000 Euro aus einer privaten Stiftung gefördert, und die Ergebnisse wurden medial gefeiert: Extraunterricht, in dem Kinder mit den üblichen Ideologien konfrontiert wurden, habe – oh Wunder – Übergewicht reduziert.

In der Originalarbeit ist zu lesen, dass nach 2 Jahren in der Extraunterrichtgruppe von 249 Kindern nur noch 176 übrig blieben, also nur noch zwei Drittel, in der Kontrollgruppe (zumindest gab es noch eine) von 196 nur noch 150, also drei Viertel. Was ist mit den anderen, warum haben sie die Studie abgebrochen? Hat das Ergebnis nicht gepasst? Ich habe den Studienleiter angeschrieben und höflich gebeten, diese Informationen nach den Regeln seriösen wissenschaftlichen Arbeitens nachzuliefern und mir Einblick in die Originaldaten zu ermöglichen. Bis heute warte ich auf eine Antwort.

Doch interessiert das irgendeinen Wissenschaftler, Politiker oder Journalisten überhaupt noch? Wohl kaum, denn Zehntausende ideologisch ausgebildete Gesundheits-, Ernährungs- und Sportwissenschaftler brauchen in Zukunft eine Arbeitsstelle. Gesundheitsstaat 2020 – wir kommen.

Fazit

Den typischen Patienten, den ich zu Beginn des Buchs beschrieben habe, behandle ich folgendermaßen: Als Erstes teile ich ihm mit, dass seine Werte völlig normal sind und kein Anlass zur Sorge besteht. Bezüglich seiner Verdauungsbeschwerden würde ich ihn fragen, was er normalerweise isst, und anschließend den Bauch untersuchen. Wenn er mir antwortet, er achte stets darauf, sich »gesund« zu ernähren, und ich zusätzlich einen leichten bis mittleren Druckschmerz taste, dann würde ich ihm einen Selbstversuch vorschlagen: 6 Wochen konsequent »ungesund« zu essen. Kein frisches Obst, kein Vollkornbrot, keinen Salat, alles »totgekocht«. Danach sind die Beschwerden in sehr vielen Fällen verschwunden.

Bezüglich seiner chronischen Rückenschmerzen würde ich mich nach Ausschluss von neurologischen Auffälligkeiten, die auf einen Bandscheibenvorfall hinweisen können (Lähmungen oder Gefühlsstörungen an den Beinen), nach belastendem Stress erkundigen, der eine Ursache sein könnte; Unzufriedenheit mit der Arbeitssituation, Familienprobleme oder einfach ein Zuviel von allem. Je nachdem, wie viel Zeit ich in der Sprechstunde zur Verfügung habe, würde ich versuchen auszuloten, welche Möglichkeiten zur Selbstberuhigung und für einen Stressausgleich in diesem ganz individuellen Fall bestehen. Dazu gehören all jene Dinge, die unser Leben bereichern und lebenswert machen, auch der Sport oder eben das genussvolle Faulsein oder Begegnungen mit Menschen, die einem guttun. Zum Schluss messe ich nochmals den Blutdruck, er sinkt nach einem vertrauensvollen Gespräch meist leicht ab.

Ich weiß, dass viele Kollegen genauso vorgehen. Eines ist jedoch sicher, eine solche Behandlung verstößt gegen die geltende Lehrmeinung. Aber die Werte für Cholesterin, Blutzucker und Blutdruck könnten sogar noch höher liegen, und trotzdem würde ich den Patienten beruhigen. Selbst Cholesterinwerte um 300 mg/dl machen mich nicht nervös, wobei ich mich dann besonders für die Herz-Kreislauf-Erkrankungen von Eltern, Tanten und Geschwistern interessieren würde. Wenn dort auffällig viele Herzinfarkte in einem Alter schon vor dem 60. Lebensjahr aufgetreten wären, würde ich eine Gefäßuntersuchung veranlassen und gegebenenfalls eine Medikation verordnen.

In diesem Buch wird nicht kritisiert, dass ein Arzt den Blutdruck und das Gewicht des Patienten misst oder sich seinen Cholesterinwert ansieht. Das muss er tun, um herauszufinden, worin die ganz individuellen Ursachen für die Beschwerden des Patienten liegen könnten. Wenn etwa jemand chronische Müdigkeit oder stark erhöhten Durst angibt, kann sein Übergewicht tatsächlich einen Hinweis auf die richtige Diagnose geben.

Dieses Buch kritisiert, wenn dahinter nicht das Patientenwohl steht, sondern rein finanzielle Interessen riesiger Gesundheitsnetzwerke. Es kritisiert die Inkompetenz vieler Fachgruppen und diejenigen, die sich vor den Karren einer diskriminierenden Gesundheitsmoral spannen lassen. Es handelt sich um schlechte Medizin, wenn es um nichts als Kundenkreiserweiterung, Karrieresicherung und Stigmatisierung von Schwächeren geht. Dabei möchte ich noch einmal betonen, dass ich dieses Problem weniger in der Akutmedizin sehe. Hier dürfen wir froh sein, in Deutschland auf eine umfangreiche, für den Patienten bezahlbare oder sogar kostenfreie und hochqualifizierte medizinische Versorgung zu treffen, mit motivierten und engagierten Ärzten und Pflegern, und das 24 Stunden am Tag. Dies wird in diesem Buch in keiner Weise infrage gestellt, sondern ausdrücklich gewürdigt.

Auf dem Gebiet der chronischen Erkrankungen und ganz besonders auf dem Feld der gesundheitlichen Prävention hingegen dominiert zu oft schlechte Medizin. Und zwar nicht wegen der Fehler Einzelner, sondern wegen eines ganzen Systems, das die Fehlbehandlungen als den Normalfall etabliert hat. Als Konsequenz gibt es Millionen falsch beratener und falsch behandelter Menschen, die körperlichen und seelischen Nebenwirkungen ausgesetzt werden, mit unnötigen Schmerzen, Leid und zu frühem Tod.

Die Hauptverantwortung hierfür tragen meiner Ansicht nach die medizinischen Hochschulen, denen es sehr häufig nicht gelingt, Lehrmeinungen hervorzubringen, die dem tatsächlichen wissenschaftlichen Erkenntnisstand entsprechen. Schlimmer noch: die sogar Bedingungen schaffen, die neue wertvolle Erkenntnisse regelrecht blockieren. Infolgedessen erhalten praktische Ärzte de facto bindende Vorgaben, die es ihnen unmöglich machen, ihre Patienten nach bestem Wissen und Gewissen zu behandeln. Genau das will ich nicht länger hinnehmen.

Was muss passieren?

Die 3 strukturellen Hauptfeinde guter Medizin lassen sich folgendermaßen beschreiben:

- vollkommen falsche finanzielle Anreize, Korruption und immer mehr Markt
- die häufige Selbstüberschätzung von Ärzten, die zur Ausgrenzung wichtigen Wissens anderer Fachgebiete führt
- ein Wissenschaftssystem, welches Irrtümer zementiert, nichtssagende Forschung fördert und echte Innovation unterdrückt

Viele Schritte sind notwendig, um schlechte Medizin besser bekämpfen zu können.

Wichtig ist die Offenlegung der finanziellen und personalen Beziehungen zwischen den Herstellerfirmen von Medizinprodukten und den Autoren medizinischer Leitlinien, die diese Produkte beurteilen sollen.

Des Weiteren ein Vergütungssystem, welches Anbieter nicht zu einem immer breiteren Einsatz von Medikamenten und Verfahren führt, sondern belohnt, wenn Therapien nur da eingesetzt werden, wo sie nützlich sind.

Eine Hightechmedizin, die ausdrücklich gefördert, aber erst dann breit eingesetzt werden darf, wenn ihr Nutzen in kontrollierten Studien belegt wurde.

Keine Interpretation von medizinischen Studien ohne für alle (auch für den Chefarzt) bindende Beurteilung durch einen Statistikexperten.

Das Verbot von Sponsoring im Fortbildungsbereich.

Sehr wirksam wäre eine unabhängige Beschwerdestelle nach dem Vorbild des IQWiG. Dort könnte eine Überprüfung von wissenschaftlichen Publikationen und Leitlinien beantragt werden, wenn man einen Regelverstoß vermutet und dies mit den Kriterien des Studien-TÜV (Evidenzbasierte Medizin) begründet. Diese Institution wäre dann zur Überprüfung verpflichtet, unabhängig von Rang und Position des Antragstellers. Das Ergebnis der Überprüfung würde im Internet für jeden einsehbar gemacht.

Die Besetzung von Lehrstühlen muss nach veränderten Kriterien erfolgen. Statt Impact Factor wäre die Überprüfung der bisherigen Publikationen der Bewerber nach den Regeln der guten Medizin aufschlussreicher.

Sehr sinnvoll wäre auch die Einrichtung einer medizinischen Fachzeitschrift, in der speziell Studien veröffentlicht werden können, in denen es nicht gelungen ist, die Ausgangshypothese zu bestätigen. Solche Studien sind extrem wertvoll, wenn es darum geht, Irrwege zu erkennen, haben jedoch genau aus diesem Grund kaum eine Chance in der Wissenschaftswelt. Es gäbe viele weitere gute Ansätze und Ideen.

Vor allem muss aber endlich eine öffentliche Debatte über diese Missstände geführt werden. Die katastrophalen Zustände in der medizinischen Wissenschaft müssen endlich thematisiert werden, sodass sich die dafür verantwortlichen Professoren nicht mehr hinter der »bösen« Industrie verstecken können.

Ich denke, wir müssen durchaus fragen, ob grob vorsätzliche und wiederholte Verstöße gegen wissenschaftliches Arbeiten, wie es in diesem Buch sogar bei der Erstellung von Leitlinien vorgeführt wurde, nicht strafrechtliche Relevanz haben und somit ein Fall für den Staatsanwalt sind. Schließlich geht es nicht einfach um Bereicherung, hier kommen Menschen an Leib und Seele zu Schaden. Dies ist alles andere als ein Kavaliersdelikt. Wir brauchen öffentlichen Druck auf die Personen und Strukturen an unseren medizinischen Hochschulen.

Was bedeutet das für Sie?

Ich möchte an dieser Stelle keine Tipps geben, wie Sie unterscheiden können, ob ein Arzt gute oder schlechte Medizin anbietet. Diese Rolle steht mir nicht zu, und bei jedem Fall kann es individuelle Besonderheiten geben, die einen allgemeinen Ratschlag unmöglich machen.

Doch eine Bitte hätte ich an Sie. Fallen Sie nicht auf die Argumente derjenigen herein, die behaupten, Kritik an der Medizin wolle nur wichtige Innovationen und Behandlungen verhindern, um Kosten zu sparen, und münde letztlich in therapeutischen Nihilismus. In wenigen Einzelfällen mag das vielleicht sogar zutreffen, aber dann wird ein Studien-TÜV alle Argumente liefern, sich für Innovationen einzusetzen. Ich bin jedoch überzeugt, Sie werden überwiegend besser beraten und behandelt, wenn ein Arzt Schaden und Nutzen von Medikamenten, Untersuchungen und Operationen für Ihre Situation abzuwägen weiß. Auch wenn dies bedeutet, erst einmal abzuwarten. Verfallen Sie nicht dem »Viel hilft viel«-Ansatz, nur weil Sie das Gefühl haben möchten, es würde wenigstens etwas unternommen.

Ob sich gute Medizin besser durchsetzt, wird auch vom Patienten entschieden, und genau dazu möchte dieses Buch beitragen. Gute Medizin besteht nicht in therapeutischem Aktionismus, sondern in einer guten Aufklärung über die tatsächlichen (absoluten) Chancen und Risiken einer Therapie und in einer einfühlsamen, individuellen und gemeinsamen Entscheidung mit dem Patienten über die weiteren Schritte. Das schafft Vertrauen in den Arzt und Schutz vor gefährlicher Übertherapie. Eine solche Medizin ist das Gegenteil von Nihilismus, sie ist ehrlich, engagiert, patientenorientiert und glaubwürdig.

Dieses Buch ist letztlich ein Plädoyer für mehr Vernunft in der Medizin. Denn gute Medizin ist vor allem vernünftig, und das schließt Mitgefühl und einen guten Schuss Placebo mit ein. Doch all die Missstände, die katastrophalen Fehlleistungen, um die es in diesem Buch geht, würde es nicht geben, wäre eine Sache allen Beteiligten in der Medizin zweifelsfrei klar. Für wen ist Medizin eigentlich da? Sie ist nicht dazu da, Karrierewünsche zu befriedigen oder Umsätze zu steigern. Sie ist kein Betätigungsfeld für Mietmäuler und Moralisten. Medizin ist zuallererst für den Patienten da. Wenn das mehr beherzigt würde, wäre eines selbstverständlich, nämlich – gute Medizin.

Quellennachweis

Vorwort

Robert-Koch-Institut: Beiträge zur Gesundheitsberichterstattung des Bundes, Daten und Fakten: Ergebnisse der Studie »Gesundheit in Deutschland aktuell 2009«

arznei-telegramm: 1997 und 2007 im Vergleich – die umsatzstärksten Arzneimittel, 2008, 39: 65–66

Millionenfache Fehlbehandlungen

Leitlinien zur Behandlung der arteriellen Hypertonie, Stand 2008

Deutsche Hochdruckliga e.V. DHL® – Deutsche Hypertonie Gesellschaft, AWMF Register 046/0001

http://www.krebsinformationsdienst.de/themen/vorbeugung/ernaehrung-praevention3.php

Welch G: Overdiagnosed, Beacon Press, Boston, 2011

Frank G: Lizenz zum Essen, Piper Verlag, München, 2009

Meyer FP: Prähypertensiv – noch gesund oder schon krank?, Hessisches Ärzteblatt, 2003, 9: 444–446

Chobanian AV et al. and the National High Blood Pressure Education Program Coordinating Committee: The Seventh Report of the Joint National Committee on Prevention, Detection, Evaluation, and Treatment of High Blood Pressure. The JNC 7 Report, JAMA, 2003, 289: 2560–2572

arznei-telegramm: ACCORD und ADVANCE – zur Nutzen-Schaden-Bilanz der normnahen Blutzuckereinstellung bei Typ-2-Diabetes, 2008, 39: 73–76

Mühlhauser I: Vorsorge und Früherkennung – Präventionshandeln zwischen gesellschaftlicher Verpflichtung und individueller Selbstbestimmung. In: Die gesunde Gesellschaft – Sozioökonomische Perspektiven und sozialethische Herausforderungen (Hrsg. Hensen P), VS-Verlag für Sozialwissenschaften, Wiesbaden, 2011: 235–253

Lenz M, Richter T, Mühlhauser I: Morbidität und Mortalität bei Übergewicht und Adipositas im Erwachsenenalter – eine systematische Übersichtsarbeit, Deutsches Ärzteblatt, 2009, 106 (40): 641–648

Greil H, Trippo U: Physique and Body Composition: Comparison of Methods and Results, Collogium Antropologicum, 1998, 22: 345–363

Greil H: Age, sex and group specifics on physique and state of nutrition. In: Schröder E et al. (Hrsg.): Medicines and foods. Ethnopharmacological approach, Orstom Editions, Paris, 1996: 368–374

Formular: Shared Decision Making. Liegt dem Autor vor

Greil H, Schilitz A: Secular changes are different in distinct subgroups of the growing population, Anthropologischer Anzeiger, 2005, 63: 45–61

Mühlhauser I: Mammografie-Screening: Aktuelle wissenschaftliche Daten und die Situation in Deutschland, Clio, 2009, 69: 13–15

Mühlhauser I: Krebsfrüherkennung – mehr Schaden als Nutzen?, Die Krankenversicherung 2010, 1: 12–14

Evans I, Thornton H, Chalmers I: Medizin auf dem Prüfstand. Deutsche Bearbeitung Porzsolt F, Porzsolt I, Medizinische Wissenschaftliche Verlagsgesellschaft, Berlin, 2008

Neumann B, Nagy T: Diabetesepidemie. Grenzwerte außer Kontrolle EU.L.E.n-Spiegel, 2006, 6: 11–13

Sörensen T et al.: Intention to lose weight, weight changes, and 18-y mortality in overweight individuals without co-morbidities, PLos Medicine, 2005, 2, 6: 0510–0520

Gemeinsamer Bundesausschuss: Rechtsstreit um Sortis: G-BA auch in zweiter Instanz gegen Pfizer erfolgreich, 5.3.2010; siehe unter: http://www.g-ba.de/institution/presse/pressemitteilungen/332

Schnurrer JU, Frölich JC: Zur Häufigkeit und Vermeidbarkeit von tödlichen unerwünschten Arzneimittelwirkungen, Internist, 2003, 44: 889–895

Lenz M, Richter T, Mühlhauser I: Adiposity and weight change in midlife in relation to healthy survival after age 70 in women: prospective cohort study, BMJ, 14.10.2009

Mühlhauser I, Meyer G, Steckelberg A: Patienten wollen mitentscheiden, doch die Informationsbasis und Strukturen fehlen, ZFA, 2010, 86: 412–417

http://www.robodoc-forum.info/node/4

http://www.forum65.de/goetz/vortellung.html

Chimowitz MI, Lynn MJ, Derdeyn CP et al.: Stenting versus aggressive medical therapy for intracranial arterial stenosis, N Engl J Med, 2011, 365 (11): 993–1003; siehe auch: ZDF-Kontraste, 3.11.2011

Gute Medizin

Macdonald J: Feeding Nelson's Navy. The True Story of Food at Sea in the Georgian Era, Chatham, London, 2006

http://www.ebm-netzwerk.de/grundlagen/images/evidenzklassen.jpg/view

Institut für Qualität und Wirtschaftlichkeit im Gesundheitswesen, Rapid Report A05-021C: Nutzenbewertung nichtmedikamentöser Behandlungsstrategien bei Patienten mit essentieller Hypertonie: spezielle Ernährungsformen ohne primär körpergewichts- oder kochsalzreduzierende Intention

Hooper L: Dietary fat intake and prevention of cardiovascular disease: systematic review, BMJ, 2001, 322: 757–763

The Alpha-Tocopherol, Beta Carotene Cancer Prevention Study Group: The Effect of Vitamin E and Beta Carotene on the Incidence of Lung Cancer and other Cancer in male Smokers, N Engl J Med, 1994, 330: 1029–1035

Omenn GS et al.: Effects of a Combination of Beta Carotene and Vitamin A on Lung Cancer and Cariovascular Disease, N Engl J Med, 1996, 334: 1150–1155

Schlechte Medizin

Ravnskov U, Pollmer U (Hrsg.): Mythos Cholesterin: Die zehn größten Irrtümer, Hirzel, Stuttgart, 2002

Keys A: Atherosclerosis: A problem in newer public health, J Mt Sinai Hosp, 1953, 20: 118

Frank G: GesundheitsCheck für Führungskräfte, Campus Verlag, Frankfurt a. M., 2001

World Cancer Research Fund Global Network: Food, Nutrition, Physical Activity, and the Prevention of Cancer: a Global Perspective, 2007

Evans I, Thornton H, Chalmers I: Medizin auf dem Prüfstand. Deutsche Bearbeitung Porzsolt F, Porzsolt I, Medizinische Wissenschaftliche Verlagsgesellschaft, Berlin, 2008

Pitkin RM et al.: Accuracy of Data in Abstracts of Published Research Articles, Journal of the American Association, 1999, 281: 1110–1111

Bernal-Delgado E, Fisher ES: Abstracts in high profile journals often fail to report harm, BMC Medical Research Methodology, 2008, 8: 14

Berwanger O et al.: The quality of reporting of trial abstracts is suboptimal: Survey of major general medical journals, Journal of Clinical Epidemiology, 2009, 62: 387–392

Chang-Claude J et al.: Lifestyle Determinants and Mortality in German Vegetarians and Health-Conscious Persons: Results of a 21-Year Follow-up, Cancer Epidemiol Biomarkers Prev, 2005, 14: 963

Pressemitteilung Nr. 26 DKFZ 6. Juni 2005: Vegetarierstudie: Ein bisschen Fleisch schadet nicht, wenn man sonst gesund lebt

Hooper L: Dietary fat intake and prevention of cardiovascular disease: systematic review, BMJ, 2001, 322: 757–763

Leren P: The Oslo Diet-Heart Study. Eleven-year report, Circulation 1970, 42 (5): 935–942

Chan AW, Hróbjartsson A, Haahr MT, Gøtzsche PC, Altmann DG: Emperical evidence for selective reporting of outcomes in randomized trials: comparison of protocols to published articles, Journal of the American Medical Association, 2004, 291: 2457–2465

http://www.gesundheitsinformation.de/blutzucker-cholesterinspiegel-knochendichte-kann-man-in-studien.603.de.html

Stolze C, Beck-Bornholdt HP: Die Sicherheit ist nur vorgegaukelt. Ein Interview, Die Woche, 22.2.2003, 27

http://www.framinghamheartstudy.org/about/milestones.html

Immich, H: Paradigma Epidemiologie, St. Peter-Ording, 1991

Schumacher M: Methodische Grundlagen klinischer Forschung – Reminiszenzen an Herbert Immich und seine Beiträge zur Medizinischen Statistik, Informatik, Biometrie und Epidemiologie in Medizin und Biologie, 2004, 35:44–53.

Persönliche Mitteilung Prof. Schumacher, September 2011

arznei-telegramm: CSE-Hemmer in der Prophylaxe des Herzinfarktes, 2000, 31: 102–103

arznei-telegramm: Primärprävention mit CSE-Hemmern, 2004, 35: 56–60

http://www.gesundheitsinformation.de/herzerkrankungen-und-diabetes-welche-statine-sind-gut-untersucht.143.de.html

Grallert H: Eight genetic loci associated with variation in lipoprotein-associated phospholipase A2 mass and activity and coronary heart disease: meta-analysis of genome-wide association studies from five community-based studies, Eur Heart J, 14.10.2011

Thayer JF, Fischer JE: Heart rate variability, overnight urinary norepinephrine and C-reactive protein: evidence for the cholinergic anti-inflammatory pathway in healthy human adults, J Intern Med, 2009, 265 (4): 439–447

Thayer JF, Lane RD: The role of vagal function in the risk for cardiovascular disease and mortality, Biol Psychol, 2007, 74 (2): 224–242

Meyer FP, persönliche Mitteilungen an den Autor. September, Oktober 2011

Hippisley-Cox, J: Unintended effects of statins in men and women in England and Wales: population based cohort study using the Q-Research database, BMJ, 2010, 340: c2197

Meyer FP: Prähypertensiv – noch gesund oder schon krank?, Hessisches Ärzteblatt, 2003, 9: 444–445

Meyer FP: Schlusswort, Hessisches Ärzteblatt, 2003, 12

arznei-telegramm: Die Behandlung der arteriellen Hypertonie, 1998, 6: 54–58

Collins R et al.: Blood pressure, stroke and coronary heart disease, Lancet, 1990, 335: 827–838

Hansson L et al.: Effects of intensive blood-pressure lowering and low-dose aspirin in patients with hypertension: principal results of the Hypertension Optimal Treatment (HOT) randomised trial, Lancet, 1998, 351: 1755–1762

Port S et al.: Systolic blood pressure and mortality, Lancet, 2000, 355: 175–180

Vasan RS et al.: Assessment of frequency of progression to hypertension in non-hypertensive participants in the Framingham Heart Study: a cohort study, Lancet, 2001, 358: 1682–1686

Adams KF et al: Overweight, Obesity, and Mortality in a Large Prospective Cohort of Persona 50 to 71 Years Old, N Engl J Med, 2006, 355: 763–778

Pollmer U, Warmuth S, Frank G: Lexikon der Fitnessirrtümer, Piper Verlag, München, 2005

French SA et al.: Relation of weight variability and intentionality of weight loss to disease history and health-related variables in a population-based sample of women aged 55–69 years, American Journal of Epidemiology, 1995, 142: 136

Williamson DE, Pamuk ER: The association between weight loss and increased longevity: a review of the evidence, Annals of Internal Medicine, 1993, 119: 731

Marniemi J: Visceral fat and psychosocial stress in identical twins discordant for obesity, Journal of Internal Medicine, 2002, 251: 35–43

Martorell R et al.: Early nutrition and later adiposity, Journal of Nutrition, 2001, 131: 874S–880S

Spruijt-Metz D: Relation between mothers' child-feeding practices and children's adiposity, American Journal of Clinical Nutrition, 2002, 75: 581–586

Stunkard AJ: An adoption study of human obesity, N Engl J Med, 1986, 314: 193–198

Bouchard C in: ESI Special Topics, März 2002, http://www.esi-topics.com/obesity/interviews/ClaudeBouchard.html

Bouchard C et al.: Genetic influences on the response of body fat and fat distribution to positive and negative energy balances in human identical twins. In: Symposium: recent discoveries in genetic influences on obesity. American Society for Nutritional Sciences 1997, 127: 943S–947S

Bouchard C et al.: The response to exercise with constant energy intake in identical twins, Obesity Research, 1994, 2: 400–410

Hainer V: A twin study of weight loss and metabolic efficiency, International Journey of Obesity, 2001, 25: 533–537

Kuhn J: Adipositas: Berichterstattung zwischen Aufklärung und Vernebelung, Prävention – Zeitschrift für Gesundheitsförderung, 2007, 1: 1–5

Kahn HS: Abdominal obesity and mortality risk among men in nineteenth-century North America, International Journal of Obesity, 1994, 18: 686–691

Greil H, Möhr M: Anthropometrische Charakterisierung der DDR-Bevölkerung, Ernährungsforschung, 1996, 41: 79–115

Sörensen T et al.: Intention to lose weight, weight changes, and 18-y mortality in overweight individuals without co-morbidities, Plos Medicine, 2005, 2: 0510–0520

Schilitz A et al.: Körperliche Entwicklung von Brandenburger Schülern und Schülerinnen als Indikator für komplexe Veränderungen von Umweltbedingungen, Brandenburgische Umwelt Berichte (BUB), 2000, 8: 37–39

Frank G: Lizenz zum Essen, Piper Verlag, München, 2008

Frank G: GesundheitsCheck für Führungskräfte. Campus Verlag, Frankfurt a. M., 2001

Prentice RL, Caan B, Chlebowski RT et al.: Low-fat dietary pattern and risk of invasive breast cancer: the Women's Health Initiative Randomized Controlled Dietary Modification Trial, JAMA, 2006, 295: 629–642.

Beresford SA, Johnson KC, Ritenbaugh C et al.: Low-fat dietary pattern and risk of colorectal cancer: the Women's Health Initiative Randomized Controlled Dietary Modification Trial, JAMA, 2006, 295: 643–654.

Howard BV, Van Horn L, Hsia J et al.: Low-fat dietary pattern and risk of cardiovascular disease: the Women's Health Initiative Randomized Controlled Dietary Modification Trial, JAMA, 2006, 295: 655–666

Howard BV, Manson JE, Stefanick ML et al.: Low-fat dietary pattern and weight change over 7 years: the Women's Health Initiative Dietary Modification Trial, JAMA, 2006, 295: 39–49

Zum Wohle des Patienten?

http://offenerbrief.posterous.com

http://www.youtube.com/watch?v=32d4gKMoYos

SVR Sondergutachten: Gesundheitsversorgung und Krankenversicherung 2000. Mehr Ergebnisorientierung, mehr Qualität und mehr Wirtschaftlichkeit, Baden-Baden, 1995

www.awmf.de

Deutsche Adipositas-Gesellschaft, Deutsche Diabetes Gesellschaft, Deutsche Gesellschaft für Ernährung, Deutsche Gesellschaft für Ernährungsmedizin: Evidenzbasierte Leitlinie »Prävention und Therapie der Adipositas«, Version 2007, AWMF Registernummer 050–001

Romero-Corral A: Association of bodyweight with cardiovascular events in coronary artery disease: a systemic review of cohort studies, Lancet 2006, 368: 666–678

Frank G: Lizenz zum Essen, Piper Verlag, München 2008

Toubro S, Astrup A: Randomised comparison of diets for maintaining obese subjects' weight after major weight loss: ad lib, low fat, high carbohydrate diet v fixed energy intake, BMJ, 1997, 314: 29–34

www.powerkids.de

Korrespondenz zu PowerKids zwischen Frank G und AOK; siehe unter www.lizenz-zum-essen.de

Hebebrand J: Paradoxien des Gewichts, Dtsch Ärztebl, 2008, 105 (23): 404

Faith MS et al.: Parental feeding attitudes and styles and child body mass index: prospective analysis of a gene-environment interaction, Pediatrics, 2004, 114: 429–436

Björntorp P: Do stress reactions cause abdominal obesity and comorbidities?, Obesity reviews, 2001, 2: 73–86

Martorell R et al.: Early nutrition and later adiposity, Journal of Nutrition 2001, 131: 874S–880S

Birch LL: Learning to overeat: maternal use of restrictive feeding practices promote girls' eating in the absence of hunger, American Journal of Clinical Nutrition, 2003, 78: 215–220

Koletzko B: PowerKids. Ein praktikables Therapiekonzept bei kindlichem Übergewicht, Kinderärztliche Praxis, 2002, 1: 34–38

Leider konnte die von Berthold Koletzko angeführte Studie nicht aufgefunden werden. Zitiert wird sie von ihm folgendermaßen: Knoppke B, Holzer C, Ellrott T, Pudel V, Voegele C, Koletzko B (2000): Evaluation of a new behavioral treatment program for obese children: Power-Kids, J Pediatr Gastroenterol Nutr, 31: S288

Lauterbach K, Hauner H, Westenhöfer J, Wirth A: Adipositas Leitlinie – Evidenz-basierte Leitlinie zur Behandlung der Adipositas in Deutschland, Stand 1.7.1998

arznei-telegramm: Neu auf dem Markt – Sibutramin (Reductil) gegen Übergewicht?, 1999, 2: 23–24

arznei-telegramm: Der Damm bricht: Laienwerbung für verschreibungspflichtige Arzneimittel, 1999, 4: 41–42

arznei-telegramm: Abnehmen: Mehr Schaden als Nutzen? ... Zur Gewichtsreduktion bei gesunden Übergewichtigen, 1999, 12: 121–124

arznei-telegramm: Warnhinweise – Sibutramin (Reductil) vom Markt – zumindest in Italien, 2002, 33: 42

arznei-telegramm: Endlich: Appetithemmer Sibutramin (Reductil) vom Markt, 2010, 41: 24

The ACCORD Study Group: Long-term effects of intensive glucose lowering on cardiovascular outcomes, N Engl J Med, 2011, 364: 818

arznei-telegramm: ACCORD und ADVANCE – zur Nutzen-Schaden-Bilanz der normnahen Blutzuckereinstellung bei Typ-2-Diabetes, 2008, 39: 73–76

EU.L.E.n-Spiegel: Diabetes: Nepper, Schlepper, Bauernfänger, 2010: 5–6

Gaede P: Effect of a Multifactorial Intervention on Mortality in Type 2 Diabetes, N Engl J Med, 2008, 358: 580–591

Nationale Versorgungsleitlinien: www.versorgungsleitlinien.de

Institut für Qualität und Wirtschaftlichkeit im Gesundheitswesen: https://www.iqwig.de/projekte-ergebnisse.915.html

Institut für Qualität und Wirtschaftlichkeit im Gesundheitswesen: Abschlussbericht V09-04 Leitlinienrecherche und -bewertung für das DMP Diabetes mellitus Typ 2 vom 7.11.2011

Geld regiert die Welt

Statistisches Bundesamt Deutschland: http://www.destatis.de/jetspeed/portal/cms/Sites/destatis/Internet/DE/Navigation/Statistiken/Gesundheit/Gesundheit.psml

Reiners H: Krank und pleite? Das deutsche Gesundheitssystem, Suhrkamp Verlag, Berlin, 2011

Meyer R: USA: häufige Interessenkonflikte bei Leitlinien-Autoren, Dtsch Ärztebl, 2011, 108 (20): A-1090

Lieb K et al.: Interessenkonflikte in der Medizin: Mit Transparenz Vertrauen stärken, Deutsches Ärzteblatt, 2011, 108 (6): A-256

Institut für Qualität und Wirtschaftlichkeit im Gesundheitswesen: Dokumentation und Würdigung der Anhörung zum Vorbericht V09-04 Version 1.0; systematische Leitlinienrecherche und -bewertung für das DMP DM Typ 2, 7.11.2011; siehe auch unter: https://www.iqwig.de/v09-04-systematische-leitlinienrecherche-und.986.html?tid=1253&phlex_override_command=element&random=8c3306

Lieb K, Klemperer D, Ludwig W (Hrsg.): Interessenkonflikte in der Medizin. Hintergründe und Lösungsmöglichkeiten, Springer-Verlag, Berlin und Heidelberg, 2011

Glaeske G: Die Entwicklung der Arzneimittelausgaben im deutschen Gesundheitssystem. In: Lieb K, Klemperer D, Ludwig W (Hrsg.): Interessenkonflikte in der Medizin. Hintergründe und Lösungsmöglichkeiten, Springer-Verlag, Berlin und Heidelberg, 2011

Stelfox HAT et al.: Conflicts of Interest in the Debate over Calcium-Channel Antagonists, N Engl J Med, 1998, 338: 101–106

Kassenärztliche Vereinigung: Persönliches Schreiben vom 7.10.2010

Lauterbach K: Gesund im kranken System, Rowohlt, Berlin, 2009

Jacherts N: Rhön-Klinikum AG: Cluster kollidieren mit Kartellrecht. Dtsch Ärztebl, 2007, 104 (18): A-1210/B-1078/C-1030

Der Gott in Weiß
Bleuler E: Das autistisch-undisziplinierte Denken in der Medizin und seine Überwindung, Springer, Berlin, 1962 (Neuauflage)

Ideologie verdrängt Wissenschaft
Immich H: Paradigma Epidemiologie, St. Peter-Ording, 1991

Kuhn TS: Die Entstehung des Neuen: Studien zur Struktur der Wissenschaftsgeschichte, Suhrkamp, Frankfurt a. M., 1978

Planck M: Wissenschaftliche Selbstbiographie, Barth, Leipzig, 1948; siehe auch: http://www.hu-berlin.de/pr/medien/publikationen/humboldt/2007/200804/geschichte/planck

Kieser A: Die Tonnenideologie der Forschung, FAZ Nr. 130, 9.6.2010, N5

Kieser A: Unternehmen Wissenschaft?, Leviathan, 2010, 38: 347–367

Peters D, Ceci S: Peer review practices of psychological journals: the fate of published articles submitted again, Behavioral and Brain Sciences, 1982, 165: 187–195.

Das Geschäft mit der Angst

Kuhl J: Motivation und Persönlichkeit. Interaktion psychischer Systeme, Hofgrefe, Göttingen, 2001

Storch M, Kuhl J: Die Kraft aus dem Selbst – Sieben PsychoGyms für das Unbewusste, Huber, Bern, 2011

Baumann N, Kaschel R, Kuhl J: Striving for unwanted goals: Stress-dependent discrepancies between explicit and implicit achievement motives reduce subjective well-being and increase psychosomatic symptoms, Journal of Personality and Social Psychology, 2005, 89: 781–799

Kuhl J: Emotion, Motivation und Persönlichkeit, Hofgrefe, Göttingen, 2009

Storch M, Krause F: Selbstmanagement – ressourcenorientiert. Grundlagen und Manual für die Arbeit mit dem Zürcher Ressourcen Modell ZRM. Huber, Bern, 2007

Hartung J, Schulte D: Action and state orientation during therapy of phobic disorders. In: Kuhl J, Beckmann J (Hrsg.): Volition and personality: Action versus state orientation, Hofgrefe, Göttingen, 1994: 217–232

Frank G, Storch M: Die Mañana-Kompetenz – Auch Powermenschen brauchen Pause, Piper Verlag, München, 2011

Wegner DM: You Can't Always Think What You Want: Problems in the Suppression of Unwanted Thoughts. Advances in Experimental Social Psychology, 1992, 25: 193–225

Leserzuschriften in: Frank G: Lizenz zum Essen, Piper Verlag, München, 2009

Weaver IC: Epigenetic effects of glucocorticoids, Semin Fetal Neonatal Med, 2009, 14 (3): 143–150

Weaver IC: Epigenetic programming by maternal behavior and pharmacological intervention. Nature versus nurture: let's call the whole thing off, Epigenetics, 2007, 2 (1): 22–28

Oberlander TF: Prenatal exposure to maternal depression, neonatal methylation of human glucocorticoid receptor gene (NR3C1) and infant cortisol stress responses, Epigenetics, 2008, 3 (2): 97–106

Glaser R, Kiecolt-Glaser JK: Stress-induced immune dysfunction: implications for health, Nature Rev Immunol, 2005, 5: 243–251

Rensing L, Koch M, Rippe B, Rippe V: Mensch im Stress, Spektrum, München, 2006

Sapolsky RM: Stress hormones: good and bad, Neurobiol Dis, 2000, 7: 540–542

Gadamer HG: Über die Verborgenheit der Gesundheit, Suhrkamp, Frankfurt a.M., 1993

Jütte R et al.: Stellungnahme des Wissenschaftlichen Beirats der Bundesärztekammer »Placebo in der Medizin«, Dtsch Ärztebl, 2010, 107 (28–29): A-1417/B-1253/C-1233

Enblom A, Lekander M, Hammar M, Johnsson A, Onelöv E et al.: Getting the Grip on Nonspecific Treatment Effects: Emesis in Patients Randomized to Acupuncture or Sham Compared to Patients Receiving Standard Care, PLoS ONE, 2011, 6 (3): e14766. doi:10.1371/journal.pone.0014766

Frankfurt HG: On Bullshit, Princeton University Press, 2005

Spitzbart M: Fit Forever – der Weg zu Kreativität und Höchstleistung, WESSP. Verlag, Nürnberg, 1999

Pape D: Schlank im Schlaf: Die revolutionäre Formel: So nutzen Sie Ihre Bio-Uhr zum Abnehmen, Gräfe und Unzer, München, 2007

Birch LL: Effects of a nonenergy fat substitute on children's energy and macronutrient intake, American Journal of Clinical Nutrition, 1993, 58: 326–333

Frädrich S: Die einfachste Diät der Welt: Das Plus-Minus-Prinzip, Gräfe und Unzer, München, 2009

Kaiser R: Langzeitprognose bei primär myelitischer Manifestation der FSME. Eine Verlaufsanalyse über 10 Jahre, Nervenarzt, 2011, 82: 1020–1025

Kaiser R: Persönliche Mitteilung vom 29.9.2011

Robert-Koch-Institut: Persönliche Mitteilung vom 29.9.2011

Paul-Ehrlich-Institut: Brief vom 14.10.2011

Ledig T et al.: Impfen um jeden Preis? Impfmüdigkeit in Deutschland? Ein Positionspapier der Deutschen Gesellschaft für Allgemeinmedizin und Familienmedizin (DEGAM), Deutscher Ärzte-Verlag, ZFA, Z Allg Med, 2009, 85 (3)

arznei-telegramm; siehe unter »Schweinegrippe«

Mühlhauser I: HPV-Impfung: Nutzen und Schaden im Kontext der Früherkennung auf Zervixkarzinom, Gyn Praktische Gynäkologie, 2009, 14

Kleber C: Zitat unter: Claus Kleber klärt auf, http://www.youtube.com/watch?v=0-mOMYQ4rtc&NR=1

Auf dem Weg in die Gesundheitsdiktatur

Zeh J: Corpus Delicti: Ein Prozess, Schöffling, Frankfurt a.M., 2009

Voland E: Die Natur des Menschen: Grundkurs Soziobiologie, C.H.Beck, München, 2007

Vollwertig essen und trinken nach den 10 Regeln der DGE; siehe unter: http://www.dge.de/modules.php?name=Content&pa=showpage&pid=15

Francis CY, Whorwell PJ: Brain and irritable bowel syndrome: time for reappraisal, Lancet 1994, 344: 39

Fuchs CS et al.: Dietary fiber and the risk of colorectal cancer and adenoma in women, N Engl J Med, 1999, 340: 169

Schlee D: Ökologische Biochemie, Gustav Fischer Verlag, Jena, 1992

Harborne JB: Ökologische Biochemie, Spektrum, Heidelberg, 1995

Nagy T: Volles Korn – volles Risiko. EU.L.E.n-Spiegel, 2004, 4-5: 25–27

Wladika M: Hitlers Vätergeneration: Die Ursprünge des Nationalsozialismus in der k.u.k. Monarchie, Böhlau Verlag, Wien, 2005

Melzer, JM: Vollwerternährung: Diätetik, Naturheilkunde, Nationalsozialismus, Stuttgart, 2003: 291

Spiekermann U: Vollkorn für die Führer. Zur Geschichte der Vollkornbrotpolitik im »Dritten Reich«, Zeitschrift für Sozialgeschichte des 20. und 21. Jahrhunderts, 2001, 16: 91

Bruch vom R, Gerhardt U, Pawliczek A (Hrsg.): Kontinuitäten und Diskontinuitäten in der Wissenschaftsgeschichte des 20. Jahrhunderts, Franz Steiner Verlag, Stuttgart, 2006

Leitzmann C, v. Koerber K, Männle Th: Gießener Formel aktualisiert. In: UGB-Forum, 2003, 20 (5), 256

DGE-aktuell »Gemüse und Obst – Multitalente in Sachen Gesundheitsschutz. Sekundäre Pflanzenstoffe haben es in sich«, 7.6.2005

Frank G: Lizenz zum Essen, Piper Verlag, München, 2009

Pollmer U et al.: Prost Mahlzeit! Krank durch gesunde Ernährung, Kiepenheuer & Witsch, Köln, 1994

EHEC-Ausbruch 2011: Aktualisierte Analyse und abgeleitete Handlungsempfehlungen, Stellungnahme Nr. 049/2011 des BfR vom 23.11.2011

www.euleev.de: Faktencheck zu Maybrit Illner vom 9.6.2011

Tagesschau.de: Aigner will schärfere Futtermittelkontrollen, 13.1.2011, www.tagesschau.de/inland/dioxin214.html (aufgerufen 5.9.2011)

Totz S: Dioxinskandal – noch größer als befürchtet, http://www.greenpeace.de/themen/landwirtschaft/nachrichten/artikel/dioxinskandal_noch_groesser_als_befuerchtet (aufgerufen 18.2.2012)

Kaupp G, Zoz H: Politik ohne Erinnerung und Sachverstand – Dioxin wird falsch diskutiert und scheinbar lieber verdünnt als entsorgt, Pressemitteilung ZG-1101, Wenden, 14.1.2011

Kaupp G: Persönliche Mitteilung vom 13.9.2011

NDR.de: Dioxin vernichten, statt Fette zu trennen, 21.1.2011, unter www.ndr.de/regional/niedrsachsen/oldenburg/dioxin459.html (aufgerufen 5.9.2011)

Pollmer U, Kapfelsperger E: Iss und stirb. Chemie in unserer Nahrung, Kiepenheuer & Witsch, Köln, 1982

Pollmer U, Niehaus M: Food-Design – Panschen erlaubt. Wie unsere Nahrung ihre Unschuld verliert, Hirzel Verlag, Stuttgart, 2006

Latner JD, Stunkard AJ: Getting Worse: The Stigmatization of Obese Children, Obesity Research, 2003, 11: 452–456

Hill AL: Infectious Disease Modeling of Social Contagion in Networks, PLoS Comput Biol, 2010, 6 (11): e1000968

Spiegel online: Fettsucht ist ansteckend, http://www.spiegel.de/wissenschaft/mensch/0,1518,550237,00.html vom 29.4.2008 (aufgerufen 18.2.2012)

Das gesellschaftliche Versagen der medizinischen Hochschulen

www.dkfz.de: Mitarbeiterzahlen und Budget, Stand Januar 2011

http://www.krebsinformationsdienst.de/themen/behandlung/ernaehrung-therapie-index.php

http://www.krebsinformationsdienst.de/themen/vorbeugung/ernaehrung-praevention2.php

http://www.krebsinformationsdienst.de/themen/vorbeugung/ernaehrung-praevention3.php

Bofetta P et al.: Fruit and vegetable intake and overall cancer risk in the European Prospective Investigation into Cancer and Nutrition (EPIC), Journal of the National Cancer Institute, 2010, 102: 529–537

Pollmer U: Das europäische Schweige-Epos – die EPIC-Studie, http://www.dradio.de/dkultur/sendungen/mahlzeit/1179265, 9.5.2010

Salomon I: Jeder Einzelne kann sein Krebsrisiko senken. Prof. Cornelia Ulrich gab in der Neuen Universität Heidelberg sehr konkrete Tipps, wie man Krebs vorbeugen kann, RNZ, 23/24.10.2011, 251

Ulrich C: Persönliches Schreiben vom 16.11.2011

Wiestler O: Persönliches Schreiben vom 1.10.2008

Kraushaar L, Krämer A: Are we losing the battle against cardiometabolic disease? The case for a paradigm shift in primary prevention, BMC Public Health, 2009, 9: 64

Schneider S : Ärztebefragung der Universität Heidelberg. Persönliches Anschreiben, 9/2011

Huy C, Diehm C, Schneide S: Herz-Kreislauf-Prävention beim Hausarzt? Erste Ergebnisse einer Studie zu Einstellungen, Angeboten, Erfolgen und Problemen in der Praxis, DMW Deutsche Medizinische Wochenschrift, 2012, 137 (1): 17–22

Badura B: Berichtswesen – warum Sozialkapital in die Bilanz muss. In: Kromm G, Frank G (Hrsg.): Unternehmensressource Gesundheit, Symposion, Düsseldorf, 2009

Fischer J: Stress, Produktivität und Gesundheit. In: Kromm W, Frank G (Hrsg.): Unternehmensressource Gesundheit, Symposion, Düsseldorf, 2009

Kromm W, Frank G (Hrsg.): Unternehmensressource Gesundheit – Warum die Folgen schlechter Führung kein Arzt heilen kann, Symposion, Düsseldorf, 2009

Müller MJ, Reinehr T, Hebebrand J: Prävention und Therapie von Übergewicht im Kindes- und Jugendalter, Deutsches Ärzteblatt, 2006, 103 (6)

Stern vom 25.8.2011: Übergewicht und Fettleibigkeit: Auf der Suche nach einem Platz im Leben; siehe auch http://www.stern.de/ernaehrung/aktuelles/uebergewicht-und-fettleibigkeit-auf-der-suche-nach-einem-platz-im-leben-1719761.html

Lichtenstein S, Grulich-Henn J et al.: Adipositasprävention in Grundschulen. Nachhaltige Senkung des Adipositasrisikos bei Grundschülern mittels schulbasiertem Präventionsprogramm, Monatsschrift Kinderheilkunde, 2011, 159: 751–757

Söder M in: Entweder Broder – Die Deutschland-Safari. Teil 3: Guck mal, wer die Erde rettet, ARD, 26.9.2011

Weiterführende Informationen

www.gesundheitsinformation.de
  Verantwortlich ist das Institut für Qualität und Wirtschaftlichkeit im Gesundheitswesen (IQWiG). Auf diesen Seiten finden Sie die in meinen Augen derzeit seriöseste Informationsmöglichkeit zum Wissensstand in der Medizin. Die Homepage ist speziell auf medizinische Laien zugeschnitten und wird sehr professionell und sorgfältig gepflegt.

www.arznei-telegramm.de
  Für fachlich Interessierte, die sich über Therapien informieren wollen. Die betreffenden Studien werden aufgeführt und nach den Regeln der Evidenzbasierten Medizin gedeutet. Das arznei-telegramm scheut sich nicht, Manipulation und Korruption in der Gesundheitspolitik zu benennen und in einen internationalen Zusammenhang zu stellen. Besonders auch für Journalisten empfehlenswert.

www.euleev.de
  Dies ist die Homepage des Europäischen Instituts für Ernährungs- und Lebensmittelwissenschaften e. V. Eines Vereins, in dem Lebensmittelchemiker, Ärzte, Ernährungswissenschaftler, Tierärzte und andere auf hohem wissenschaftlichem Niveau, undogmatisch und ohne Scheuklappen die Missstände bei den Themen Ernährung, Gesundheit und Umwelt analysieren und kompetent aufklären. Besonders wenn es darum geht, die tatsächlichen Hintergründe bei Nahrungsmittelskandalen zu erfahren, sind Sie dort richtig. Sie werden hier auch

meinen Namen finden, da ich im Vorstand des Instituts tätig bin.

www.gunterfrank.de
Hier finden Sie Informationen zu meiner Arbeit als Arzt, Buchautor und Berater.

Dank

Mein Dank gilt all den Kollegen, die mich beim Schreiben unterstützten und Zeit investierten, um mich mit Quellen und Anregungen zu versorgen. Hier möchte ich namentlich danken: Ingrid Mühlhauser für die Insel der Vernunft, Maja Storch von der Universität Zürich für alles und speziell für die Unterstützung beim Kapitel über die psychischen Folgen schlechter Medizin sowie Udo Pollmer, der großen Anteil daran hat, dass ich vielem in der aktuellen Medizin seit 15 Jahren sehr kritisch gegenüberstehe.

Danke auch an meine Patienten und Freunde für ihre anregenden Beiträge und vor allem an diejenigen, die sich durch die erste Version des Manuskripts kämpften. Vielen Dank an meine Mitarbeiterin Anja Hammermeister, die mich geduldig und kompetent unterstützt hat. Und am Ende möchte ich mich wie immer bei meinen Eltern für ihre unermüdliche Unterstützung und ganz besonders bei meiner Frau und meinen beiden kleinen Töchtern dafür bedanken, dass sie es die letzten 9 Monate mit mir ausgehalten haben. Ohne eure liebevolle Unterstützung wäre es nicht möglich gewesen, dieses Buch zu schreiben.

Besonders danken möchte ich dem Knaus Verlag für die Ermutigung zu diesem Projekt und für die hervorragende Betreuung durch meine Lektorin Margret Trebbe-Plath